給食施設のための

献立作成 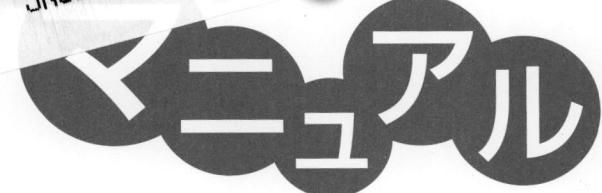 第10版

マニュアル

赤羽正之/朝見祐也/飯樋洋二/今本美幸
大島恵子/桂きみよ/富岡和夫/冨田教代
中川　悦/西川貴子　著

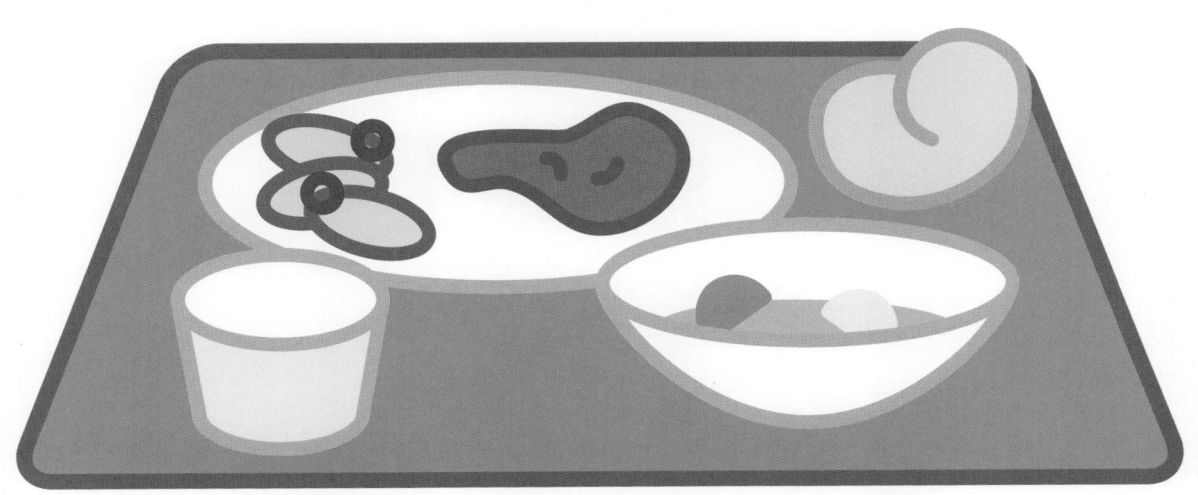

医歯薬出版株式会社

改訂の序

　1983 年,『集団給食 献立作成マニュアル』として刊行されて以来,『新編 集団給食 献立作成マニュアル』,『給食施設のための献立作成マニュアル』と順次改題され,これまで9 版を重ねて 40 余年を経た.この間,管理栄養士・栄養士養成施設における給食管理,調理学等の講義,そして実習のマニュアルとして多くの方々にご利用いただき今日を迎えるに至った.著者一同,ここにあらためて厚く御礼申し上げる次第である.

　今回の第 10 版改訂では,日本人の食事摂取基準(2020 年版)をふまえて,該当箇所の見直しを行った.

　献立論の理解,献立の立案・作成の手引き書として,引き続きご活用賜れば幸いである.

2023 年 1 月

著　者

はしがき

　給食管理業務は，すべて献立を中心として展開される．それは計画・立案にはじまり喫食に至るまでの，実に数多くのファクター一つ一つの集積であり，いうなれば，献立は栄養学をはじめとした食品，衛生，調理，経済，心理学等々が，それぞれ，たて糸，よこ糸として織りなされた織物であるともいえよう．それだけに，このたて糸，よこ糸の種類，組み合わせ，また，織り方によって，実にいろいろの織物ができ上がる．

　喫食者の嗜好に迎合すれば，栄養上からみて好ましくない献立になりかねないし，逆に，あまりにも栄養面にこだわると喫食者の嗜好を無視した内容の献立にもなりかねない．さらに，経済というものを考えれば，使用食品・予算制約といったことに頭を悩ますこともある．また，このような料理を献立に盛り込みたいと思っても，施設・設備ないしは人手の面でままならない．

　"食べる"ということは，きわめて日常性の高い行動であり，いわば泥くさいものである．このようなこともあってか，"食事づくり"がややもすれば，実験科学などにくらべて軽く見られがちである．しかし，われわれの健康の維持・増進，疾病の治癒ないし促進は食べることなくしてはあり得ない．

　献立は，どのような理論のうえに立って，具体的には，どのようなものを，どのくらい，どのようにして食べてもらうか，の一つの指標ともなるべきものである．この指標づくりには，理論はいうまでもなく，日常の訓練と経験の集積に負うところもすくなくない．それと同時に，料理のレパートリーを大いにひろげておくことも必要であろう．座右のノートとしてご活用いただければ幸甚である．

　終わりに臨み，発刊にあたって終始ご尽力いただいた医歯薬出版株式会社の方々に厚くお礼申し上げる次第である．

　昭和58年2月

著　者

目　次

第3章 献立の見方，読み方，考え方

第4章 施設別献立の特徴と献立作成

※本書の献立例や計算例においては，食品名，栄養成分名・成分値は「日本食品標準成分表 2015 年版（七訂）」を用いている．適宜，2020 年版（八訂）に読み替えて利用されたい．

第1章

献立作成にあたって

1. 献立とは

"献立とはなにか" については古今を通じ多くの古典のなかにその概念を見出すことができる.

"献" とは,一般には "饗宴で酒をすすめること" をいい,転じて "酒をすすめるときの料理" であるとされている.『古今著聞集』には,"宴席で客をもてなすとき,膳に杯と銚子を出し,酒3杯をすすめてから,膳を下げる度数をあらわすに用いる" とあり,また『徒然草』にも,"客をもてなすとき,食物を出す度数をあらわすに用いる" とあり,ほぼ同様の意義に用いられている.また "立" とは膳立と同意であるとし,膳立とは "膳の上に食器,食品を配置すること" 転じて "食事の用意" を意味するという.そして献立といった場合には,"食卓に出す料理の種類や組合せ,順序など,また,その予定を立てること"(『日本国語大辞典』)との解釈がある.また,アメリカなどでは,メニュー(食事の内容つまり料理名,食品名を表す)と,レシピ(調理操作,給与量などを示した調理指示書)の概念がある.

ところで,われわれが取り扱う献立とは,ただたんに料理の種類や供食の順序だけではなく,病院などであれば疾病の回復を目的として種々の病態に見合った栄養素のコントロールが必要になってくるし,学童給食であれば学校給食法の給食目標に沿った理念が要求されるし,また,事業所給食などにあっては従業員の健康管理のため,十分な栄養量を安価に提供し,作業意欲を高め,労働力の再生産に資するための内容が反映されねばならない.このように,それぞれの対象あるいは目的に応じた料理の種類や組み合わせが考えられるが,要は料理,食品と併せて栄養素の三本柱を献立の骨子として組み立てられていくべきである.

2. 献立の考え方

"食べる" という行為には,2つの意義があると考えられる.そのひとつは,最低限の生命,生活の維持を目的とした栄養素の体内への取り込みであり,これを生存的意義と呼ぶことにしよう.これはなにも人間に限らず,他の動物についてもいえるいわば生物としての共通の意義でもある.しかし,実際にわれわれは喫食時において,はたしてなんびとが生存的意義を意識して喫食しているであろうか.むしろ,おいしい料理を,楽しいふんいきで,人と語らいながら食べる——いわば料理ないしは食事行為そのものを,よりよい人間関係形成の媒体としてとらえた意義のほうがより強く日常の食生活に反映している.このことは冠婚葬祭をはじめとして,人と人との寄り合いには必ずといってよいほど飲食の行為が伴うことによっても理解することができる.これを生存的意義に対して,社会・文化的意義と呼ぶことにする.この2つの意義を具現化する営みとして,われわれは食生活

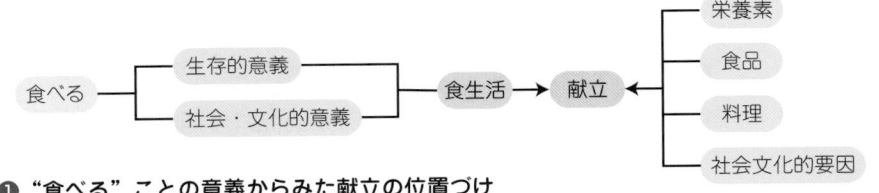

❶ "食べる" ことの意義からみた献立の位置づけ

の場をもち，この食生活のありかたを考えていく基本的マニュアルが献立であるともいえよう．

　このようにみてくると，献立の評価にあたっては，生存的意義においては栄養素という立場から，社会・文化的意義においては食品ないしは料理という立場からのアプローチが必要となってこよう（❶）．

　そこで，栄養素の立場から献立を考えていくには，生理・生化学などの基礎教科をはじめとして，臨床栄養学，母性・乳幼児栄養学等々の応用基礎教科の素養がその根底となる．実際の立案にあたっての指標としては，食事摂取基準を根拠とした給与栄養量の目標設定などがあげられる．

　しかし，われわれは当然のことながら，栄養素そのものをそのままの形で取り入れているわけではなく，栄養素を含む食品を選択し，購入し，これに調理操作を加え，料理という形に整えて摂取しているわけであるから，食品選択にあたっては，食品学を基礎として，その商品学的視点，あるいは流通機構，価格形成，または食品衛生学などの基礎的知識も必要とされる．さらに栄養素の特徴，嗜好の面からみた食品の組み合わせといったような具体的問題が要求される．さらに料理ということになると，基礎的には調理学はもちろんのこと，社会・人文科学ないしは食文化論的視点と合わせて，調理技術といったテクニックの面での訓練も要求される．また，献立の変化ということから料理のレパートリーを広げておくことも，献立計画にあたっておおいに役立つ．このようなことから，献立に対する基本的な考え方としては，履修した自然科学領域の教科はもちろんのこと，これに広く社会・文化的条件にも視点を求め，さらに調理技術を取り入れて展開されていくべきであり，最終的には，人間が食べる "料理" をつくるのだという心構えをもつことが肝要である．

3.
献立の要件

　献立計画に際しては，前節で述べたように実に多岐にわたる条件を考慮しなければならないが，実際にあたっては口でいうほど容易なことではない．たとえば，あまり栄養素にこだわりすぎると，とても受け入れられそうにない料理になってしまったり，嗜好に迎合すれば栄養素のバランスをくずすような料理に陥る場合もある．幾多の条件の競合のなかで，どこにその接点を求めていくかは，永年の経験の累積に負うところも大きい．とはいえ，それにはただたんに経験とカンに頼るということではなく，科学的背景のうえに立った実践のなかでの経験の累積でなければならないことはいうまでもない．ここで，一般に考えられている条件の概念を❷のように示すことができる．ここからいくつかを拾い，考え方を進めていくことにする．

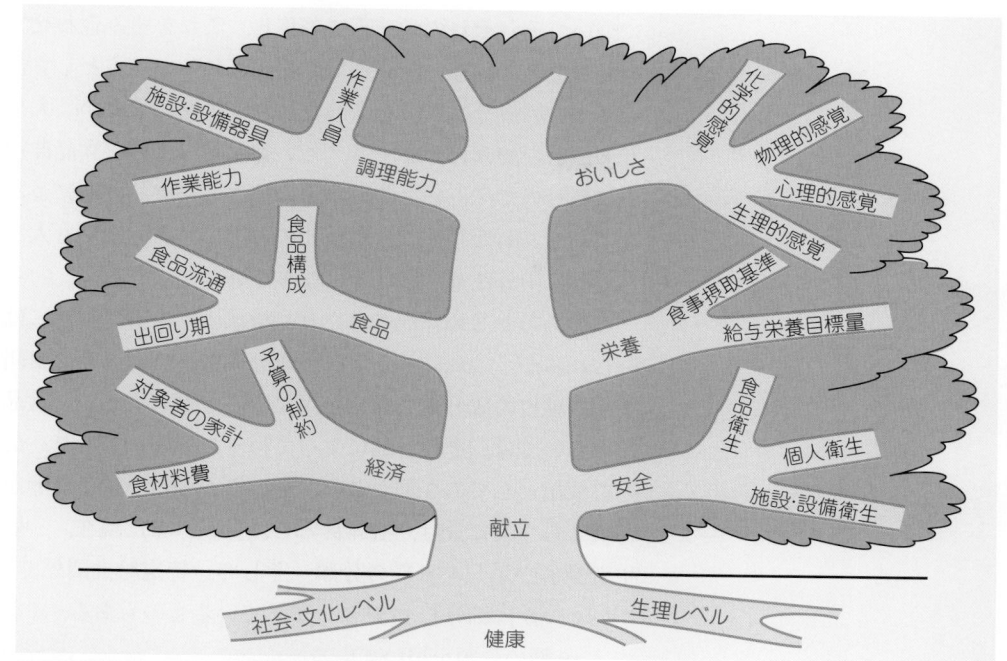

❷献立の木──献立の条件を示す概念図

1) 栄養の問題

　栄養の問題といえば，献立計画にあたって基本的にはどのような栄養素があり，これが体内に取り込まれてどのような働きをするか，また過剰，欠乏，ないしはアンバランスのときには，身体にどのような障害が起こるか，といったような点を十分に理解しておく必要がある．これらを踏まえたうえで，摂取することが望ましい目標値として示されている「日本人の食事摂取基準」を利用することになる．この数値は，5年ごとに改定されており，現在，利用しているものは，「日本人の食事摂取基準（2020年版）」で，これは，令和2（2020）年度から令和6（2024）年度まで用いることとされている．この食事摂取基準は最新の科学的知見を踏まえ，策定された栄養素の種類も国際的標準に合わせて従来より多くのものが示されている．したがって活用にあたっては，この点を十分留意し，弾力的に利用しなければならない．とくに，年齢・性・身体活動などの異なる集団の場合には，その集団を構成する年齢別，性別，身体活動レベル別人員を考慮のうえ平均的な目標値を設定し，これをその集団に対する給与目標として献立計画を立てている．また，穀類エネルギー比，動物性たんぱく質比，脂肪エネルギー比，PFC比あるいは動物性脂肪対植物性脂肪の比率など，いわゆる栄養比率といわれている指標を求め，栄養水準の適否を評価することも必要である．

2) 食品の問題

　同じ栄養素を摂取するために，どのような食品を選択し，どのくらい用いたらよいだろうか．また，これらの食品をどのように組み合わせたらよいだろうか．これは，食品単価，給食対象者の嗜好，どのような料理の素材として考えるか等々の条件によって当然異なってこよう．とくに集団を対象としたような場合には，1週間分なり1か月分なりの計画を立てるとなると，使用される食品数はかなりの数に達する．この段階で一つひとつの食品

についてそれぞれの栄養素に着目し，これを組み合わせて日々の献立を考えていくことは容易なことではない．そこで，各食品について主として含まれる栄養素に着目し，これをいくつかの成分的特徴をもつ食品グループにまとめ，大まかではあるが，食品グループ相互の量的な組み合わせを考えていく，というのが食品群別分類の考え方であり，この考え方に基づいて，一応，その集団の望ましい食品群別による量的組成を求めたのが食品構成表である．しかし，これは前述のように，あくまでも大まかな目安であるから，利用にあたっては十分注意しなければならない．

このあらかじめ作成された食品構成表の栄養量算出には一般に荷重平均栄養成分表が用いられるが，これには，既存の成分表もあるが，その集団での過去の食品使用の実績を勘案した独自の成分表を作成し用いることが望ましい．食品群別による分類をいくつにするかについては，その目的によって種々の分類法があり，最も簡単なものは，学童給食などの啓蒙用としての3群，この3群のなかから，牛乳と卵を1群とし，他を栄養素の働きの特徴から3群に分け，計4群とした分類，また現在，一般栄養指導などに利用している厚生労働省が示した6群の分類，そして，特定給食関係では13群に分け，さらにこのなかをいくつかに細分し15群に分類しているものもある．日本食品標準成分表2020年版（八訂）では18群の分類を用いている．

細分化されたものとしては国民健康・栄養調査の集計に用いられている85群（このうちすべてが群でなく，個々の食品で収載されているものもある）などがあるが，これは細分化しすぎると群別に分類した意義が薄れ，逆に集約しすぎると啓蒙用としては簡単で利用しやすいが，献立計画のうえでは利用価値が低くなるおそれがある．従来多くみられるのが，だいたい13群から18群くらいの分類である．

3) 料理・おいしさの問題

対象者に料理をおいしく食べてもらうことは，供食に際しての大切な条件のひとつである．いかに栄養素が充足され，食品の組み合わせがよくても喫食されなければ栄養素の体内利用は期待できない．では，おいしさとはなにか，ということを一口でいうことは難しいが，"われわれの感覚の交互作用，ないしは過去の経験の累積から食品なり料理に対してもつ好ましい感情・感覚の表現"ということにしておく．それでは，ある料理が"おいしそうだ"また，"おいしい"ということはどのような感覚に訴えられた結果であろうか．これには一般に①化学的感覚，②物理的感覚，③心理的感覚，④生理的感覚の4つがあるといわれている．

(1) 化学的感覚

いわゆる味覚，嗅覚を指し，味覚についていえば，甘・酸・鹹・苦味のいわゆる四原味，これに辛・渋・旨味など，いずれも化学的物質の刺激による感覚であり，調理上の問題としては，食品の持ち味，におい，また調味料の種類，着香料の種類などによって左右される．食品の持ち味を生かすか，どのような調味料を単独で，また複合し，どのくらい用いるかなどは科学的には官能テスト，嗜好調査などの結果を参考として実際の調理に反映させている．

(2) 物理的感覚

視覚，聴覚，触覚を指し，いずれも物理的な刺激による感覚である．おいしさを判断す

るときの比率は，化学的感覚によるもの3に対し，物理的感覚に訴えられるもの7の割合であるともいわれている．これからみても視・聴・触覚が料理のおいしさに及ぼす影響のいかに大きいかがわかる．

視覚に訴えられる対象は，食品・料理の彩り，また食器の色，それに盛りつけられた料理との色彩の調和，大きさ，形等々数えあげればきりがないが，いずれも調理技術上の問題に負うところが大きい（もちろん基礎として色彩心理学，造形美学的な素養があればこれにこしたことはない）．

次に，聴覚でのおいしさというとかなり抽象的な問題になりそうであるが，食事をとおしての，軽く食器の触れ合う音，調理音（てんぷら，焼肉など）などはときとして快い音として感ずることがある．また，音楽についても日本料理の喫食時に合う音楽とか，西洋料理を食べるときに合う音楽というようなものがありそうである．現に学校給食で，喫食時に栄養教育的な話をするよりも，楽しい音楽を聴きながら喫食させたほうが残食量が少なかったという報告もあり，心理的情緒（食欲とも関係があろう）に影響を与えるものとして，環境音楽の研究もなされている．

触覚は，いわゆる五感のうちで最も次元の低い感覚であるといわれているが，喫食に際しては料理のおいしさが評価される重要な因子のひとつである．これには，歯ざわり，舌ざわり，喉ごし，さらに温冷感があり，とくに料理にあっては温冷感の占める位置づけは大きい．給食施設などにあってはこの管理が難しく，いかにその料理のおいしさを損なわないで適温で供食するかについては腐心するところであり，各施設で種々の方策がとられているが，施設・設備，人手などからみて，なかなかこれといったよい方法が見出せないのが現状である．歯ざわり，舌ざわりなどについては，食品あるいは調理の物性面とおいしさとの関係について官能テストや食品物理学の両面からの研究が行われている．

(3) 心理的感覚

心理的感覚によるものとしては，喫食時での心理状態があげられよう．悲しいこと，嫌なことがあったときなどは，よく"食べるものが喉をとおらない"とか，"何を食べてもおいしくない"というような訴え，また逆に，嬉しいとき，楽しいときは何を食べてもおいしく感ずるというようなことは，誰もがもったことのある経験であろう．

(4) 生理的感覚

生理的感覚としては，身体の状態，つまり健康状態の影響があげられる．たとえば，感冒にかかって鼻がつまっているときなどに料理のおいしさがわからないという経験を味わうが，これには当然，臭覚との関連もあるわけであるが，疾病時におけるおいしさの減弱は一般的のようである．逆に"空き腹にまずいものなし"といわれるのは健康状態のときのおいしさの感じをいったものであろう．

以上，おいしさに影響を及ぼす感覚について簡単に述べたが，これらはいずれも単独で作用をもたらすものではなく，2つ，あるいはそれ以上の交互作用によっておいしさが形成されるのであろう．生理学，心理学，調理学などの基礎をしっかり学んでおくと同時に，調理技術面もおおいに訓練しておく必要があるということはいうまでもない．

4) 食費の問題

献立にまつわる食費といえば，きわめて間口は広く，食材料費に人件費，光熱水費，設備・備品償却費などを加えて食費としているところもあるし，食材料費そのものを食費としているところもある．ここでは献立計画に直接かかわるものとして食材料費に限定しておくことにする．実際の献立計画にあたって食材料費を決めるのには，月間なり週間なりの予算の枠内において適宜決める場合と，1食あるいは1日ごとの枠のなかで決められる場合があるが，前者の場合であっても，おおよそ1日当たりの均等割にしたり，さらに1日の予算のなかでは朝・昼・夕にどのように配分したらよいかということなどで目算を立てている．また，カフェテリア方式などの場合には1品当たりいくらかということで献立がつくられる．"安くておいしいものを"というのは対象者側の要望であるが，同じく提供者側の基本的原則でもある．しかし，しばしばこの両条件は背反する場合が多い．ここで，おいしいものということを食品に限定すれば，品質のよいもの，新鮮なもの等々のように考えれば，価格も若干高くなるものもあり，そうなると購買方法が問題になってくる．したがって，流通機構の知識や，平素から小売価格，あるいは卸売価格などを調べたり，また，新聞などの経済欄には目をとおしておくことが必要であろう．これに関しての国または地方公共団体の資料はかなりあるので，このようなものを参考にするのもよい．また，特定給食施設などであるならば，その面での他の施設との情報交換を試みることもおおいに参考となる．

5) 安全の問題

ここでいう安全とは，衛生管理面からみて，対象者に安全な食物を提供するためにどのような立場から考えたらよいであろうか，ということになる．基本的には，人，食品，施設・設備という3つの立場からとらえられている．ここで人というのは，直接の調理担当者を含めての食品取扱者にかかわる衛生上の問題を指し，食品でいえば品質，添加物，容器包装等食品衛生法で規定されているような事項をはじめとして，調理過程での諸操作にまつわること，などがあげられ，施設・設備関係では採光，通風，温度，湿度，そして食器の洗浄，消毒，保管など，これらにかかわる一切の条件が考えられる．これには，HACCP方式の7つの基本原則（163ページ参照）の援用も大いに参考となろう．

ここでは献立計画という観点から，一応，直接関連をもつ食品衛生の問題が中心となる．これには正しい食品に対する知識とあわせて，食品の鑑別・選定に対する基礎的知識，そして簡単な鑑別法程度はよく学んでおくべきである．それと，とくに特定給食にあっては，食中毒予防に関しての知識と対策，また過去の食中毒統計，事件録などをひもといておくことも必要であろう．集団を対象とした給食施設で多く発生する食中毒型はなにか，また，原因食品，料理はなにか，などの実例から，なるべく使用しないほうがよい食品，つくらないほうがよい料理というようなものが示唆されよう．

調理室はとかく温度，湿度が高く，調理後ある程度の時間経過を余儀なくされる場合が多いので，いきおい細菌の繁殖には絶好の場となりやすい．いったん食中毒事故発生ということになると，人命にもかかわる場合もあるばかりでなく，社会的な影響もきわめて大きいことから，慣れのうえに安住することなく，安全性確保に関しては細心の注意をはらうことが肝要である．

以上，献立計画の要点としていくつかをあげてきたが，このほかにも，1日単位として

考えた場合，朝・昼・夕食別の栄養素配分比をどのように決めるか，調理能力をどのように反映させるか，対象者の嗜好をどのように勘案するか，適温で供食するためには献立面でどのような配慮をするか等々，数えあげれば枚挙にいとまのない条件が出てくるが，これらの問題については後章における具体的事例をもとに十分な履修をされたい．

　家庭での料理献立，また給食施設での料理献立が収載された出版物は，実に数多く公刊されている．そこで，献立作成にあたって，これらのもののなかからいくつかの料理を拾い出し，適当に組み合わせて献立とするような向きもあるが，とくに特定給食などの場合には，これらは所詮寄せ集めであって，今まであげてきた条件などからみて，すべてを満足させるような献立が得られない場合が多い．それには，それぞれの家庭あるいは施設でのそれなりの特徴があるはずであるから，その特徴を地道に見出し，一つひとつの積み重ねによってその特徴に合った献立が作成されていくべきであろう．

第**2**章 献立作成の理論と実際

1.
献立立案までの基礎計画

1）
特定給食の目的

★¹：盲学校・聾学校および養護学校

特定給食は，病院・診療所，学校，福祉施設や企業などにおいて，それぞれの事業目的を果たすためのひとつの方法として，次に示すような目的をもって行われる．

1）病院給食は，入院患者の病気を治療するための方法として有効な食事を提供し，健康の早期回復に貢献することである．

2）学校給食は，心身の健全な発達と食教育を目的に実施される．

学校給食の対象には次の区別がある．

①義務教育諸学校（小・中学校，中等教育諸学校の前期課程，特別支援学校★¹の小学部および中学部）における給食

②特別支援学校の幼稚部および高等部における給食

③高等学校夜間課程における給食

3）福祉施設給食は，児童福祉施設（満18歳に満たない者を対象）と社会福祉施設（満18歳以上の者を対象）がある．これらの施設は，各年齢階層の生活環境，生活困窮の程度，家族関係または心身障害の程度などによる社会的弱者を収容し，支援を目的に行われている．

4）事業所給食は，給食の実施が健康不調による欠勤率を低下させ，作業能率・生産性の向上を図り，経費の節約・生産コストの引き下げを図ることが目的である．

さらに事業所によっては，次のような意味も含まれる．

①給食運営のための費用の一部を福利厚生費として負担し，飲食店より低価格で利用できるようにする．

②交代勤務の都合，勤務場所の地理的状況から給食実施の必要性がある．

事業所給食の種類としては，

　ⅰ）各官庁，地方自治体，企業の事務系職場に勤務する職員または従業員を対象にするオフィス給食

　ⅱ）生産現場の従業員を対象に行う工場給食，独身寮などの付属施設における給食

　ⅲ）自衛隊給食

などがある．

2）
特定給食とは

特定多数人に食事を提供する施設について，健康増進法（以下"法"という）において，①給食実施の目的，② 1回または1日当たりの給食数に基づいて，次のように規定している．

★2：「給食施設」は慣用語である.

(1) 給食施設★2

　特定かつ多数の者に対して継続的に食事を供給する施設（法第20条第1項）.

(2) 特定給食施設

　「特定かつ多数の者に対して継続的に食事を供給する施設（給食施設）のうち栄養管理が必要なものとして厚生労働省令で定める給食施設」（法第20条第1項）と規定し，具体的なことは厚生労働省令（「健康増進法施行規則」を指す．以下「省令」）に委任している.そして委任された省令では「継続的に1回100食以上又は1日250食以上の食事を供給する施設」（省令第5条）と規定している.

★3：法第21条第1項に規定する特定給食施設を簡略化して説明するために，本書に限って用いる造語で，法令上の用語ではない.

(3) 特別特定給食施設★3

　「特定給食施設であって特別の栄養管理が必要なものとして厚生労働省令で定めるところにより都道府県知事が指定するもの」（法第21条第1項）.

　この省令への委任事項である，都道府県知事が指定する施設について，省令では次のように規定している.

　　①医学的な管理を必要とする者に食事を供給する特定給食施設であって，継続的に1回300食以上又は1日750食以上の食事を供給するもの（省令第7条第1号）

　　②前号（ここでは①）に掲げる特定給食以外の管理栄養士による特別な栄養管理を必要とする特定給食施設であって，継続的に1回500食以上又は1日1,500食以上の食事を供給するもの（省令第7条第2号）

3)
特定給食施設の栄養士・管理栄養士の配置

　健康増進法は，栄養士・管理栄養士の配置について規定している.

(1) 給食施設

　配置についての規定はない.

(2) 特定給食施設

　栄養士又は管理栄養士を置くように努めなければならない（法第21条第2項）.その特定給食施設において，（継続的に）1回300食又は1日750食以上の食事を供給する特定給食施設の設置者は，当該施設に置かれる栄養士のうち少なくとも1人は管理栄養士であるように努めなければならない（省令第8条）.

(3) 特別特定給食施設

　管理栄養士を置かなければならない（法第21条第1項）.

4)
特定給食施設における栄養管理の基準

　前項に述べた栄養管理のための栄養士・管理栄養士の配置のほかに，法第21条第3項の省令委任による栄養管理の基準（省令第9条第1～5号）は，次のとおりである.

　　①当該特定給食施設を利用して食事の供給を受ける者（以下「利用者」）の身体の状況，栄養状態，生活習慣等（以下「身体の状況等」）を定期的に把握し，これらに基づき，適当な熱量及び栄養素の量を満たす食事の提供及びその品質管理を行うとともに，これらの評価を行うよう努めること.

　　②食事の献立は，身体の状況等のほか，利用者の日常の食事の摂取量，嗜好等に配慮して作成するよう努めること.

　　③献立表の掲示並びに熱量及びたんぱく質，脂質，食塩等の主な栄養成分の表示等によ

り，利用者に対して，栄養に関する情報の提供を行うこと．

④献立表その他必要な帳簿等を適正に作成し，当該施設に備え付けること．

⑤衛生の管理については，食品衛生法（昭22　法223）その他関係法令の定めるところによること．

---

1. 給食

「特定かつ多数の者に対して，継続的に食事を供給する施設（給食施設）」（健康増進法第20条第1項）において提供される食事である．

すなわち，ある会社の社員食堂を例に説明すれば，その社員食堂で行う食事の利用者は，その会社に勤務する社員に限られる（特定多数人）．これに対して，市中の飲食店で食事を希望する者は，誰でも自由に利用することができる．すなわち（不特定多数人）を対象にするので，給食施設とはいわない．

また"継続的に"と規定しているので，土・日曜日と国の定める祝祭日など，または就業規則により休業を指定している日以外，すなわち就業日は常に給食が実施されなければならない．したがって，給食利用可能の日として，たとえば毎週曜日を決めて，または不定期な日とする食堂の食事は給食とはいえない．

2. "対象者"と"利用者"

"対象者"とは，給食施設を利用する条件の整っている者を指す．言い換えると"利用予定者"とも表現される．したがって，例を会社の社員食堂にとれば，給食対象者は正規の社員，派遣社員またはアルバイトなどの臨時雇用者などに関係なく，その会社に勤務する者を一括して表現する用語である．しかし，実際には"対象者"のうち，欠勤，出張，外部の飲食店利用など，さまざまの理由で，社員食堂を利用する者は少なくなるはずである．この実際に社員食堂を利用した者を"利用者"という．

2.
「日本人の食事摂取基準（2020年版）」と給食運営

1)
食事摂取基準の概要

給食実施の目的は，すでに述べたとおりであるが，要約すると，対象者の健康の保持・増進を目的に，食事という媒体を通して栄養管理と栄養教育を行う，ということである．したがって，給食は対象者の適切な栄養量，そして嗜好と分量の満足する内容の食事でなければならない．給食の実施にあたっては，対象者に適切な栄養量を満たす食事でなければならないが，その条件に合う献立計画を作成するには，「日本人の食事摂取基準（2020年版）」（以下「食事摂取基準」）を根拠として，給与栄養目標量を算定することである．

次に，食事摂取基準の活用にあたって，献立計画作成の基本に関係する事項に重点を置いて食事摂取基準の概要と活用の考え方について述べる．

---

1. 策定の目的

日本人の食事摂取基準は，健康増進法（平成14年法律第103号）第30条の2に基づき，国民の健康の保持・増進を図るうえで摂取することが望ましいエネルギーおよび栄養素の量の基準を厚生労働大臣が定めるもので，5年ごとに改定が行われている．

きめ細やかな栄養施策を推進する視点から，50歳以上について，より細かな年齢区分による摂取基準を設定し，EBPM（evidence based policy making）のさらなる推進に向けて，目標量のエビデンスレベルを対象栄養素ごとに新たに設定している．

2. 使用期間

令和2（2020）年度から令和6（2024）年度の5年間とする．

3. 策定方針

1) 基本的な考え方

「日本人の食事摂取基準（2020年版）」は，2015年版の考え方を踏襲し，その内容をさらに充実・発展させたものと位置づけられ，膨大な数の研究論文の検索・抽出，読解作業を行い

❶目標とする BMI の範囲（18 歳以上）[1,2]

年齢（歳）	目標とする BMI（kg/m²）
18～49	18.5～24.9
50～64	20.0～24.9
65～74[3]	21.5～24.9
75 以上	21.5～24.9

[1] 男女共通．あくまでも参考として使用すべきである．
[2] 観察疫学研究において報告された総死亡率が最も低かった BMI を基に，疾患別の発症率と BMI との関連，死因と BMI の関連，喫煙や疾患の合併による BMI や死亡リスクへの影響，日本人の BMI の実態に配慮し，総合的に判断し目標とする範囲を設定．
[3] 高齢者では，フレイルの予防及び生活習慣病の発症予防の両者に配慮する必要があることも踏まえ，当面目標とする BMI の範囲を 21.5～24.9 kg/m² とした．

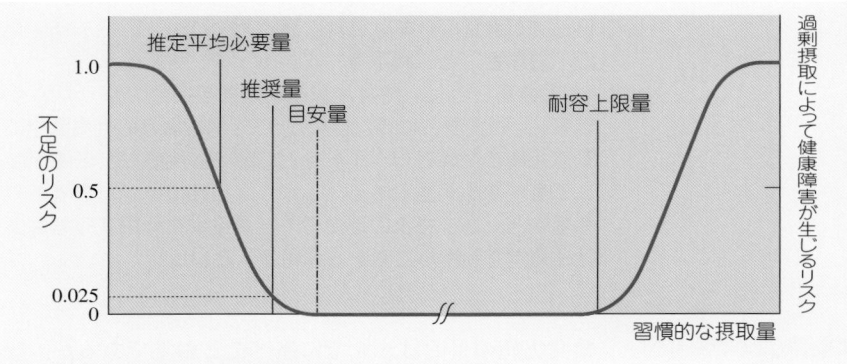

❷食事摂取基準の各指標を理解するための概念図

縦軸は，個人の場合は不足または過剰によって健康障害が生じる確率を，集団の場合は不足状態にある者または過剰摂取によって健康障害を生じる者の割合を示す．
不足の確率が推定平均必要量では 0.5（50％）あり，推奨量では 0.02～0.03（中間値として 0.025）（2～3％ または 2.5％）あることを示す．耐容上限量以上を摂取した場合には過剰摂取による健康障害が生じる潜在的なリスクが存在することを示す．そして，推奨量と耐容上限量との間の摂取量では，不足のリスク，過剰摂取による健康障害が生じるリスクともに 0（ゼロ）に近いことを示す．目安量については，推定平均必要量及び推奨量と一定の関係を持たない．しかし，推奨量と目安量を同時に算定することが可能であれば，目安量は推奨量よりも大きい（図では右方）と考えられるため，参考として付記した．目標量は，ここに示す概念と方法とは異なる性質のものであることから，ここには図示できない．

得られた科学的根拠に基づいて策定されている．したがって，その根拠を知り，考え方について十分理解したうえで栄養業務に活用することが求められている．

2）設定指標
エネルギーについては目標とする BMI の範囲（18 歳以上）で，栄養素については 5 種類の指標で設定されている（❶❷）

エネルギー
エネルギー摂取量および消費量のバランス（エネルギー収支バランス）の維持を示す指標として BMI（body mass index）及び体重の変化を用いる．
エネルギー必要量の定義は，WHO の定義に従い「ある身長・体重と体組成の個人が，長期間に良好な健康状態を維持する身体活動レベルのとき，エネルギー消費量との均衡がとれる

エネルギー摂取量」と定義されている．さらに比較的短期間の場合には，「そのときの体重を保つ（増加も減少もしない）のに適当なエネルギー」と定義される．この定義にしたがって算定された値は，エネルギー必要量としてまとめられており，その数値は，「参考表　推定エネルギー必要量」として掲載されている（❸）．

栄養素

健康の維持・増進と欠乏症予防のために“推定平均必要量”と“推奨量”を設定し，この2種類を設定することができない栄養素については“目安量”を設定．過剰摂取による健康障害を未然に防ぐことを目的として“耐容上限量”を設定し，さらに，生活習慣病の一次予防を目的とした食事摂取基準の設定が必要な栄養素については“目標量”を設定

推定平均必要量（estimated average requirement；EAR） ある母集団における平均必要量の推定値．ある母集団に属する50％の人が必要量を満たすと推定される1日の摂取量

推奨量（recommended dietary allowance；RDA） ある母集団のほとんど（97〜98％）の人において1日の必要量を満たすと推定される1日の摂取量
*理論的には“推定平均必要量＋標準偏差の2倍（2SD）”として算出

目安量（adequate intake；AI） 推定平均必要量および推奨量の算定に十分な科学的根拠が得られない場合に，特定の集団の人びとが，ある一定の栄養状態を維持するのに十分な量

耐容上限量（tolerable upper intake level；UL） ある母集団に属するほとんどすべての人びとが，健康障害をもたらす危険がないとみなされる習慣的な摂取量の上限を与える量

目標量（tentative dietary goal for preventing life − style related diseases；DG） 生活習慣病の一次予防を目的として，現在の日本人が当面の目標とすべき摂取量

3）基準を策定した栄養素

たんぱく質		たんぱく質
脂質		脂質，飽和脂肪酸，n-6系脂肪酸，n-3系脂肪酸
炭水化物		炭水化物，食物繊維
エネルギー産生栄養素バランス		
ビタミン	脂溶性ビタミン	ビタミンA，ビタミンD，ビタミンE，ビタミンK
	水溶性ビタミン	ビタミンB_1，ビタミンB_2，ナイアシン，ビタミンB_6，ビタミンB_{12}，葉酸，パントテン酸，ビオチン，ビタミンC
ミネラル	多量ミネラル	ナトリウム，カリウム，カルシウム，マグネシウム，リン
	微量ミネラル	鉄，亜鉛，銅，マンガン，ヨウ素，セレン，クロム，モリブデン

4）年齢区分

ライフステージ	区　　分
乳児（0〜11か月）	0〜5か月*，6〜11か月*
小児（1〜17歳）	1〜2歳，3〜5歳，6〜7歳，8〜9歳，10〜11歳，12〜14歳，15〜17歳
成人（18〜64歳）	18〜29歳，30〜49歳，50〜64歳
高齢者（65歳以上）	65〜74歳，75歳以上
その他	妊婦，授乳婦

*成長に合わせてより詳細な区分設定が必要と考えられた，エネルギーおよびたんぱく質については3区分（0〜5か月，6〜8か月，9〜11か月）とした．

〔参考資料：厚生労働省「日本人の食事摂取基準（2020年版）」策定検討会報告書．〕

❸「日本人食事摂取基準（2020 年版）」の給食に関するエネルギーと栄養素の抜粋

年齢	参照体位（参照身長，参照体重） 男性 参照身長（cm）	男性 参照体重（kg）	女性 参照身長（cm）	女性 参照体重（kg）	参考表 推定エネルギー必要量 kcal/日 男性 身体活動レベル I	男性 II	男性 III	女性 身体活動レベル I	女性 II	女性 III	たんぱく質（推奨量 g/日）男性	たんぱく質（推奨量 g/日）女性
0〜 5（月）	61.5	6.3	60.1	5.9		550			500		注1 ⎰10	注1 ⎰10
6〜11（月）	71.6	8.8	70.2	8.1							⎱15	⎱15
6〜 8（月）	69.8	8.4	68.3	7.8		650			600		15	15
9〜11（月）	73.2	9.1	71.9	8.4		700			650		25	25
1〜 2（歳）	85.8	11.5	84.6	11.0		950			900		20	20
3〜 5（歳）	103.6	16.5	103.2	16.1		1,300			1,250		25	25
6〜 7（歳）	119.5	22.2	118.3	21.9	1,350	1,550	1,750	1,250	1,450	1,650	30	30
8〜 9（歳）	130.4	28.0	130.4	27.4	1,600	1,850	2,100	1,500	1,700	1,900	40	40
10〜11（歳）	142.0	35.6	144.0	36.3	1,950	2,250	2,500	1,850	2,100	2,350	45	50
12〜14（歳）	160.5	49.0	155.1	47.5	2,300	2,600	2,900	2,150	2,400	2,700	60	55
15〜17（歳）	170.1	59.7	157.7	51.9	2,500	2,800	3,150	2,050	2,300	2,550	65	55
18〜29（歳）	171.0	64.5	158.0	50.3	2,300	2,650	3,050	1,700	2,000	2,300	65	50
30〜49（歳）	171.0	68.1	158.0	53.0	2,300	2,700	3,050	1,750	2,050	2,350	65	50
50〜64（歳）	169.0	68.0	155.8	53.8	2,200	2,600	2,950	1,650	1,950	2,250	60	50
65〜74（歳）	165.2	65.0	152.0	52.1	2,050	2,400	2,750	1,550	1,850	2,100	60 注2	50 注2
75 歳以上	160.8	59.6	148.0	48.8	1,800	2,100	—	1,400	1,650	—	60 注2	50 注2
妊婦（付加量）初期								＋ 50	＋ 50	＋ 50		＋ 0
中期								＋250	＋250	＋250		＋10
後期								＋450	＋450	＋450		＋25
授乳婦（付加量）								＋350	＋350	＋350		＋20

年齢	脂質（%エネルギー）目標量 注3 男性	女性	食物繊維 目標量（g/日）男性	女性	ビタミン A 注4 推奨量（μgRAE/日）男性	女性	ビタミン B1 注5 推奨量（mg/日）男性	女性	ビタミン B2 注5 推奨量（mg/日）男性	女性	ビタミン C 推奨量（mg/日）男性	女性
0〜 5（月）	注1 ⎰50	注1 ⎰50			注1 ⎰300	注1 ⎰300	注1 ⎰0.1	注1 ⎰0.1	注1 ⎰0.3	注1 ⎰0.3	注1 ⎰40	注1 ⎰40
6〜11（月）	⎱40	⎱40			⎱400	⎱400	⎱0.2	⎱0.2	⎱0.4	⎱0.4	⎱40	⎱40
1〜 2（歳）	20〜30	20〜30			400	350	0.5	0.5	0.6	0.5	40	60
3〜 5（歳）	20〜30	20〜30	8 以上	8 以上	450	500	0.7	0.7	0.8	0.8	50	60
6〜 7（歳）	20〜30	20〜30	10 以上	10 以上	400	400	0.8	0.8	0.9	0.9	60	60
8〜 9（歳）	20〜30	20〜30	11 以上	11 以上	500	500	1.0	0.9	1.1	1.0	70	70
10〜11（歳）	20〜30	20〜30	13 以上	13 以上	600	600	1.2	1.1	1.4	1.3	85	85
12〜14（歳）	20〜30	20〜30	17 以上	17 以上	800	700	1.4	1.3	1.6	1.4	100	100
15〜17（歳）	20〜30	20〜30	19 以上	18 以上	900	650	1.5	1.2	1.7	1.4	100	100
18〜29（歳）	20〜30	20〜30	21 以上	18 以上	850	650	1.4	1.1	1.6	1.2	100	100
30〜49（歳）	20〜30	20〜30	21 以上	18 以上	900	700	1.4	1.1	1.6	1.2	100	100
50〜64（歳）	20〜30	20〜30	21 以上	18 以上	900	700	1.3	1.1	1.5	1.2	100	100
65〜74（歳）	20〜30	20〜30	20 以上	17 以上	850	700	1.3	1.1	1.5	1.2	100	100
75 歳以上	20〜30	20〜30	20 以上	17 以上	800	650	1.2	0.9	1.3	1.0	100	100
妊婦（付加量）初期	20〜30	20〜30		18 以上		＋ 0		＋0.2		＋0.3		＋10
中期	20〜30	20〜30		18 以上		＋ 0		＋0.2		＋0.3		＋10
後期	20〜30	20〜30		18 以上		＋ 80		＋0.2		＋0.3		＋10
授乳婦（付加量）	20〜30	20〜30		18 以上		＋450		＋0.2		＋0.6		＋45

注1：乳児期は目安量である．
注2：65 歳以上の高齢者について，フレイル予防を目的とした量を定めることは難しいが，身長・体重が参照体位に比べて小さい者や，特に 75 歳
以上であって加齢に伴い身体活動量が大きく低下した者など，必要エネルギー摂取量が低い者では，下限が推奨量を下回る場合があり得
る．この場合でも，下限は推奨量以上とすることが望ましい．
注3：範囲についてはおおむねの値を示したものである．
注4：①レチノール活性当量（μgRAE）＝レチノール（μg）＋b-カロテン（μg）×1/12 ＋a - カロテン（μg）×1/24 ＋b- クリプトキサンチン（μg）×1/24
＋その他のプロビタミン A カロテノイド（μg）×1/24 ②推奨量はプロビタミンAカロテノイドを含む．
注5：身体活動レベルⅡの推定エネルギー必要量を用いて算定した．

ミネラル（mg/日）・食塩相当量

年齢	カルシウム 男性 推奨量	カルシウム 女性 推奨量	鉄 男性 推奨量	鉄 女性 月経なし 推奨量	鉄 女性 月経あり 推奨量	食塩相当量 男性 目標量（g/日）	食塩相当量 女性 目標量（g/日）
0 ～ 5 （月）	注1 { 200	注1 { 200	注1 0.5	注1 0.5		注1 { 0.3	注1 { 0.3
6 ～ 11 （月）	250	250	5.0	4.5		1.5	1.5
1 ～ 2 （歳）	450	400	4.5	4.5		3.0 未満	3.0 未満
3 ～ 5 （歳）	600	550	5.5	5.5		3.5 未満	3.5 未満
6 ～ 7 （歳）	600	550	5.5	5.5		4.5 未満	4.5 未満
8 ～ 9 （歳）	650	750	7.0	7.5		5.0 未満	5.0 未満
10 ～ 11 （歳）	700	750	8.5	8.5	12.0	6.0 未満	6.0 未満
12 ～ 14 （歳）	1,000	800	10.0	8.5	12.0	7.0 未満	6.5 未満
15 ～ 17 （歳）	800	650	10.0	7.0	10.5	7.5 未満	6.5 未満
18 ～ 29 （歳）	800	650	7.5	6.5	10.5	7.5 未満	6.5 未満
30 ～ 49 （歳）	750	650	7.5	6.5	10.5	7.5 未満	6.5 未満
50 ～ 64 （歳）	750	650	7.5	6.5	11.0	7.5 未満	6.5 未満
65 ～ 74 （歳）	750	650	7.5	6.0	—	7.5 未満	6.5 未満
75 歳以上	700	600	7.0	6.0	—	7.5 未満	6.5 未満
妊婦（付加量）初期	—		+ 2.5	—			6.5 未満
中期・後期	—		+ 9.5	—			6.5 未満
授乳婦（付加量）	—		+ 2.5	—			6.5 未満

エネルギー産生栄養素バランス（％エネルギー）

年齢等	たんぱく質[注3] 目標量[注1,2]（男女共通）	脂質[注4] 脂質	脂質[注4] 飽和脂肪酸	炭水化物[注5,6]
0 ～ 11 （月）	—	—	—	—
1 ～ 2 （歳）	13 ～ 20	20 ～ 30	—	50 ～ 65
3 ～ 5 （歳）	13 ～ 20	20 ～ 30	10 以下	50 ～ 65
6 ～ 7 （歳）	13 ～ 20	20 ～ 30	10 以下	50 ～ 65
8 ～ 9 （歳）	13 ～ 20	20 ～ 30	10 以下	50 ～ 65
10 ～ 11 （歳）	13 ～ 20	20 ～ 30	10 以下	50 ～ 65
12 ～ 14 （歳）	13 ～ 20	20 ～ 30	10 以下	50 ～ 65
15 ～ 17 （歳）	13 ～ 20	20 ～ 30	8 以下	50 ～ 65
18 ～ 29 （歳）	13 ～ 20	20 ～ 30	7 以下	50 ～ 65
30 ～ 49 （歳）	13 ～ 20	20 ～ 30	7 以下	50 ～ 65
50 ～ 64 （歳）	14 ～ 20	20 ～ 30	7 以下	50 ～ 65
65 ～ 74 （歳）	15 ～ 20	20 ～ 30	7 以下	50 ～ 65
75 以上 （歳）	13 ～ 20	20 ～ 30	7 以下	50 ～ 65

注1 : 必要なエネルギー量を確保した上でのバランスとすること.
注2 : 範囲に関しては，おおむねの値を示したものであり，弾力的に運用すること.
注3 : 65 歳以上の高齢者について，フレイル予防を目的とした量を定めることは難しいが，身長・体重が参照体位に比べて小さい者や，特に 75 歳以上であって加齢に伴い身体活動量が大きく低下した者など，必要エネルギー摂取量が低い者では，下限が推奨量を下回る場合があり得る．この場合でも，下限は推奨量以上とすることが望ましい.
注4 : 脂質については，その構成成分である飽和脂肪酸など，質への配慮を十分に行う必要がある.
注5 : アルコールを含む．ただし，アルコールの摂取を勧めるものではない.
注6 : 食物繊維の目標量を十分に注意すること.

2) 食事摂取基準の活用

健康な個人または集団を対象として健康の保持・増進，生活習慣病予防のための食事改善に食事摂取基準を活用する場合は，PDCAサイクルに基づく活用を基本とする．その概要は❹に示すとおりである．まず，食事摂取状況のアセスメントにより，エネルギー・栄養素の摂取量が適切かどうかを評価する．食事評価に基づき食事改善計画の立案，食事改善を実施し，それらの検証を行う．検証を行う際には，食事評価を行う．検証結果を踏まえ，計画や実施の内容を改善する．

特定給食施設における献立計画にあたっては，"集団の食事改善"を目的とした食事摂取基準活用についての考え方を十分理解して進めることが望ましい．

集団の食事改善を目的として食事摂取基準を活用する場合の基本的事項は❺である．

これを参考に，各施設の対象集団の特性を正しく把握し，それに見合った食事計画（提供する食種の数や栄養素量）を決定したうえで予定献立を作成し，品質管理を行った食事を提供する．一定期間ごとに摂取量調査や対象者特性の再調査を行い，食事計画を見直すとともに，一連の業務内容の改善に努めることが重要である．

エネルギーおよび栄養量については，1か月間程度の給与栄養量の平均値が，食事摂取基準に応じたものになるのが望ましいとされる．

（1）対象集団の特性の把握

各種の健康診断などの既存資料を積極的に活用し，性・年齢・身長・体重・身体活動レベルの分布を把握する．身長，体重からBMIを算出し，BMIの分布から，BMIが18.5未満ならびに25.0以上の者の割合を算出する．資料が得られない場合は，特性が似ていると推定される別の集団で得られた資料を参考にする．一定期間ごとに対象特性の調査を繰り返し行い，その情報を食事計画の見直しや献立作成にいかして改善を図る．必要に応じて，臨床検査から得られる生化学データなども活用する．

（2）食事摂取量の評価

食事摂取量の評価については，給食に由来するもののみならず，すべての食事を対象とし，その中で給食からの寄与についての情報も得ることが望ましい．不可能な場合は，一部の食事だけ（たとえば給食だけ）について評価を行ったり，当該集団の中の一部の集団について評価を行ったり，また，他の類似集団の情報を参考にすることもできる．

栄養素の摂取不足からの回避を目的とする栄養素については，測定された摂取量の分布とその基準（推定平均必要量または目標量）を下回る者の割合を算出する．栄養素の過剰摂取からの回避を目的とする栄養素については，測定された摂取量の分布と耐容上限量から，過剰摂取の可能性を有する者の割合を算出する．生活習慣病の一次予防については，測定された摂取量の分布と目標量から，目標量の範囲を逸脱する者の割合を算出する．

一定期間（1年以内に2回以上）ごとに摂取量調査を繰り返し行い，得られた摂取量が食事摂取基準に照らして適したものであるか，改善する点はあるか，具体的にどのような対策を講じるかを考え，実行に移す．

摂取量調査は，給食の提供を受けている者から一定数を抽出して，料理区分（主食，主菜，副菜など）の別に残菜量を調査し，そこからエネルギー摂取量と主要栄養素の摂取量を推定することが望ましい．個別の残菜調査が困難な場合は，集団を暫定的な単位として行い，これに代えることもできる．

❹食事摂取基準の活用と PDCA サイクル

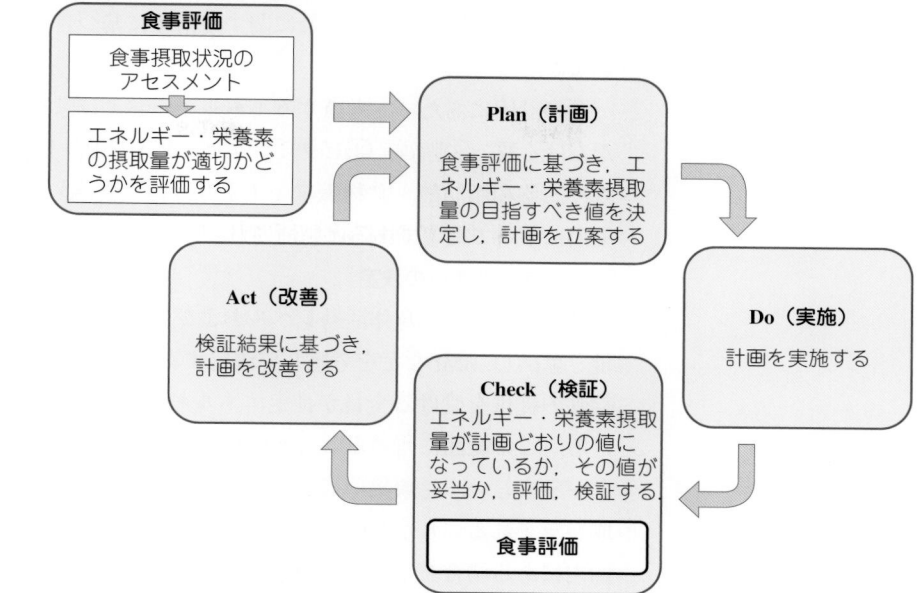

（日本人の食事摂取基準〈2020 年版〉）

❺集団の食事改善を目的として食事摂取基準を活用する場合の基本的事項

目的	用いる指標	食事摂取状況のアセスメント	食事改善の計画と実施
エネルギー摂取の過不足の評価	体重変化量 BMI	○体重変化量を測定 ○測定された BMI の分布から，BMI が目標とする BMI の範囲を下回っている，あるいは上回っている者の割合を算出	○BMI が目標とする範囲内に留まっている者の割合を増やすことを目的として計画を立案 〈留意点〉一定期間をおいて 2 回以上の評価を行い，その結果に基づいて計画を変更し，実施
栄養素の摂取不足の評価	推定平均必要量 目安量	○測定された摂取量の分布と推定平均必要量から，推定平均必要量を下回る者の割合を算出 ○目安量を用いる場合は，摂取量の中央値と目安量を比較し，不足していないことを確認	○推定平均必要量では，推定平均必要量を下回って摂取している者の集団内における割合をできるだけ少なくするための計画を立案 ○目安量では，摂取量の中央値が目安量付近かそれ以上であれば，その量を維持するための計画を立案 〈留意点〉摂取量の中央値が目安量を下回っている場合，不足状態にあるかどうかは判断できない
栄養素の過剰摂取の評価	耐容上限量	○測定された摂取量の分布と耐容上限から，過剰摂取の可能性を有する者の割合を算出	○集団全員の摂取量が耐容上限量未満になるための計画を立案 〈留意点〉耐容上限量を超えた摂取は避けるべきであり，超えて摂取している者がいることが明らかになった場合は，問題を解決するために速やかに計画を修正，実施
生活習慣病の発症予防を目的とした評価	目標量	○測定された摂取量の分布と目標量から，目標量の範囲を逸脱する者の割合を算出する．ただし，発症予防を目的としている生活習慣病が関連する他の栄養関連因子及び非栄養性の関連因子の存在と程度も測定し，これらを総合的に考慮した上で評価	○摂取量が目標量の範囲内に入る者または近づく者の割合を増やすことを目的とした計画を立案 〈留意点〉発症予防を目的としている生活習慣病が関連する他の栄養関連因子及び非栄養性の関連因子の存在とその程度を明らかにし，これらを総合的に考慮した上で，対象とする栄養素の摂取量の改善の程度を判断．また，生活習慣病の特徴から考え，長い年月にわたって実施可能な改善計画の立案と実施が望ましい

（日本人の食事摂取基準〈2020 年版〉）

(3) 食事計画の決定

対象者の特性や食事摂取量に関する情報に基づき，食事摂取基準を用いて食事計画を決定する.

食事計画にあたって考慮するエネルギーおよび栄養素の優先順位は，①エネルギー，②たんぱく質，③脂質，④ビタミン A・ビタミン B_1・ビタミン B_2・ビタミン C・カルシウム・鉄，⑤飽和脂肪酸・食物繊維・ナトリウム（食塩）・カリウム，⑥その他の栄養素で対象集団にとって重要であると判断されるもの，⑦その他，の順になる.

① 給与エネルギーの決定

性・年齢階級・身体活動レベルおよび対象人数によって，対象者の推定エネルギー必要量を算出し，BMI などを考慮して決定する．BMI や体重変化量の評価結果も適宜活用する．給食の提供を受ける全員が推定エネルギー必要量の ± 10 ％ 程度の範囲に入るように心がける．この範囲に留めることが困難な対象者がいる場合は，可能な限り個人対応をすることが望ましい．対象集団により 2 つ以上の群（階級）に分かれる場合は，階級別の献立作成が望まれる．しかし困難な場合は，エネルギー量の範囲として，およそ 200 kcal/ 日の範囲内にある場合を 1 つの集団として扱い，食事計画（給与栄養量）の単位集団として献立を作成する．ただし，エネルギーの範囲は実施可能性を考慮し柔軟に設定する.

② 栄養素の決定

栄養素の摂取不足からの回避を目的とする栄養素については，評価結果を参考にして，推定平均必要量を下回る者がほとんどいなくなるように，また，目安量を下回る者ができるだけ少なくなるように，献立を計画する．具体的には，推奨量または目安量に近い摂取量になるような献立が 1 つの例となる．推奨量を満たすことが困難な場合でも，推定平均必要量は下回らないように留意する．なお，対象者全員が推奨量を満たす必要はない.

栄養素の過剰摂取からの回避を目的とする栄養素については耐容上限量を超える者が出ないような献立を計画する．生活習慣病の一次予防を目的とする栄養素については，評価結果を参考にして，目標量を逸脱した摂取量の者をできるだけ少なくできるように，摂取量が目標量の範囲に入るような献立を計画する.

③ 一部の食事を提供する場合

昼食のみなど一部の食事を提供する場合は，対象集団のエネルギーおよび栄養素摂取量を把握し，給食で給与する割合を決定し，それを満たすことを目的として食事計画を決定する．対象集団のエネルギーおよび栄養素摂取量を把握することが困難な場合は，類似の特性を有する別の集団で得られた結果を参考にしてもよい．この場合，対象者特性の差異を十分に理解し，結果の解釈について慎重に対処する.

対象集団の給与しない食事の量や質，個人差，またエネルギーおよび主要栄養素の摂取不足や過剰摂取からの回避を考慮して，給食を提供することが望まれる.

④ その他留意事項

食事摂取基準の活用にあたっては，食事の提供を受ける対象の特性を考慮して，提供量の調節や工夫を行うことが望ましい．給食は，提供した食事の全量を摂取されることが理想である．そのためには単に給食を対象者に給与するだけでなく，残菜が出ることなく積極的に摂取されるよう，提供量の調節や工夫が必要である.

（4）高齢者等への活用

　高齢者や障害者等への活用にあたっては，対象者の個々の状況に即した柔軟な対応が望まれる．また，治療を目的としている場合は，食事摂取基準におけるエネルギーおよび栄養素の摂取に関する基本的な考え方を理解したうえでその疾患に関連する治療ガイドライン等の栄養管理指針を用い，疾患に関わらない栄養素等は食事摂取基準を用いることが望ましい．

3. 献立作成までの手順

1) 献立計画の流れ

　特定給食は，学校，病院，社会福祉施設，企業や自衛隊などが，児童・生徒，入院患者，施設収容者，従業員や自衛隊員など，それぞれの給食対象者に食事を提供し，適正な栄養管理と栄養教育を行い，健康増進を図るという，本来の目的を達成するために行われる．

　給食は，給食計画の作成，食材料の準備，調理作業，配食と配膳作業，全体的な食品衛生管理などにおいて，家庭料理や飲食店の少人数を対象にした調理や供食とは異なる．大量調理を行うにあたっては細心の注意がはらわれなくてはならないが，その基本は献立計画にある．献立計画作成の要点は，次のとおりである．

　①対象者の適切な給与栄養目標量を求める．
　②ある期間の予定献立表を作成する．
　③その献立計画が栄養管理面から適正であることを確認する．
　④最終決定した献立計画を実行に移す．

　これは，❻に示す順序で作業が進められるので，順を追って説明する．

　なお，これからの説明にあたっては，食事摂取基準に基づいて算定した給与栄養目標量を出発点に作業を進めなければならない．食事摂取基準の趣旨と給食現場の実情を考慮して，基本的な献立作成の手順を解説する．

2) 給与栄養目標量

（1）給与栄養目標量の生かし方

　たとえば，学生寮のように対象者全員の年齢・性別・身体活動レベルなどの条件が，ほぼ同様な集団の場合は，結果的に対象者は個人の給与栄養量と同じと見なすことができるので，集団のなかの個人に対応することは比較的容易であるようにみえる．しかし，実際にはこのようなことは非常に少ないことで，一般には年齢と性別は大きなグループとしてまとめることはできるが，身長・体重と，その数値から求めるBMI，および身体活動レベルは個人により異なるため，個人に対応する給食を実施することは，たいへん難しいことと思われる．たとえば同じ献立について食事の分量に差をつけて，食事摂取基準に示されるBMIの目標とする範囲は18.5 ～ 24.9（18 ～ 49歳），20.0 ～ 24.9（50 ～ 69歳）としているので，BMIの上限である24.9を超えている利用者は"控えめ"を，目標とする範囲内にある者は"標準"を，またBMIの下限を下回る者は"多め"として，利用者に選択させる．そのためには，前もって対象者のなかでBMIの目標とする範囲の上限以上，または下限以下の者を対象に栄養教育を行い，理解を得たうえで3種類の食事量のなかから本人の判断で選択させる，という方法が考えられる．また，女性の場合は給与栄養目標量が男性より低いので，本人の希望によってはランクを下げて選択することもあると思われるが，その場合に"やせ"願望から食事量を無理に少なくすることのないよう，自分の意思で適度

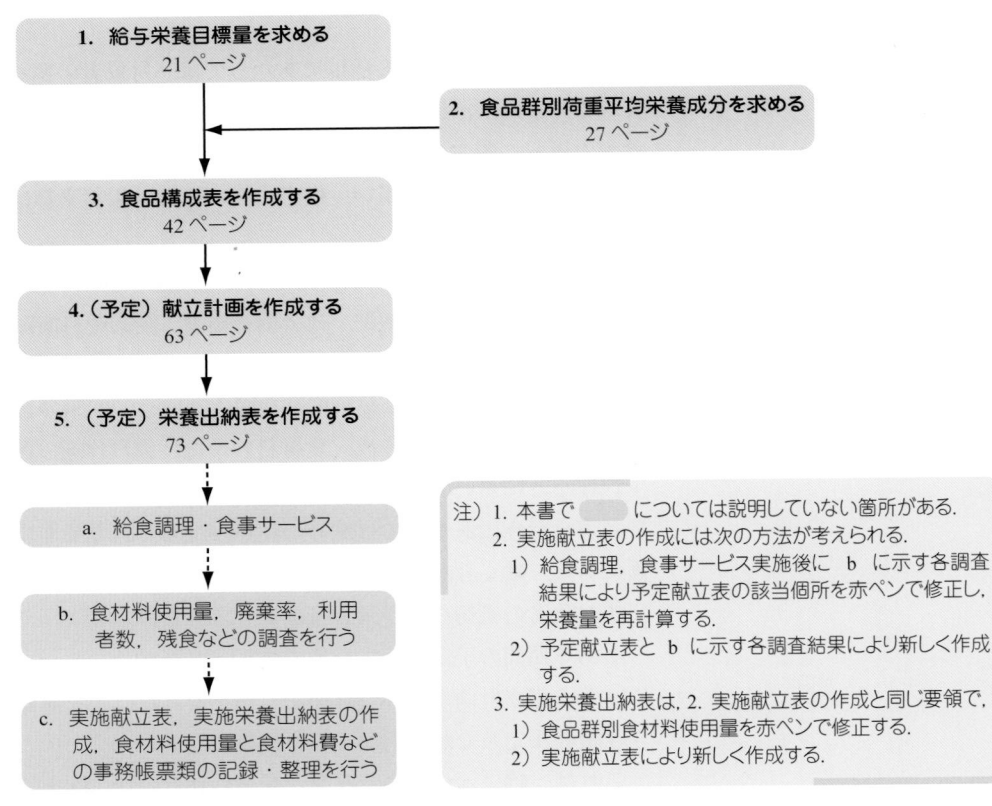

1. 給与栄養目標量を求める
21 ページ

2. 食品群別荷重平均栄養成分を求める
27 ページ

3. 食品構成表を作成する
42 ページ

4.（予定）献立計画を作成する
63 ページ

5.（予定）栄養出納表を作成する
73 ページ

a. 給食調理・食事サービス

**b. 食材料使用量，廃棄率，利用
　者数，残食などの調査を行う**

**c. 実施献立表，実施栄養出納表の作
　成，食材料使用量と食材料費など
　の事務帳票類の記録・整理を行う**

注）1. 本書で　　　　　については説明していない箇所がある.
　　2. 実施献立表の作成には次の方法が考えられる.
　　　1）給食調理，食事サービス実施後に **b** に示す各調査
　　　　結果により予定献立表の該当個所を赤ペンで修正し，
　　　　栄養量を再計算する.
　　　2）予定献立表と **b** に示す各調査結果により新しく作成
　　　　する.
　　3. 実施栄養出納表は，2. 実施献立表の作成と同じ要領で，
　　　1）食品群別食材料使用量を赤ペンで修正する.
　　　2）実施献立表により新しく作成する.

❻献立計画の流れ

な食事量を選択する栄養教育が必要と考えられる.

　このほかにも工夫をすれば，それぞれの給食実施について，よりよい方法があるものと思われるので，各給食施設において，実行しやすくて効果的な方法を検討する必要がある.

（2）給与栄養目標量の決定方法

　給与栄養目標量には次のものがある.

① 「日本人の食事摂取基準」に基づく方法

　関係監督官庁から指示のある場合

　①病院給食の一般食患者の食事摂取基準については〔「入院時食事療養の実施上の留意事項について」〕（保医発 0306009　平 18.3.6）により「食事摂取基準」の取り扱いが指示されている.

　②児童福祉施設における給食業務および食事計画については「児童福祉施設における食事の提供に関する援助及び指導について」（雇児発 0331 第 1 号，障発 0331 第 16 号　平 27.3.31），および〔児童福祉施設における「食事摂取基準」を活用した食事計画について〕（雇児母発 0331 第 1 号　平 27.3.31）により食事摂取基準の活用要領について指示している.

　関係監督官庁から指示のない場合　　この例のひとつとして事業所給食がある.すなわち，給与栄養目標量の算定にあたっては，健康診断などの結果を活用し，個人の身体計測値

（身長・体重・BMI など），身体活動レベル，食習慣（食事摂取量，食事嗜好），栄養および健康状態など対象集団の特性を把握し，集団の給与栄養目標量を求めて，食事計画を立てる.

② 規定されている給与栄養目標量による方法

自衛隊給食では「栄養摂取基準量」が示されており，この基準に基づいて給食が実施されている.

③ 給与栄養目標量について目標が示され，弾力的に運用する方法

学校給食では，文部科学省から「学校給食実施基準」（平 25.1.30 文科省告示 10）が発表されているが，これは，児童生徒の 1 人 1 回当たりの全国的な平均値を示したものであるから，適用にあたっては，個々の児童生徒の健康状態および生活活動の実態ならびに地域の実情などに十分配慮して，弾力的に運用すること，としている.

3) 給与栄養目標量を求める

集団は個人の集合体であるが，その集団を構成する給食対象者一人ひとりについての身体計測値（身長・体重・BMI），健康状態，身体活動レベルなどによる栄養アセスメント，食事嗜好などを把握して，その結果から集団としての状態を推定した給与栄養目標量を求めて給食計画を設定する. 集団の把握のために，新たな調査を行うのではなく，各種健康診断などの既存資料が活用できる場合にはこれらを積極的に用いる.

なお，これから先の説明にあたって，食事摂取基準を引用する場合には，手順の説明に関係すること以外は省くので,関連事項などの詳細については食事摂取基準の解説書[4]（以下「解説書」という）を参照されたい.

★4：厚生労働省「日本人の食事摂取基準（2020 年版）」策定検討会報告書.

> **説明を始める前に**
> ①ここでは事業所給食を例に説明を行うが，病院給食の一般食常食，その他の分野において日常的に健康人相当の食事を提供する給食でも，この要領を参考に実際の運用を判断されたい.
> ②説明にあたっては，使用するいくつかの表様式を示すが，ひとつの例を示しただけであるから，実際にあたっては，使いやすいものを工夫すること.
> ③表様式は，見やすさ，使いやすさを考えて，簡潔にまとめること. もしも必要と考える項目数が多い場合は，その必要度を考えて選択し，できるだけ少ない項目数にとどめること. 項目数を少なくできないときは，項目の関連性を考えて複数の表に分割すること.
> ④個人情報の取り扱いと管理については，厳重に注意すること.

（1）対象集団の特性の把握

健康診断など既存の資料から，性・年齢・身長・体重・身体活動レベルの分布を把握する.

step 1-1 身長・体重の記録を一覧表にする.

step 1-2 BMI を算出し，BMI が目標とする範囲に入っていない者の割合を算出する.

$$BMI＝体重_{(kg)} ÷ \{身長_{(m)}\}^2 \quad \cdots\cdots\cdots 式1$$

例 身長 1.75 m，体重 70.5 kg の場合は，BMI = 70.5_{(kg)} ÷ \{1.75_{(m)}\}^2 ≒ 23.0

BMI が目標とする範囲にある者は，食事摂取量は適正であると判断されるが，目標とす

❼身体活動の分類例

身体活動の分類 （メッツ値[1] の範囲）	身体活動の例
睡眠（0.9）	睡眠
座位または立位の静的な活動 （1.0 〜 1.9）	テレビ・読書・電話・会話など（座位または立位），食事，運転，デスクワーク，縫物，入浴（座位），動物の世話（座位，軽度）
ゆっくりした歩行や家事など 低強度の活動（2.0 〜 2.9）	ゆっくりした歩行，身支度，炊事，洗濯，料理や食材の準備，片付け（歩行），植物への水やり，軽い掃除，コピー，ストレッチング，ヨガ，キャッチボール，ギター・ピアノなどの楽器演奏
長時間持続可能な運動・労働 など中強度の活動（普通歩行 を含む）（3.0 〜 5.9）	ふつう歩行〜速歩，床掃除，荷造り，自転車（ふつうの速さ），大工仕事，車の荷物の積み下ろし，苗木の植栽，階段を下りる，子どもと遊ぶ，動物の世話（歩く / 走る，ややきつい），ギター：ロック（立位），体操，バレーボール，ボーリング，バドミントン
頻繁に休みが必要な運動・労 働など高強度の活動（6.0以上）	家財道具の移動・運搬，雪かき，階段を上る，山登り，エアロビクス，ランニング，テニス，サッカー，水泳，縄跳び，スキー，スケート，柔道，空手

[1] メッツ値（metabolic equivalent，MET：単数形，METs：複数形）は，Ainsworth, et al. による．いずれの身体活動でも活動実施中における平均値に基づき，休憩・中断中は除く．

（日本人の食事摂取基準〈2010年版〉）

❽身体活動レベル別にみた活動内容と活動時間の代表例

	低い（I）	ふつう（II）	高い（III）
身体活動レベル[*1]	1.50 （1.40 〜 1.60）	1.75 （1.60 〜 1.90）	2.00 （1.90 〜 2.20）
日常生活の内容[*2]	生活の大部分が座位で，静的な活動が中心の場合	座位中心の仕事だが，職場内での移動や立位での作業・接客等，あるいは通勤・買い物での歩行・家事，軽いスポーツ等のいずれかを含む場合	移動や立位の多い仕事への従事者，あるいは，スポーツ等余暇における活発な運動習慣を持っている場合
中程度の強度（3.0 〜 5.9 メッツ）の身体活動の1 日当たりの合計時間（時 間 / 日）[*3]	1.65	2.06	2.53
仕事での1日当たりの合 計歩行時間（時間 / 日）[*3]	0.25	0.54	1.00

[*1] 代表値．（　）内はおよその範囲．
[*2] Black, et al., Ishikawa-Takata, et al. を参考に，身体活動レベル（PAL）に及ぼす仕事時間中の労作の影響が大きいことを考慮して作成．
[*3] Ishikawa-Takata, et al. による．

（日本人の食事摂取基準〈2020年版〉）

❾年齢階級別にみた身体活動レベルの群分け（男女共通）

身体活動レベル 年齢（歳）	レベル I（低い）	レベル II（ふつう）	レベル III（高い）
1 〜 2	−	1.35	−
3 〜 5	−	1.45	−
6 〜 7	1.35	1.55	1.75
8 〜 9	1.40	1.60	1.80
10 〜 11	1.45	1.65	1.85
12 〜 14	1.50	1.70	1.90
15 〜 17	1.55	1.75	1.95
18 〜 29	1.50	1.75	2.00
30 〜 49	1.50	1.75	2.00
50 〜 64	1.50	1.75	2.00
65 〜 74	1.45	1.70	1.95
75 以上	1.40	1.65	1.65

（日本人の食事摂取基準〈2020 年版〉）

る範囲を下回っている者，または上回っている者については，食事摂取量と運動量の調整の必要があると判断される．これは，該当者個人に対する栄養教育の問題でもあるのでここでは触れないが，食事コントロールについて食事指導を行う．

step 1-3　身体活動レベルの推定

　身体活動の分類例（❼）や，身体活動レベル別にみた活動内容と活動時間の代表例（❽）を参考に，対象者の仕事内容や身体活動状況から身体活動レベル（❾）を推定する．

　一例を❿に示す．これら身体状況の情報をもとに食事計画（給与栄養目標量）を決定する．そして一定期間ごとに対象特性の調査を繰り返し，食事摂取量調査も参考に，対象集団に最も適した内容の給食が提供できるように内容の向上に努める．

（2）給与栄養目標量（荷重平均食事摂取基準）を算出する（⓬）

① a：1 人 1 日当たりの食事摂取基準

エネルギー

step 2-1　性別・年齢別・身体活動レベル別に計算表を作成し，食事摂取基準の推定エネルギー必要量（EER）を記入する．

たんぱく質

step 2-2　たんぱく質食事摂取基準を記入する．給食の提供を受ける全員に摂取不足も過剰摂取も生じない状態を保つため推奨量または 13 〜 20%エネルギーを採用する．例として 13%エネルギーと設定して進める．

脂質（総脂質）

step 2-3　エネルギー（推定エネルギー必要量）より脂質（総脂質）★5 を求める．

　脂質は % エネルギーで示されているため，実数すなわち脂質重量を求めなければ使用しにくいので，次の式を用いて脂質重量を求める．

★5 **脂質と脂肪**：一般に脂質のうちトリアシルグリセロール（グリセロールと 3 脂肪酸のエステル：中性脂肪）を脂肪というが，脂質と脂肪は同じ意味で使われることが多いようである．ここでは，これまでの習慣に従って，エネルギーの比率に限って脂肪エネルギー比という．

　脂質（総脂質）エネルギー (kcal)＝推定エネルギー必要量；EER (kcal)×

　（脂肪エネルギー比率 (%)÷100）………………………………………… 式2

⑩ 年齢別・性別身体状況および BMI 算出表（例）

年齢別：30 ～ 49 歳　　　　性別：男性

No.	個人番号	年齢	身長(m)	体重(kg)	BMI 実測値	BMI 適切な範囲との差	BMI 不適切者	身体活動レベル
1	3	46	1.75	70.5	23.0			II
2	5	35	1.80	68.3	21.1			II
3	6	44	1.70	66.5	23.0			I
4	8	31	1.64	64.2	23.9			II
5	9	33	1.74	65.1	21.5			I
6	11	32	1.73	78.5	26.2	＋1.3	○	I
7	12	48	1.69	67.6	23.7			II
8	15	31	1.70	62.5	21.6			I
					（中間部分省略）			
91	305	41	1.71	83.6	28.6	＋3.7	○	I
92	307	39	1.75	68.1	22.2			I
93	309	46	1.66	66.1	24.0			I
94	310	35	1.70	66.6	23.0			I
95	311	46	1.68	69.3	24.6			I
96	315	36	1.76	81.3	26.2	＋1.3	○	II
97	316	47	1.65	66.4	24.4			I
98	318	37	1.72	66.8	22.6			I
99								
100								
合　計		3,842	167.61	6,783.7	2,334.3	不適切者数	25 人	
平　均		39.2	1.71	69.2	23.8	不適切者割合	26 %	

注：BMI の「目標とする範囲」は 18.5 ～ 24.9（18 ～ 49 歳）である.

★6 **アトウォーター係数**：炭水化物（C），脂質（F），たんぱく質（P）の体内での利用エネルギー計算に用いられる係数で，アメリカの栄養学者アトウォーターらにより C：F：P ＝ 4：9：4（各 kcal/g 当たり）と提唱された.

脂質（総脂質）重量(g) ＝脂質エネルギー(kcal)÷9★6 ……………………………………… 式3

上の 2 つの式の関係から，次の式が導き出される.

脂質（総脂質）重量(g) ＝ {EER(kcal) ×（脂肪エネルギー比率(%) ÷ 100）} ÷ 9 ………… 式4

　ここでは "脂質の食事摂取基準" に示される "総脂質の総エネルギーに占める割合；脂肪エネルギー比率（% エネルギー）" の中央値を用いる.

　例として取り上げる年齢 30 ～ 49 歳の男子では，その目標量である 20 ～ 30（% エネルギー）の中央値である 25 % を当てることとする. ただし実際には，給食対象者の業務内容や身体活動の状態などを参考に，給食計画を作成する際に判断する.

　　例　身体活動レベル　低い（I）
　　　　脂質（総脂質）重量(g) ＝ {2,300(kcal) ×（25(%) ÷ 100）} ÷ 9 ≒ 65(g)
　　　　身体活動レベル　ふつう（II）
　　　　脂質（総脂質）重量(g) ＝ {2,700(kcal) ×（25(%) ÷ 100）} ÷ 9 ≒ 75(g)

第2章　献立作成の理論と実際

②**b：給食対象者数**

step 2-4 給食対象者数を記入する．

③**a×b, c×d：年齢・性別および身体活動レベル別の総量**

step 2-5 年齢・性別および身体活動レベルの総量を求める．男性は a×b，女性は c×d で計算する（⑫）．

> 年齢・性別および身体活動レベルの総量（エネルギー・たんぱく質・脂質）＝
> （a または c）1人1日当たり食事摂取基準（エネルギー・たんぱく質・脂質）×（b または d）給食対象者数 ··· 式5

例　30～49歳　男性
　　身体活動レベル　低い（I）
　　　エネルギー(kcal) = 2,300(kcal) × 53(名) = 121,900(kcal)
　　　たんぱく質(g) = 75(g) × 53(名) = 3,975(g)
　　　脂質(g) = 65(g) × 53(名) = 3,445(g)
　　身体活動レベル　ふつう（II）
　　　エネルギー(kcal) = 2,700(kcal) × 45(名) = 121,500(kcal)
　　　たんぱく質(g) = 85(g) × 45(名) = 3,825(g)
　　　脂質(g) = 75(g) × 45(名) = 3,375(g)

④**小計を求める**

step 2-6 年齢・性別および身体活動レベル別の"1人1日当たり食事摂取基準（エネルギー・たんぱく質・脂質）""給食対象者数""年齢・性別および身体活動レベル別の総量（エネルギー・たんぱく質・脂質）"の小計を求める．

　男性・女性別に"給食対象者数"と"年齢・性別および身体活動レベル別食事摂取基準の総量"を求める（計算要領とその例は省略）．

⑤**合計を求める**

step 2-7 男性・女性別に step 2-6 で求めた小計から"1人1日当たり食事摂取基準（エネルギー・たんぱく質・脂質）""給食対象者数""年齢・性別および身体活動レベル別の総量（エネルギー・たんぱく質・脂質）"の合計を求める．

　　n. 給食対象者(名) = e. 男性小計(名) + i. 女性小計(名) = 268(名) + 115(名) = 383(名)
　　p. エネルギー(kcal) = f. 男性小計(kcal) + j. 女性小計(kcal) =
　　　653,950(kcal) + 197,150(kcal) = 851,100(kcal)
　　q. たんぱく質(g) = g. 男性小計(g) + k. 女性小計(g) = 20,950(g) + 6,645(g) = 27,595(g)
　　r. 脂質(g) = h. 男性小計(g) + m. 女性小計(g) = 18,270(g) + 5,495(g) = 23,765(g)

⑥**給与栄養目標量（荷重平均食事摂取基準）を求める**

step 2-8 "1人1日当たり食事摂取基準（エネルギー・たんぱく質・脂質）""年齢・性別および身体活動レベル別の総量（エネルギー・たんぱく質・脂質）"の合計を"給食対象者数"の合計で割り，給与栄養目標量（エネルギー・たんぱく質・脂質）を求める．

　給与栄養目標量（荷重平均食事摂取基準）を求めると，端数のつくことが多いが，その場合は，⑪に示した"値の丸め方"にならって数値を丸める．

⓫値の丸め処理に関する基本的規則

値のおよその中央値	計算方法	表示桁数*
0.5 前後	小数点以下 2 桁の数字で四捨五入を行う	0.X
1.0 前後	小数点以下 2 桁の数字で四捨五入を行う	X.X
5 前後	小数点以下 1 桁の数字が 0 か 5 になるように，四捨五入と同じ要領で丸めを行う	X.Y
10 前後	小数点以下 1 桁の数字で四捨五入を行う	XX
50 前後	1 の桁の数字が 0 か 5 になるように，四捨五入と同じ要領で丸めを行う	XY
100 前後	1 の桁の数字で四捨五入を行う	XX0
500 前後	10 の桁の数字が 0 か 5 になるように，四捨五入と同じ要領で丸めを行う	XY0
1,000 前後	10 の桁の数字で四捨五入を行う	X, X00
5,000 前後	100 の桁の数字が 0 か 5 になるように，四捨五入と同じ要領で丸めを行う	X, Y00

*：X, Y に数値が入る．X は任意の数値．Y は 0 または 5.

（日本人の食事摂取基準〈2020 年版〉）

値の丸め方

　食事摂取基準によれば，計算結果の発生する端数の取り扱いについて，次のように説明している．したがって，給与栄養目標量の算定にあたっては，食事摂取基準の説明に従って値の丸めを行うことが必要と考えられる（⓫）.

guidance　値の信頼度と活用の利便性を考慮し，推定平均必要量，推奨量，目安量，耐容上限量，目標量について，基本的には，⓫に示す規則に沿って丸め処理を行った．これは，小児，成人，高齢者については，男女ともに，栄養素ごとに 1 つの規則を適用することにした．乳児，妊婦の付加量，授乳婦の付加量については，その他の性および年齢階級における数値で用いたのと同じ表示桁数を用いた．

　丸め処理を行った後に，年齢階級間で大きな凹凸がないように，必要に応じて数値の平滑化を行った．ここに示した以外の方法で丸め処理を行った栄養素については，それぞれの項を参照されたい.

s. エネルギー (kcal) = p. エネルギー合計 (kcal) ÷ n. 給食対象者合計 (名) =

　　856,550 (kcal) ÷ 383 (名) ≒ 2,236 (kcal) ≒ **2,200** (kcal)

t. たんぱく質 (g) = q. たんぱく質合計 (g) ÷ n. 給食対象者合計 (名) =

　　27,595 ÷ 383 ≒ 72.0 ≒ **70** (g)

u. 脂質 (g) = r. 脂質合計 (g) ÷ n. 給食対象者合計 (名) =

　　23,765 ÷ 383 ≒ 62.0 ≒ **60** (g)

給与栄養目標量は，エネルギー 2,200 kcal，たんぱく質 70 g，脂質 60 g である（⓬).

年齢区分	身体活動レベル	男性 1人1日当たり食事摂取基準 エネルギー kcal [a]	たんぱく質 g	脂質 g	給食対象者数 [b]	男性 年齢・性別および身体活動レベル別の総量 [a×b] エネルギー kcal	たんぱく質 g	脂質 g	女性 1人1日当たり食事摂取基準 [c] エネルギー kcal	たんぱく質 g	脂質 g	給食対象者数 [d]	女性 年齢・性別および身体活動レベル別の総量 [c×d] エネルギー kcal	たんぱく質 g	脂質 g
18~29	I	2,300	75	65	43	98,900	3,225	2,795	1,700	55	45	23	39,100	1,265	1,035
	II	2,650	85	75	61	161,650	5,185	4,575	2,000	65	55	10	20,000	650	550
	III														
30~49	I	2,300	75	65	53	121,900	3,975	3,445	1,750	60	50	44	77,000	2,640	2,200
	II	2,700	85	75	45	121,500	3,825	3,375							
	III														
50~64	I	2,200	70	60	54	118,800	3,780	3,240	1,750	55	45	38	66,500	2,090	1,710
	II	2,600	80	70	12	31,200	960	840							
	III														
小計					[e]268	[f]653,950	[g]20,950	[h]18,270	小計			[i]115	[j]202,600	[k]6,645	[m]5,495
男性平均						2,440	78	68	女性平均				1,761	58	48
									合計			[n]383	[p]856,550	[q]27,595	[r]23,765
									給与栄養目標量 計算結果			—	[s]2,236	[t]72.0	[u]62.0
									確定値			—	[v]2,200	[w]70	[x]60

$n＝e＋i$, $p＝f＋j$, $q＝g＋k$, $r＝h＋m$

$s＝p÷n$, $t＝q÷n$, $u＝r÷n$

$v≒s$, $w≒t$, $x≒u$

4. 食品群別荷重平均栄養成分について

（1）食品群

食品群とは，日常使用している食品のなかで，食品成分の構成の似ている食品を，いくつかのグループに分けたものである．

　日常的に使用する食品は種類が多く，食品成分の構成は，それぞれに特徴がある．この食品成分の構成が比較的共通する食品を一つにまとめ，それぞれの共通性によって，いくつかのグループに分類したものが食品群である．

　食品群には，分類数の少ない3群から，多いものでは18群くらいまである．分類数の少ないものは一般の人を対象にした栄養教育用に，12群またはそれ以上の分類数の多いものは栄養士の専門業務，とくに特定給食の栄養管理に使用する．

　分類数が少ないと，当然のことながら食品群に所属する食品の分類が大まかになり，栄養的な根拠に無理が目立つ．しかし，反対に分類数が多くなるほど栄養的な根拠による矛盾は目立たなくなるが，取り扱いが煩雑になる．

　食品群の分類数をどのくらいにするかは，それぞれの特定給食施設の判断で決定すればよいことである．しかし，特定給食施設は，監督官庁に給食の実施状況を書類によって報告しなければならない．したがって，実際には監督官庁で示している食品群別分類と同じであれば，報告書類作成の事務処理が能率的である．

　本書では15群分類とした（39ページ⑰参照）．

(2) 食品群別荷重平均栄養成分

食品群別荷重平均栄養成分とは，それぞれの食品群に属する食品の構成割合に基づいて求めた栄養成分の平均値である．

食品構成を作成するには，食品群別に基づく荷重平均の栄養成分値を求めなければならない．

特定給食施設では，給食の目的，対象者の年齢や嗜好などにより献立内容に違いがあるので，たとえ同じ程度の規模の特定給食施設であっても，給食条件が違うので共通性は少ない．したがって，特定給食施設ごとに作成することが望ましい．

この食品群別荷重平均栄養成分を求めるには，次の3通りの方法がある．

① 給食施設の過去1年間程度の食材料使用量から求める方法

特定給食施設の過去1年間程度の実際の食材料使用量から割り出すので，その特定給食施設にとっては最も実際的な方法である．調査対象期間は必ずしも1年間とは限らないが，信頼性を考えれば，1年間の食材料使用量で計算するのがよい．

② 新規施設で食材料使用の実績に乏しい場合，またはおおよその食品成分値を知ればよい，というときに採用する方法

この方法は正確さに欠けるが，計算方法は単純で簡単である．

③ すでに発表されているものを使用する方法

所管官庁，給食関係企業などから発表されている食品群別荷重平均栄養成分の使用については，それぞれの使用規定または指示によらなければならない．

上記①，②の計算要領については「(5) 食品群別荷重平均栄養成分の求め方」(36ページ)のところで説明する．

食品群別荷重平均栄養成分を一覧表にまとめたものが食品群別荷重平均栄養成分表で，その例（本書の計算例で使用）が⑰-A (39ページ) である．また，それぞれの食品群に所属する代表的な食品を示したのが食品群別食品分類表で，⑰-B (40ページ) に示してある．

(3) 日本食品標準成分表

① 日本食品標準成分表の要点

日本食品標準成分表は，日本国内で使用されている食品の含有成分についての標準的な基礎データを収載しているので，栄養教育や栄養知識が普及した現在では一般家庭でも活用されているが，とくに各分野の特定給食施設における栄養管理には絶対的に必要なものである．

2000年（平成12）に科学技術庁より公表された「五訂日本食品標準成分表」は，2005年（平成17），文部科学省科学技術・学術審議会資源調査分科会より「五訂増補日本食品標準成分表」として改訂された．

その後，2010年（平成22）11月には，情報収載が行われた時点を明確にする観点で名称に公表年が付された「日本食品標準成分表2010」(以下「成分表2010」) が，アミノ酸組成表（1986年）の改訂版「日本食品標準成分表準拠 アミノ酸成分表2010」と同時に改訂された．

2015年12月に「日本食品標準成分表2015年版（七訂）」が発表され，同時に「日本食品標準成分表2015年版（七訂）アミノ酸成分表編」「日本食品標準成分表2015年版（七訂）

脂肪酸成分表編」「日本食品標準成分表 2015 年版（七訂）炭水化物成分表編」が公表された.

　さらに 2020 年 12 月には「日本食品標準成分表 2020 年版（八訂）」が発表され，2015 年版（七訂）と同様に，アミノ酸，脂肪酸，炭水化物の三成分表も合わせて公表された.

【日本食品標準成分表 2020 年版（八訂）のポイント】
①調理済み食品の情報の充実

　社会構造の変化に対応して，2015 年版（七訂）では「調理加工食品類」としていた 18 群の名称が「調理済み流通食品類」と改められて整理され，「食品会社が製造・販売する工業的な調理食品及び配食サービス事業者が製造・販売する調理食品」と定義された.
②エネルギーの算出方法の変更

　2015 年版（七訂）までは，間接分析により求められたたんぱく質，脂質，差し引き法により求められた炭水化物を，食品のエネルギー算出に使用してきたが，2020 年版（八訂）では，直接分析により得られたアミノ酸組成によるたんぱく質，脂肪酸のトリアシルグリセロール当量で表した脂質，利用可能炭水化物などの組成に基づく成分をエネルギー算出に用いるよう変更された.

※本書の献立例や計算例においては，食品名，栄養成分名・成分値は「日本食品標準成分表 2015 年版（七訂）」を用いている. 適宜，2020 年版（八訂）に読み替えて利用されたい.

② **食品成分表の使い方**

　i. 食品番号

収載食品は，すべて食品群に分類され，食品番号がつけられている.

食品番号は次に示す形式のように，すべて 5 桁の数字がつけられ，分類整理されている.

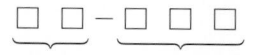

　食品群　　小分類または細分

　ii. 索引番号

　2015 年版（七訂）から各食品に索引番号が加わった. これは，新規食品が収載されるとともに，一部の食品について，名称，分類を変更したため，収載順と食品番号とが一致しなくなったことから，食品の検索を容易にするため通し番号を加えたものである.

求める食品の探し方　　食品名を能率的に探し出すには，①索引を開く→②探そうとする食品の収載ページまたは食品番号を知る→③該当ページを開く，ということよりも，その食品がどの食品群に所属するかという推定をして，①該当食品群を開く→②50 音順（あいうえお順）で探す方法である. このためには，日常的に食品成分表を見て，食品の所属する食品群を推定できるように努めることである.

　例　"だいこんおろし"に使用する"だいこん"は野菜類であるから，食品成分表の「6. 野菜類」を開き，50 音順に見ると"た"に属する食品に"だいこん類"があり，そのなかに［06134 根，皮むき，生］を見いだすことができる.

同じ食品が複数の食品群に掲載されている場合　同じ食品であっても収穫の時期，食用対象の部分，加工状態や呼び名の違いなどにより，2つの食品群に掲載されている食品がある．それについては主になる食品の最後に，その食品の別に記載されている食品群と食品番号が記載されている．

　例　"だいず"は，その成長過程の段階で区別され，成熟乾燥したものは「4. 豆類」の[04023～04031　全粒・全粒製品]の欄に産地別の乾燥大豆といり大豆，大豆の全粒加工品である水煮缶詰や蒸し大豆，きな粉などが掲載されている．その成熟乾燥した"だいず全粒"を種（たね）として播いて芽を出したばかりの若芽は「6. 野菜類，もやし類，だいずもやし」の欄に[06287 生，06288 ゆで]として，また成熟途中の鞘入りだいずである"えだまめ"は同じく「6. 野菜類」に"えだまめ"として，[06015 生，06016 ゆで，06017 冷凍]が掲載されている．"だいず 全粒"の加工品である豆腐や油揚げについては，[04032～04088 豆腐・油揚げ類]，納豆については，[04046～04049 納豆類]に，おから，豆乳，湯葉などは[04051～04063 その他]に，さらに"だいず"を原料にする"みそ類"は，「17. 調味料及び香辛料類」の[17044～17124 みそ類]に記載されていることを示している．

iii.　収載成分値

原則として，

①年間を通じて普通に摂取する場合の全国的な平均値である．

②1食品1標準成分値である．

③使用の実際にあたっては，次のことに留意する．

　ⅰ動植物の種類，生産環境★7，加工・調理方法などにより，成分値に幅や差異ができること．

　ⅱ"ほうれんそう"や"かつお"など旬のある食品については，季節による差異が明記されているので，季節変動に留意すること．

iv.　新規食品など

新規食品や聞き慣れない食品については成分表の資料「食品群別留意点」★8に記載されている品種や性状などにより，その内容を確認すること．

v.　使用食品について

①食品の原材料，原産地などを確認すること．

②肉類については，種類，部位，脂身の有無などに留意すること．

③野菜や果実類は食習慣などによって，皮の利用や食べ方が異なるので，実際の状況に対応すること．

vi.　調理による栄養成分の変化

「調理方法の概要および重量変化率」の表が示されている．調理による栄養成分の変化量を算出できる．

vii.　エネルギーの暫定値

　こんにゃく，きのこ類，藻類のエネルギー値は暫定的に算出して記載されているが，個人差が大きいことなどに留意すること．

★7 **生産環境の例**：野菜類は作型（露地物・促成物など），産地，収穫時期（早生・中手・晩生）など．
魚類は種類，生育環境（天然物・養殖物），漁場，漁期の別など．

★8：「食品群別留意点」は「日本食品標準成分表2020年版（八訂）」（文部科学省）の第3章資料を参照のこと．

viii. 食品群別分類の役割

　食品成分表の食品群別分類は 18 食品群に分類して収載されている．これは食品を選び出すのに好都合なだけではなく，そこに所属する食品の用途や栄養成分の傾向が類似しているので，場合によっては代替食品を選定するのに都合がよいなどの特徴がある．特定給食の献立作成は，食品成分表がなければ，その仕事が困難であるから，食品成分表の仕組みや見方に十分に慣れておかなければならない．

ix. 緑黄色野菜について

　緑黄色野菜とは，栄養教育上の目的から，野菜類を"緑黄色野菜類"と"その他の野菜類"に区別して取り扱うことで，その根拠は，厚生省（現・厚生労働省）の"栄養教育としての「六つの基礎食品」の普及について"に示されたのが最初である．

　"緑黄色野菜"の取り扱いの経緯について，次に示す．

　① "栄養教育としての「六つの基礎食品」の普及について"（昭 56.3.2　衛発 157）：緑黄色野菜類は主にカロテン（著者注：当時は"カロチン"）の給源となる野菜であるが，ビタミン C，カルシウム，鉄，ビタミン B2 の給源としても大きな役割を占めるものとして，原則として可食部 100 g 当たりカロテン含量が 600 μg 以上のものとされた．

　② 「四訂日本食品標準成分表」の取扱いについて"（昭 58.4.15　衛発 332）：四訂成分表でカロテン含量 600 μg/100 g 以上のものを"有色野菜"とした分類に準じ，可食部 100 g 当たりカロテン含量が 600 μg 以上のものを"緑黄色野菜"とし，トマト，ピーマンなど，一部の野菜についてはカロテン含量が 600 μg 未満であるが摂取量および頻度などを勘案のうえ，栄養指導上は緑黄色野菜と取り扱うこととされた．

　③ 「五訂日本食品標準成分表」の取扱いの留意点について"（平 13.6.28　健習発 73）：五訂成分表では"有色野菜"の分類が示されなかったが，緑黄色野菜の取り扱いについては別表として示され，従来，緑黄色野菜としてきたもの（著者注：上記②）に，五訂成分表中の"可食部 100 g 当たりカロテン含量が 600 μg 以上のもの"を追加して取り扱うこととされた．

　五訂増補成分表では，その取り扱いについてとくに変更はないが，これまでのビタミン A の収載成分項目が，レチノール，カロテン，レチノール当量の 3 項目が，レチノール，α—カロテン，β–カロテン，β クリプトキサンチン，β–カロテン当量，レチノール当量の 6 項目に変更になったことから，緑黄色野菜の判断基準であった"カロテン"は，五訂増補成分表の"β–カロテン当量"に置き換えることになった．したがって，緑黄色野菜の判断には，β–カロテン当量の数値を参照すればよい．

　成分表 2015 年版（七訂）で一部追加され，さらに 2020 年版（八訂）でも一部追加され，❸の緑黄色野菜として示された．

（4）栄養量の求め方

　栄養量を求める食品の使用重量を可食部重量（廃棄部を含まない．正味重量ともいう）で記載する場合と，素材料重量（廃棄部を含む．素材重量ともいう）である場合とにより計算方法に違いがある．

⑬緑黄色野菜

あさつき	葉だいこん	パクチョイ
あしたば	だいこん（葉）	バジル
アスパラガス	（たいさい類）	パセリ
いんげんまめ（さやいんげん）	つまみな	はなっこりー
うるい	たいさい	（ピーマン類）
エンダイブ	たかな	オレンジピーマン
（えんどう類）	たらのめ	青ピーマン
トウミョウ（茎葉，芽ばえ）	ちぢみな	赤ピーマン
さやえんどう	チンゲンサイ	トマピー
おおさかしろな	つくし	ひのな
おかひじき	つるな	ひろしまな
オクラ	つるむらさき	ふだんそう
かぶ（葉）	とうがらし（葉，果実）	ブロッコリー（花序，芽ばえ）
（かぼちゃ類）	（トマト類）	ほうれんそう
日本かぼちゃ	トマト	みずかけな
西洋かぼちゃ	ミニトマト	（みつば類）
からしな	とんぶり	切りみつば
ぎょうじゃにんにく	ながさきはくさい	根みつば
みずな	なずな	糸みつば
キンサイ	（なばな類）	めキャベツ
クレソン	和種なばな	めたで
ケール	洋種なばな	モロヘイヤ
こごみ	（にら類）	ようさい
こまつな	にら	よめな
コリアンダー	花にら	よもぎ
さんとうさい	（にんじん類）	（レタス類）
ししとう	葉にんじん	サラダな
しそ（葉，実）	にんじん	リーフレタス
じゅうろくささげ	きんとき	サニーレタス
しゅんぎく	ミニキャロット	レタス（水耕栽培）
すいぜんじな	茎にんにく	サンチュ
すぐきな（葉）	（ねぎ類）	ルッコラ
せり	葉ねぎ	わけぎ
タアサイ	こねぎ	（たまねぎ類）
（だいこん類）	のざわな	葉たまねぎ
かいわれだいこん	のびる	みぶな

資料：「日本食品標準成分表 2020 年版（八訂）」の取扱いについて（令 3.8.4 健健発 0804 第 1 号）

① 可食部重量から求める場合

　一般に献立作成の際には，食材料の使用量を可食部重量で記載する.

　この場合の栄養量を求める計算は，次の式による.

食材料の栄養量＝成分表収載の栄養成分量(可食部 100 g 当たり)**×（食材料の可食部重量**(g)
÷ 100） ⋯⋯⋯⋯⋯⋯⋯⋯⋯⋯⋯⋯⋯⋯⋯⋯⋯⋯⋯⋯⋯⋯⋯⋯⋯⋯⋯⋯⋯⋯⋯⋯⋯⋯⋯ 式 6

> **計算例**　だいこんおろしに使用するだいこんを，可食部で 40 g 使用した場合のエネルギー
> とたんぱく質を求めなさい.
> **説　明**　だいこんは，成分表では（野菜類）のなかに（だいこん類）として収載されてい
> るが，そのなかには，かいわれだいこん，葉だいこん，だいこん葉，だいこん根，切り干し
> だいこん，漬物など，15 食品が収載されている. このなかで，だいこんおろしに使用する
> だいこんは（06132　根，皮つき，生）と（06134　根，皮むき，生）の 2 種類が該当する.
> したがって，だいこんおろしをつくる場合に，皮つきのだいこんを使用するのか，皮なしの
> だいこんを使用するか，そのどちらかを選択することになる.

ここでは皮なしを使用することにして，（06134　根，皮むき，生）の成分値を用いることにする．この成分は可食部 100 g 当たり，エネルギーが 18 kcal，たんぱく質が 0.4 g あるから，**式6**を用いて計算する．

エネルギー：18 kcal × (40 ÷ 100) = 7.2 ≒ 7 kcal
たんぱく質：0.4 g × (40 ÷ 100) = 0.16 ≒ 0.2 g

解答：エネルギー　7 kcal
　　　たんぱく質　0.2 g

② 素材料から求める場合

実施献立について，素材料の実使用量から栄養量を求める場合，廃棄部分を含んでいる食品は，まず廃棄率を使用して可食量を求め，その後に栄養量を計算する．

廃棄率には，次のものがある．

①食品成分表に記載のあるもの：通常の食習慣において廃棄される部分を食品全体に対する重量 % で表したものである．この廃棄率は，実際にあたっては必ずしも正確とはいえないので，参考にするということで考えるべきものであろう．ただし，ほかに適切な廃棄率の数字がない場合は，この数字で計算をすることになる．

②廃棄率調査によるもの：給食施設で，献立計画に基づいて実際に調理をした結果として得た廃棄率であるから，その給食施設にとっては最も正しい．給食施設では廃棄率調査を繰り返し実施して，平均的な廃棄率を把握する必要がある．⓮は廃棄率調査票様式の一例である．

③指示によるもの：実際にはきわめて少ないと思うが，廃棄率の数字を示して，その使用を指示されている場合は，その廃棄率によって可食量を求める．

廃棄率を求める方法には，直接法と間接法がある．

調査日　　　年　　月　　日	調査者
食材料名	サイズ（規格）
品質　　　vg g n b vb	貯蔵方法　　即日　　　貯蔵
廃棄部除去方法　包丁　ピーラー　皮剥　その他	所要時間（概算）　　時間　　　分
素材重量　　　　　　　　kg	計量部分　　廃棄部　　可食部
実重量　　　　　　　　　kg	廃棄率　　　　　　　　　%
その他の記録	

注）1. 品質の記号：vg（たいへんよい）g（よい）n（ふつう）b（悪い）
　　　　　　　　vb（たいへん悪い）
　　2. 実重量は計量部分で選択したものの重量である．
　　3. 廃棄率の計算式
　　　①計量部分が廃棄部の場合：（廃棄部重量÷素材重量）×100
　　　②計量部分が可食部の場合：{（素材重量−可食部重量）
　　　　　　　　　　　　　　　÷素材重量｝×100

⓮廃棄率調査票（例）

直接法　直接的に廃棄部分の重量を確認できる場合の方法である.

$$廃棄率_{(\%)}=(廃棄部重量_{(g)}÷素材料重量_{(g)})×100 \quad\cdots\cdots\cdots\cdots\cdots\cdots 式7$$

注　重量単位はどちらも同じ.

> **計算例**　ある食品の素材料重量が 18.0 kg であった. 調理後の廃棄部重量が 2.7 kg のときの廃棄率を求めなさい.
>
> **説明**　廃棄部重量 2.7 kg,　素材料重量 18.0 kg を**式7**に当てはめると,
>
> 廃棄率 % ＝(2.7÷18.0)×100＝15 %
>
> 解答：15 %

間接法　廃棄部分の重量を直接的に求めることが不可能な場合に, 可食部分の重量から廃棄部分の重量を間接的に推定し, その推定廃棄部重量を使用して廃棄率を求める方法である.

廃棄部分の重量を推定するには,

$$廃棄部重量＝素材料重量－可食部重量 \quad\cdots\cdots\cdots\cdots\cdots\cdots\cdots\cdots\cdots\cdots\cdots\cdots 式8$$

によるが, この関係を**式7**に代入して,

$$廃棄率_{(\%)}=\{(素材料重量－可食部重量)÷素材料重量\}×100 \quad\cdots\cdots\cdots\cdots 式7´$$

注　重量単位はすべて同じ.

> **計算例**　ある食品の素材料重量が 24.0 kg であった. 調理後の可食部重量は 22.8 kg のときの廃棄率を求めなさい.
>
> **説明**　素材料重量 24.0 kg,　可食部重量 22.8 kg を**式7´**に当てはめると,
>
> 廃棄率 % ＝\{(24.0－22.8)÷24.0\} × 100＝5 %
>
> 解答：5 %

栄養量を求める方法として, まず素材料重量から可食部重量を求める. それには可食率を求めなければならない.

廃棄率と可食率の関係は,

$$廃棄率_{(\%)}＋可食率_{(\%)}＝100_{(\%)} \quad\cdots\cdots\cdots\cdots\cdots\cdots\cdots\cdots\cdots\cdots\cdots\cdots\cdots 式9$$

である. この式から可食率を求めるように式の形を変えると,

$$可食率_{(\%)}＝100_{(\%)}－廃棄率_{(\%)} \quad\cdots\cdots\cdots\cdots\cdots\cdots\cdots\cdots\cdots\cdots\cdots 式9´$$

である. この可食率を用い, 次の式によって可食部重量を求める.

$$可食部重量＝素材料重量×(可食率_{(\%)}÷100) \quad\cdots\cdots\cdots\cdots\cdots\cdots\cdots\cdots 式10$$

この式に**式9´**を代入して,

$$可食部重量＝素材料重量×\{(100_{(\%)}－廃棄率_{(\%)})÷100\} \quad\cdots\cdots\cdots\cdots\cdots 式10'$$

となるので，実際にはこの式によって可食部重量を求めることになる．

この後に**式6**により求めようとする食品のエネルギーや栄養素の量を計算する．

> **計算例**　りんご1個（300 g）のエネルギーおよびたんぱく質を求めなさい．ただし，廃棄率★⁹は成分表による．
>
> **説　明**　りんごは（07148　りんご皮むき，生）と（07176　りんご皮つき，生）がある．皮むきを使用する場合成分表記載の廃棄率は15 %であるから，**式10'**によって可食部重量は，
>
> 　300 g ×｛(100 － 15) ÷ 100｝＝ 255 g
>
> という結果が求められる．
> 　次に**式6**によって，エネルギー，たんぱく質の量を求める．
> 　りんごの100 g当たりの成分は，エネルギー 57 kcal，たんぱく質0.1 gであるから，
> 　エネルギー：57 kcal ×（255 ÷ 100）≒ 145.4 ≒ 145 kcal
> 　たんぱく質：0.1 g ×（255 ÷ 100）≒ 0.26 ≒ 0.3 g
> である．
>
> 　　　　　　　　　　　　解答：エネルギー　　145 kcal
> 　　　　　　　　　　　　　　　たんぱく質　　　0.3 g

★⁹：廃棄率を求める周接法は理論的な考え方で，実際には可食部重量を量って求めるから，その重量によって栄養量の計算ができる．

③ 端数の扱い方

献立の栄養量計算で，小数点以下の端数を適切に処理していない事例を見受けることがある．これは，栄養量の計算結果の数字が小さい場合に多くみられる．たとえば，エネルギーが0.4 kcal，たんぱく質が0.008 gというようなことである．このようなときは数字を惜しまず0 kcal，0 gと約束通りに整理した数字を記載しなければならない．

ここでいう約束というのは，食品成分表に記載されているエネルギーや栄養素と同じ表現に整理するということである（⑮）．

④ 重要　使用量総量と給食利用者数から直接1人当たり栄養量を求める

給食では総使用量から給食利用者1人当たりの栄養量を求めることが多い．その場合，ⅰ廃棄部のない素材，ⅱ廃棄部のある素材により，計算の方法にやや違いがあることはすでに述べたとおりであるが，それに給食利用者数が関係するので，最終的に1人当たりの栄養量を求めるには，2～3ステップの計算手順を経ることになる．これを1回の計算で栄養量を求めるには，次の計算式による方法がある．

その計算要領をまとめると，

ⅰ．廃棄部のない素材

この例としては，白米，小麦粉，牛肉，みそ類，その他の計算対象食材は，すべて食べ

⑮食品構成表に関係するエネルギーと主な栄養素の表示単位と算出範囲

エネルギーと主な栄養素	表示単位	算出範囲
エネルギー	kcal	整数（小数第1位四捨五入）
水分，たんぱく質，脂質，炭水化物，食物繊維，食塩相当量	g	小数第1位（小数第2位四捨五入）
カルシウム，ビタミンC	mg	整数（小数第1位四捨五入）
鉄	mg	小数第1位（小数第2位四捨五入）
ビタミンA（レチノール活性当量）	μg	整数（小数第1位四捨五入）
ビタミンB_1，B_2	mg	小数第2位（小数第3位四捨五入）

られる食材料（可食部）が対象である．これらの食材料は，使用量の100％が可食部量であるから，式6と給食利用者数の関係から導き出した次の式を用いて直ちに栄養量を求めることができる．

なお，廃棄部のある素材料であっても，可食部重量がわかる場合は，この式で計算する．

1人当たり栄養量＝成分表収載の栄養成分値(可食部100g当たり)×｛(可食部総重量(g)÷給食利用者数)÷100｝ ……………………………………………………………… 式6′

> **計算例**　ウインナーソーセージ5.63kgを給食利用者280人の食事に使用した．1人当たりのたんぱく質はいくらか．
> **説　明**　成分表によれば，ウインナーソーセージの可食部100g当たりの成分値は次のとおりである．
> 食品番号　11186　ウインナー　たんぱく質　13.2g
> 1人当たりたんぱく質重量g＝13.2g×｛(5.63kg×1,000)÷280人｝÷100≒2.7g
> 解答：たんぱく質　2.7g

ii．廃棄部のある素材料

この例としては，野菜類および魚介類などに多く，調理段階で皮むきや骨などを取り除く，また摂食時に食べにくい，味を損ねるなどの理由で取り除く部分を含む食材料が，この対象である．可食部分が直接確認できるか，できないかにより次のように取り扱いが異なる．

> **計算例**　給食利用者460名の給食に，たまねぎ11.6kgを使用した．その廃棄量が700gの場合について，給食利用者1人当たりのエネルギーを求める．
> **説　明**　成分表によれば，たまねぎの可食部100g当たりの成分値は次のとおりである．
> 食品番号　06153　たまねぎ　りん茎　生　エネルギー37kcal

直接法　可食部総重量を直接確認できる場合．

例　対象者人数460名の給食に，たまねぎを正味重量で10.9kg使用した．1人当たりのエネルギーはいくらか．

前記の式6′を用いて計算する★10．

たまねぎ1人分のエネルギー(kcal)＝37(kcal)×［｛(10.9(kg)×1,000)÷460(名)｝÷100］≒8.76(kcal)≒9(kcal)

間接法　可食部総重量が直接確認できない（廃棄部総重量は確認できる）場合

1人当たり栄養量＝成分表収載の栄養成分値(可食部100g当たり)×［｛(素材料使用総重量(g)－廃棄部重量(g))÷給食利用者数｝÷100］ ………………………………………… 式6″

> **計算例**　対象者460名の給食に，たまねぎを素材重量で11.6kg使用したが，その廃棄量が700gあった．1人当たりエネルギーはいくらか．
> **説　明**　たまねぎの素材重量は，11.6kg×1,000＝11,600gとして，
> 1人当たりエネルギーkcal＝37kcal×｛(11,600g－700g)÷460名｝÷100≒8.76kcal≒9kcal
> 解答：エネルギー　9kcal

(5) 食品群別荷重平均栄養成分の求め方

食品群別荷重平均栄養成分には，次のものがある．

第2章　献立作成の理論と実際

★10：1．式6′および式6″における，可食部総重量と廃棄部総重量の単位はグラム（g）である．もしもキログラム（kg）単位で計算した場合は，×1,000してg単位にするか，または「食品の栄養量」の数値を求めた後に×1,000する．
2．食品番号・食品名・栄養量などは，すべて日本食品標準成分表2015年版（七訂）による．
3．エネルギー，たんぱく質の栄養量は，可食部100g当たりである．これ以外の栄養量の計算も，すべて同じ要領である．

①過去1年間の食材料使用実績から求めたもの.

②適宜の判断により，食品群を代表する数種類の食品を選択し，その食品成分から求めたもの.

③すでに発表されたもの.

ここでは，①と②について実際例によって説明する.

① 過去1年間の使用実績から求める方法

> **仕事を進める順序**
> `step 1` …1年間に使用した食材料について，食品別に合計量を求める.
> `step 2` …廃棄率により，食品別に可食部重量を求める.
> `step 3` …可食部重量により，関係食品の構成比を求める.
> `step 4` …食品別に栄養計算を行い，その合計を求める.

ここでは，「その他の野菜類」を例にして説明をしてみよう.

`step 1` 1年間に使用した食材料について，食品別に合計量を求める（⓰-A）.

`guidance` 食材料を記録した帳票（食材料受払簿など）から，使用食材料について一品ごとに，1年間の使用量の合計を求める. ただし，1年間のなかで使用量あるいは使用回数が極度に少なく，食品群別荷重平均栄養成分計算の結果に影響を与えないと判断される食品は，適宜省略してもよい.

`step 2` 廃棄率により，食品別に可食部重量を求める（⓰-B）.

`guidance` 式10′ によって，食品別に可食部重量を求める.

> **計算例** ⓰-A のキャベツの1年間の使用量の年計は 822.9 kg であった. 年間平均廃棄率が 15% であるが，可食部（正味）重量はいくらか.
> **説明** 式10′ に関係の数字を入れると，次のとおりである.
> 822.9 kg×{(100 − 15)÷100} ≒ 699.5 kg
>
> 解答：699.5 kg

`step 3` 可食部重量により，関係食品の構成比を求める.

`guidance` `step 2` で求めた食品ごとの可食部重量の合計を 100% として，食品ごとに比率（構成比）を求める.

構成比(%) ＝（求める食品の可食部重量÷所属する食品群の可食部重量合計）× 100 …式11

> **計算例** キャベツの可食部重量が 699.5 kg，食品群（野菜類・その他野菜類）の可食部重量合計が 3,391.1 kg である. その構成比はいくらか.
> **説明** 式11 によると，構成比は次のとおりである.
> （699.5 ÷ 3,391.1）× 100 ≒ 20.6%
>
> 解答：20.6%

この計算を，求めようとする食品群を構成するすべての食品群について行う.

`step 4` 食品ごとに栄養計算を行い，その合計を求める.

栄養計算は式6になる.

`guidance` ここで注意しなければならないことは，`step 3` で求めた構成比を，そのまま可食部重量として読み換えることである. つまり，単位の % を g（グラム）に置き換えるだけのこ

⑯－A：年間食材料使用量集計表（例） （単位：kg）

6. 野菜類：その他の野菜

食品番号	食品名	1月	2月	3月	4月	5月	6月	7月	8月	9月	10月	11月	12月	年計	備考
06061	キャベツ（結球葉，生）	60.5	41.3	56.6	62.2	71.9	79.5	83.1	80.6	77.1	68.6	70.3	71.2	822.9	
06065	きゅうり（果実，生）	35.3	42.2	41.9	46.6	50.5	46.1	55.5	59.6	53.6	51.6	49.9	47.1	579.9	
06084	ご　ぼ　う（根，生）	12.3	6.9	10.1	5.5	6.1	8.6	4.1	3.3	5.3	8.6	9.6	10.3	90.7	
06132	だいこん（根，皮つき，生）	53.5	49.6	25.5	12.2	10.3	14.6	15.6	20.1	36.3	47.6	58.3	59.1	402.7	
06136	切干しだいこん（乾）	6.3	7.2	4.9	7.3	8.2	7.6	8.1	9.3	6.5	5.5	6.3	4.1	81.3	
06153	たまねぎ（りん茎，生）	73.1	76.5	69.9	71.6	88.2	79.3	71.6	82.6	74.3	77.6	70.8	74.6	910.1	
06191	な　　す（果実，生）	—	—	6.9	7.1	11.1	23.4	27.6	29.9	21.6	23.1	22.2	—	172.9	
06226	根深ねぎ（葉，軟白，生）	16.3	10.9	14.6	—	—	10.6	13.1	12.5	20.3	15.5	11.9	22.1	147.8	
06233	はくさい（結球葉，生）	51.2	53.5	38.2	28.4	13.3	—	—	—	20.4	30.4	41.6	48.3	325.3	
06289	ブラックマッペもやし（生）	18.1	16.9	19.2	23.4	26.1	22.4	26.5	12.1	11.7	14.3	10.3	13.6	214.6	
	月　　　　計	326.6	305.0	287.8	264.3	285.7	292.1	305.2	310.0	327.1	342.8	351.2	350.4	3,748.2	

⑯－B：食品群別荷重平均栄養成分の計算（例）

6. 野菜類：その他の野菜

食品番号	食品名	総使用量（年間）				100g構成重量	エネルギー	水分	たんぱく質	脂質	炭水化物	無機質		ビタミン				食物繊維	食塩相当量
		素材重量	廃棄率	可食部重量	構成比							カルシウム	鉄	A (RAE)	B₁	B₂	C		
		(kg)	(%)	(kg)	(%)	(g)	(kcal)	(g)	(g)	(g)	(g)	(mg)	(mg)	(µg)	(mg)	(mg)	(mg)	(g)	(g)
06061	キャベツ（結球葉，生）	822.9	15	699.5	20.6	20.6	5	19.1	0.3	0.0	1.1	9	0.1	1	0.01	0.01	8	0.4	0
06065	きゅうり（果実，生）	579.9	2	568.3	16.8	16.8	2	16.0	0.2	0.0	0.5	4	0.1	5	0.01	0.01	2	0.2	0
06084	ご　ぼ　う（根，生）	90.7	10	81.6	2.4	2.4	2	2.0	0.0	0.0	0.4	1	0.0	0	0.00	0.00	0	0.1	0
06134	だいこん（根，皮むき，生）	402.7	15	342.3	10.1	10.1	2	9.6	0.0	0.0	0.4	2	0.0	0	0.00	0.00	1	0.1	0
06136	切干しだいこん（乾）	81.3	0	81.3	2.4	2.4	7	0.2	0.0	0.0	1.7	12	0.1	0	0.00	0.00	1	0.5	0
06153	たまねぎ（りん茎，生）	910.1	6	855.5	25.2	25.2	9	22.6	0.3	0.0	2.2	5	0.1	0	0.00	0.00	2	0.4	0
06191	な　　す（果実，生）	172.9	10	155.6	4.6	4.6	1	4.3	0.1	0.0	0.2	1	0.0	0	0.00	0.00	0	0.1	0
06226	根深ねぎ（葉，軟白，生）	147.8	40	88.7	2.6	2.6	1	2.3	0.0	0.0	0.3	1	0.0	0	0.00	0.00	0	0.1	0
06233	はくさい（結球葉，生）	325.3	6	305.8	9.0	9.0	1	8.6	0.1	0.0	0.3	4	0.0	0	0.00	0.00	2	0.1	0
06289	ブラックマッペもやし（生）	214.6	1	212.5	6.3	6.3	1	6.0	0.1	0.0	0.1	1	0.0	0	0.00	0.00	1	0.1	0
	合　　　計	3,748.2	—	3,391.1	100.0	100.0	31	90.7	1.3	0.0	7.2	40	0.4	7	0.04	0.02	17	2.1	0

とである．この方法をとることにより，求めようとする食品群100gを構成する食品の重量が確定する．この食品の栄養成分を計算してその合計を求めれば，求めようとする食品群の荷重平均栄養成分（100g当たり）が得られる．

> **計算例**　キャベツの構成比は20.6％である．その栄養成分はいくらか．
>
> **説明**　構成比20.6％を可食重量20.6gと単位を読み換える．
>
> 七訂成分表を索引すると，（06061 キャベツ 結球葉 生）は，100g当たりエネルギー23kcal，たんぱく質1.3g，脂質0.2gなど，成分量が記載されている．
>
> これによって栄養成分量を計算すると，
>
> エネルギー：23kcal×（20.6÷100）≒5kcal
>
> たんぱく質：1.3g×（20.6÷100）≒0.3g
>
> である．
>
> 脂質，その他の栄養成分についても同様の計算をするが，ここではエネルギー，たんぱく質だけを取り上げた．
>
> 解答：エネルギー　5kcal
> 　　　たんぱく質　0.3g

⑯－Bの例のように，キャベツからもやしまでの栄養量を計算し，その合計を求める．

⑰−A：食品群別荷重平均栄養成分表（例）（日本食品標準成分表2015年版（七訂）による）　（可食部100g当たり）

食品群		エネルギー (kcal)	水分 (g)	たんぱく質 (g)	脂質 (g)	炭水化物 (g)	無機質		ビタミン				食物繊維 (g)	食塩相当量 (g)
							カルシウム (mg)	鉄 (mg)	A (RAE) (μg)	B₁ (mg)	B₂ (mg)	C (mg)		
1. 穀類	米	358	14.9	6.1	0.9	77.6	5	0.8	0	0.08	0.02	0	0.5	0.0
	パ　ン	297	32.9	9.3	7.0	49.4	28	0.8	1	0.09	0.04	0	2.2	0.4
	め　ん	138	67.5	4.1	0.9	27.0	7	0.4	0	0.03	0.01	0	1.4	0.3
	小麦粉・その他の穀物	347	19.0	10.5	2.6	67.2	24	1.0	0	0.13	0.05	0	2.8	0.2
2. いも類	い　も・生	81	78.6	1.5	0.1	18.8	13	0.4	1	0.09	0.03	25	1.7	0.0
	こんにゃく	6	97.0	0.2	0.0	2.7	60	0.5	0	0.00	0.00	0	2.6	0.0
	でん粉とその製品	335	16.8	0.1	0.2	82.9	28	0.9	0	0.00	0.00	0	0.4	0.0
3. 砂糖類		383	1.0	0.0	0.0	98.9	4	0.0	0	0.00	0.00	0	0.0	0.0
4. 豆類	大豆・大豆製品	167	70.6	13.0	11.2	4.1	164	2.5	0	0.05	0.13	0	2.0	0.1
	その他の豆・豆製品	205	49.0	10.4	1.0	38.1	37	3.1	0	0.08	0.05	0	0.0	0.0
5. 種実類		614	1.2	22.2	52.9	19.3	768	6.8	1	0.39	0.17	0	10.2	0.3
6. 野菜類	緑黄色野菜	28	90.9	1.4	0.3	5.9	57	0.9	267	0.05	0.10	28	2.3	0.0
	野　菜　漬　物	70	77.9	2.5	0.2	15.4	41	0.8	9	0.07	0.05	18	3.2	3.3
	その他の野菜	31	90.7	1.3	0.0	7.2	40	0.4	7	0.04	0.02	17	2.1	0.0
7. 果実類	かんきつ類	45	87.6	0.9	0.1	10.9	23	0.0	44	0.08	0.03	45	1.3	0.0
	その他の果実	60	82.8	0.6	0.1	16.2	5	0.1	11	0.03	0.01	12	1.0	0.0
	果実加工品	136	66.3	0.2	0.0	33.1	9	0.2	6	0.02	0.00	9	0.8	0.0
8. きのこ類		52	73.2	6.2	1.0	18.1	17	2.1	0	0.19	0.43	3	12.5	0.3
9. 藻類		116	24.7	14.8	1.4	39.5	586	9.4	488	0.27	0.74	37	26.7	7.9
10. 魚介類	魚介・生物	143	71.2	18.6	6.2	0.0	22	0.3	104	0.08	0.12	0	0.0	0.0
	魚介・干物と加工品	234	59.0	21.6	15.6	0.4	49	1.4	70	0.22	0.30	6	0.0	2.5
	水産練り製品	119	70.9	12.2	2.4	12.0	60	0.6	5	0.04	0.12	0	0.0	2.1
11. 肉類	肉・生物	180	68.9	19.9	9.9	0.0	5	1.2	16	0.26	0.20	0	0.2	0.0
	肉　加　工　品	259	59.0	13.8	20.9	3.8	9	0.9	2	0.37	0.15	24	0.0	2.2
12. 卵類		150	76.3	11.9	10.4	0.5	49	1.8	172	0.05	0.41	0	0.0	0.3
13. 牛乳・乳製品類		110	76.7	7.7	4.3	9.6	249	0.1	42	0.06	0.31	2	0.0	0.3
14. 油脂類		877	4.1	0.2	95.2	0.2	4	0.0	324	0.00	0.00	0	0.0	0.0
15. 調味・香辛料類		182	48.5	5.0	8.9	18.0	50	2.1	8	0.05	0.07	0	1.7	16.5

そしてエネルギーの合計が31kcal，たんぱく質の合計が1.3gなどの結果が得られた．これが（6. 野菜類・その他の野菜）の荷重平均栄養成分（100g当たり）である．

　このような要領で食品群全体の計算結果をまとめたものが，⑰−Aの「食品群別荷重平均栄養成分表（例）」である．また，それぞれの食品群を構成する主な食品を示したものが，⑰−Bの「食品群別食品分類表」である．

②　食品群を代表するいくつかの食品から求める方法

　この方法は，たとえば新設の給食施設で食材料の使用実績がないときに，とりあえずのものとして求める場合，あるいはおおよその成分値を知ればよい，というようなときのものである．

　この場合の代表的なものとして，次の方法がある．

食品群を代表する食品をいくつか選び出し，その食品の100g当たり成分の平均値を求める

⑱−A：使用頻度，使用量が多いと判断される食品について，食品成分表に記載されている100g当たり成分値をそのまま取り出して合計し，それを食品数で割り，平均値を求める．

食品群	各食品群に該当する主な食品
1. 穀類	
米	精白米（うるち米）
パン	食パン，フランスパン，ぶどうパン，ロールパン，クロワッサンなど
めん	うどん（ゆで），そば（ゆで），中華めん（蒸し），マカロニ・スパゲッティ（ゆで）など
小麦粉・その他の穀物	小麦粉（薄力粉　一等），パン粉など
2. いも類	
いも・生	じゃがいも，さといも，さつまいも，やまのいも
こんにゃく	いたこんにゃく，しらたき
でん粉とその製品	じゃがいもでん粉，普通はるさめ
3. 砂糖類	上白糖，三温糖
4. 豆類	
大豆・大豆製品	大豆（国産，乾），木綿豆腐，絹ごし豆腐，焼き豆腐，生揚げ，油揚げ，がんもどき，氷豆腐，糸挽き，挽き割り納豆
その他の豆・豆製品	あずき（全粒，乾），こしあん，つぶしあん，うずらまめ，豆きんとん
5. 種実類	ごま（いり），ピーナッツバター
6. 野菜類	
緑黄色野菜	さやいんげん（若ざや，生），さやえんどう（若ざや，生），かぶ（葉），日本かぼちゃ，西洋かぼちゃ，こまつな，さんとうさい，しゅんぎく，つまみな，トマト，ミニトマト，にら，にんじん，青ピーマン，ふだんそう，ブロッコリー，ほうれんそう，リーフレタス
野菜漬物	かぶ塩漬（葉），かぶ塩漬（根，皮付き），キャベツ塩漬，紅しょうが漬，たくあん漬（塩押しだいこん漬），福神漬，なす塩漬，わさび漬
その他の野菜	グリンピース（水煮缶詰），かぶ（根，皮つき，生），カリフラワー（花序，生），キャベツ（結球葉，生），きゅうり（果実，生），ごぼう（根，生），だいこん（根，生），たけのこ（水煮缶詰），たまねぎ（りん茎，生），スイートコーン缶詰（ホールカーネル），なす（果実，生），根深ねぎ（葉，軟白，生），はくさい（結球葉，生），もやし（ブラックマッペ），レタス（結球葉，生）
7. 果実類	
かんきつ類	うんしゅうみかん（砂じょう，普通，生），グレープフルーツ（砂じょう，生），なつみかん（砂じょう，生），レモン（全果，生）
その他の果実	いちご（生），かき（甘がき，生），すいか（生），日本なし（生），バナナ（生），ぶどう（生），もも（生），りんご（生）
果実加工品	いちごジャム，うんしゅうみかん缶詰，オレンジジュース（濃縮還元ジュース），オレンジマーマレード，西洋なし（缶詰），パインアップル（缶詰），りんごジュース，りんごジャム
8. きのこ類	えのきたけ（生），きくらげ（乾），しいたけ（生），しいたけ（乾），マッシュルーム（水煮缶詰）
9. 藻類	あまのり（焼きのり），刻み昆布，ひじき（干し），ひとえぐさ（のりつくだ煮），わかめ（湯通し塩蔵）
10. 魚介類	
魚介・生物	あこうだい，まあじ，まいわし，かつお（春獲り），かつお（秋獲り），まがれい，きちじ，ぎんだら，きんめだい，しろさけ，まさば，さんま，はまち，まながつお，メルルーサ，あさり，かき，しじみ，ブラックタイガー（養殖），するめいか，まだこ
魚介・干物と加工品	まあじ開き干し（生），めざし（生），いわし缶詰（味付け），塩ざけ，さば開き干し，すけとうだら（たらこ・生），まぐろ油漬缶詰（フレーク・ホワイト）
水産練り製品	かに風味かまぼこ，蒸しかまぼこ，焼き竹輪，さつま揚げ，魚肉ソーセージ
11. 肉類	
肉・生物	輸入牛肉（かたロース・赤肉），輸入牛肉（もも・皮下脂肪なし），牛ひき肉，豚肉（大型・肩ロース・赤肉），豚肉（大型・そともも・赤肉），豚ひき肉，若鶏肉（むね・皮付き），鶏ひき肉
肉加工品	コンビーフ缶詰，ロースハム，ベーコン，ウインナーソーセージ，フランクフルトソーセージ
12. 卵類	うずらたまご（水煮缶詰），鶏卵（全卵，生），たまご豆腐
13. 牛乳・乳製品類	普通牛乳，脱脂粉乳，ヨーグルト（全脂無糖），パルメザンチーズ
14. 油脂類	大豆油，有塩バター，マーガリン（ソフトタイプ）
15. 調味・香辛料類	ウスターソース，豆板醤，こいくちしょうゆ，うすくちしょうゆ，食塩，穀物酢，顆粒風味調味料，トマトケチャップ，フレンチドレッシング，マヨネーズ（全卵型），米みそ（淡色辛みそ），カレールー，ハヤシルー，カレー粉，黒こしょう，白こしょう，とうがらし粉，にんにく（おろし），わさび粉，［合成清酒，みりん（本みりん），ぶどう酒（白）］

注：15. 調味・香辛料類の主な食品のうち［　］で囲まれた食品は，日本食品標準成分表2015年版（七訂）では「16. し好飲料類」に含まれる.

⑱-A：食品群別単純平均栄養成分の計算（例）
6. 野菜類：緑黄色野菜

食品番号	食品名	可食部重量 (g)	廃棄率 (%)	エネルギー (kcal)	水分 (g)	たんぱく質 (g)	脂質 (g)	炭水化物 (g)	無機質 カルシウム (mg)	鉄 (mg)	ビタミン A (RAE) (μg)	B_1 (mg)	B_2 (mg)	C (mg)	食物繊維 (g)	食塩相当量 (g)
06182	トマト（果実・生）	100	3	19	94.0	0.7	0.1	4.7	7	0.2	45	0.05	0.02	15	1.0	0.0
06212	にんじん（根・皮むき・生）	100	10	36	89.7	0.8	0.1	8.7	26	0.2	690	0.07	0.06	6	2.8	0.1
06245	青ピーマン（果実・生）	100	15	22	93.4	0.9	0.2	5.1	11	0.4	33	0.03	0.03	76	2.3	0.0
06267	ほうれんそう（葉・生）	100	10	20	92.4	2.2	0.4	3.1	49	2.0	350	0.11	0.20	35	2.8	0.0
合　計		400	38	97	369.5	4.6	0.8	21.6	93	2.8	1,118	0.26	0.31	132	8.9	0.1
平　均		100	10	24	92.4	1.2	0.2	5.4	23	0.7	280	0.07	0.08	33	2.2	0.0

日本食品標準成分表 2015 年版（七訂）による．

⑱-B：適宜の比率設定による食品群別荷重平均栄養成分の計算（例）
10. 魚介類：生物

食品番号	品名	配分比率 (%)	可食部重量 (g)	エネルギー (kcal)	水分 (g)	たんぱく質 (g)	脂質 (g)	炭水化物 (g)	カルシウム (mg)	鉄 (mg)	A (RAE) (μg)	B_1 (mg)	B_2 (mg)	C (mg)	食物繊維 (g)	食塩相当量 (g)	廃棄率 (%)	素材重量 (g)
10003	まあじ（生）	17	17	21	12.8	3.3	0.8	0.0	11	0.1	1	0.02	0.02	0	0.0	0.1	55	38
10047	まいわし（生）	14	14	24	9.6	2.7	1.3	0.0	10	0.3	1	0.00	0.05	0	0.0	0.0	60	35
10110	きちじ（生）	15	15	39	9.6	2.0	3.3	0.0	5	0.00	10	0.00	0.01	0	0.0	0.0	60	38
10154	まさば（生）	20	20	49	12.4	4.1	3.4	0.1	1	0.2	7	0.04	0.06	0	0.0	0.1	50	40
10173	さんま（生）	12	12	36	6.9	2.1	2.8	0.0	3	0.2	2	0.00	0.03	0	0.0	0.0	35	18
10272	メルルーサ（生）	22	22	17	17.8	3.7	0.1	0.0	3	0.0	1	0.02	0.01	0	0.0	0.1	5	23
合　計		100	100	186	69.1	17.9	11.7	0.1	33	0.8	22	0.08	0.18	0	0.0	0.3	*44.2	192

＊：平均廃棄率

⑱-C：食品群別荷重平均栄養成分の計算（例）
7. 果実類：その他の果実

	食品番号	品名	配分比率 (%)	可食部重量 (g)	エネルギー (kcal)	水分 (g)	たんぱく質 (g)	脂質 (g)	炭水化物 (g)	カルシウム (mg)	鉄 (mg)	A (RAE) (μg)	B_1 (mg)	B_2 (mg)	C (mg)	食物繊維 (g)	食塩相当量 (g)	廃棄率 (%)	素材重量 (g)
生物	07012	いちご（生）	29	29	10	26.1	0.3	0.0	2.5	5	0.1	0	0.01	0.01	18	0.4	0.0	2	30
	07049	かき（甘がき・生）	16	16	10	13.3	0.1	0.0	2.5	1	0.0	6	0.00	0.00	11	0.3	0.0	9	18
	07054	キウイフルーツ（緑肉種・生）	10	10	5	8.5	0.1	0.0	1.4	3	0.0	1	0.00	0.00	7	0.3	0.0	15	12
	07077	すいか（赤肉種・生）	16	16	6	14.3	0.1	0.0	1.5	1	0.0	11	0.00	0.00	2	0.0	0.0	40	27
	07088	日本なし（生）	11	11	5	9.7	0.0	0.0	1.2	0	0.0	0	0.00	0.00	0	0.1	0.0	15	13
	07107	バ　ナ　ナ（生）	18	18	15	13.6	0.2	0.0	4.1	1	0.1	1	0.01	0.01	3	0.2	0.0	40	30
	計		100	100	51	85.5	0.8	0.0	13.2	11	0.2	19	0.02	0.02	41	1.3	0.0	*23	130
加工品	07051	干　し　が　き	8	8	22	1.9	0.1	0.1	5.7	2	0.0	10	0.00	0.00	0	1.1	0.0	0	8
	07092	西洋なし（缶詰）	31	31	26	24.4	0.1	0.0	6.4	1	0.0	0	0.00	0.00	0	0.3	0.0	0	31
	07106	パッションフルーツ（果汁・生）	13	13	8	10.7	0.1	0.1	2.1	1	0.1	12	0.00	0.00	2	0.0	0.0	0	13
	07117	干　し　ぶ　ど　う	5	5	15	0.7	0.1	0.0	4.0	3	0.1	0	0.00	0.00	0	0.2	0.0	0	5
	07154	り　ん　ご　ジ　ャ　ム	43	43	92	20.2	0.1	0.0	22.7	3	0.0	0	0.00	0.00	2	0.3	0.0	0	43
	計		100	100	163	57.9	0.5	0.2	40.9	10	0.2	22	0.01	0.02	2	1.9	0.0	*1	101
配分	生　　物		68	68	35	58.1	0.5	0.0	9.0	7	0.1	13	0.01	0.01	28	0.9	0.0	23	88
	加　工　品		32	32	52	18.5	0.2	0.1	13.1	3	0.1	7	0.00	0.01	1	0.6	0.0	1	32
	合　計		100	100	87	83.4	0.7	0.1	22.1	10	0.2	20	0.01	0.02	29	1.5	0.0	*17	120

注：1. 可食部重量から素材重量を求めるには次の式によること．素材重量＝可食部重量×{100÷(100−廃棄率％)}
2. 廃棄率欄の*は荷重平均廃棄率である．その計算式は，次のとおりである．荷重平均廃棄率＝100−{(可食部重量÷素材重量)×100}
3. 加工品 07051 干しがきの可食部重量は 7.4 g であるが，合計を 100％に調整するため 8 g とした．
4. 配分の生物 68％，加工品 32％は，業務上の判断による推定値（％）であり，合計 100％とする．

4．食品群別荷重平均栄養成分について

⓲－B：⓰－A，Bの方法（38 ページ）は，過去 1 年間の食材料使用実績の構成比を根拠にしたが，ここでの構成比は，判断で適宜に決定すればよいことで，それ以外は，すべて⓰－Bの計算方法と同じである．

⓲－C：たとえば生物と加工品が混じっている場合は，まず加工のスタイルや成分の同じもののグループの荷重平均栄養成分値を求め，さらにそれぞれのグループの構成比を設定して，グループの荷重平均栄養成分値との関係から成分値を割り出し，その合計値を求める．この数値がその食品群の荷重平均栄養成分値である．

5. 食品構成

(1) 食品構成と食品構成表

> 食品構成は，給与栄養目標量（1 人 1 日または 1 食当たり）を栄養のバランスを配慮して，食品群ごとの使用量に置き換えて示したものである．
> 食品構成を一覧表にまとめたものが食品構成表である．

　特定給食の献立作成にあたっての給与栄養目標量は，荷重平均食事摂取基準として求めた数値である．ここで注意することは，この給与栄養目標量は数字で表されているだけで，直接的に栄養摂取に結びつくものではない．実際的な栄養摂取は，食品を調理加工し，それを飲食した結果としてのものである．そのために，給与栄養目標量を栄養のバランスを配慮しながら食品群ごとの使用量（1 人 1 日または 1 食当たり）に置き換えて示したものが食品構成であり，それを一覧表にしたものが食品構成表である．

　この食品構成に従って献立を作成すれば，理論的には，一つひとつの使用食品の栄養計算を行わなくとも，給与栄養目標量を満たすはずである．

　この方法をさらに栄養出納に結びつけて献立作成を行うと，使用食品の一つひとつの栄養計算が省略されることになるので，時間と労力が節約され，ほかの栄養士業務に向けることができる．

(2) 食品構成をまとめるにあたって

① 食品構成の利点

　食品構成の役割については，すでに説明したとおりであるが，その利点をあげると次のようなことがある．

　　①給与栄養目標量を基礎にして作成したものであるから，これに基づいて作成した毎日の献立の栄養量は，バラツキがなくなる．

　　②献立作成の際の栄養量計算を，そのつど行わなくともよいので，作成業務の能率化を図ることができる．

　　③使用食品の種類や使用量のむらや無駄を防ぐことができる．

② 食品構成をまとめるための基礎事項

給与エネルギー目標量の3食配分パターン　食品構成は，たとえば昼間勤務者だけの銀行の社員食堂のように，1 日 1 食（昼食）だけの給食の場合は当然であるが，独身社員寮のように 1 日 2 食給食（朝食，夕食）の場合，また病院や養護老人ホームのように 1 日 3 食給食の場合であっても，1 日分をまとめて示すことが一般的である．このように，1 日 2

⓳給与エネルギー目標量の3食配分パターン（例）

		朝食	昼食	夕食	備 考
穀 類	a	1	1	1	3食を均等配分．伝統的・基本的な型
（主食＋副食）	b	0.9	1	1.1	現在の一般的な型．朝食をやや軽く
穀類以外	a	1	1	2	昼食がやや軽い
	b	1	1.5	1.5	上記aの改良型．給食で多く用いる
（副 食）	c	3	4	5	都市型．朝食をやや軽く
	d	1	1.3	1.7	ほぼ上記cと同じ

⓴栄養比率の標準値

	成人食	学齢児食	幼児食
穀類エネルギー比	60％以下	55％以下	50％以下
動物性たんぱく質比	40〜50％程度	45〜50％程度	50％程度
脂肪エネルギー比	20〜30％程度	20〜30％程度	20〜30％程度

食または3食給食の食品構成を，1日分としてまとめていることは，1日のなかで給与栄養量を満たせばよい，ということに受け取れる．しかし，実際には食習慣，生活活動の状態や食欲の程度に応じて要求される食事の内容と量など，1日3食の食パターンに違いがある．したがって，朝，昼，夕の各食事ごとに食品構成をつくり，それに基づいた献立作成が望ましいと考える．

　この食事ごとの食品構成をまとめる場合に，基礎になるのは⓳の食別の給与エネルギーの配分割合である．ここに示したものは代表的な例であるから，これにこだわる必要はなく，各給食施設の実情（給与しない食事の量と質，個人差）を考慮して適切な配分割合を決定することが望ましい．

　穀類は主食としての穀類（米，パン類，めん類）と副食としての穀類（小麦粉・その他の穀類）で構成される．

栄養比率　最も基本的な栄養比率である穀類エネルギー比，動物性たんぱく質比，脂肪エネルギー比などの標準値を基準にする．栄養比率の標準値は⓴に示したとおりであるが，現在の食生活の実情からみて，穀類エネルギー比，動物性たんぱく質比のどちらも50％程度にしないと，献立の内容，すなわち食事の内容が貧弱なものになってしまう．

　この栄養比率の計算式は次のとおりである．

穀類エネルギー比(%)＝（穀類エネルギー(kcal)÷全エネルギー(kcal)）×100…………式12

動物性たんぱく質比(%)＝（動物性たんぱく質(g)÷全たんぱく質(g)）×100…………式13

脂肪エネルギー比(%)＝（脂質エネルギー(kcal)÷全エネルギー(kcal)）×100…………式14

　なお，食品構成をまとめるときに指標にするのはエネルギーとたんぱく質で，脂質は対象にしない．その理由は，栄養の適正状態を判断するときの基礎となるのは，まずエネルギーとたんぱく質であること，さらに算定の因子が3個になると各食品群の目標使用量などの数値を決めることが難しくなるからである．脂質については，食品群全体の目標使用量が決定した後に，脂肪エネルギー比，飽和脂肪酸エネルギー比（7％以下）を考慮して適正状態を判断する．

（3）食品構成表をつくるための準備

① 「給与栄養目標量食別配分計画」をつくる

仕事を進める順序

1. **エネルギー**
   step 1-1 …給与栄養目標量のエネルギー（給与エネルギー目標量）を穀類エネルギーと穀類以外の食品群（他群）のエネルギーに配分する.
   step 1-2 …穀類と他群のエネルギーを，朝，昼，夕の3食に配分する食別配分率を求める.
   step 1-3 …穀類と他群のエネルギーを3食に配分する.

2. **たんぱく質**
   step 2-1 …たんぱく質食別配分比率を求める.
   step 2-2 …給与栄養目標量のたんぱく質（給与たんぱく質目標量）を3食に配分する.
   step 2-3 …3食別の動物性たんぱく質比（動たん比）を求める.
   step 2-4 …3食別の動物性たんぱく質を求める.

この章で使用する主な略語

　ここで取り上げる略語は，この章で頻出する用語についてのものである．紛らわしい略語があるので注意されたい.

1. 給与栄養目標量のエネルギー➡給与エネルギー目標量
2. 給与栄養目標量のたんぱく質➡給与たんぱく質目標量
3. 穀類以外の食品群➡他群（他食品群）
4. 穀類以外の植物性食品群➡他植物群
5. 動物性たんぱく質比➡動たん比
6. 植物性たんぱく質比➡植たん比
7. 主食として扱う穀類➡主食穀類
8. 副食として扱う穀類➡副食穀類

　これから実際例によって説明するが，その前に次のことを知っておいてもらいたい.

　ただし，1日分をまとめた食品構成を作成する場合は，給与栄養目標量食別配分計画はとくに必要ない.

　①穀類に属する食品群は，米，パン，めん，小麦粉・その他の穀物である．このなかで，主食として扱う穀類（主食穀類）は，米，パン，めんである．そして，副食として扱う穀類（副食穀類）は，小麦粉・その他の穀物である.

　②動物性食品群は，魚介類，肉類，卵類，牛乳・乳製品類である.

　これから説明することについては，給与栄養目標量食別配分計画（例）（㉑−A，B）を参照されたい.

　㉑−A，Bの意味を簡単に述べると次のとおりである.

　①㉑−Aは給食計画作成にあたっての基礎数値であるから，給食運営の実際を慎重に検討して決定すること.

　②㉑−Bは，給与栄養目標量（荷重平均食事摂取基準）計算表（⓬，27ページ）で求めた対象者全員の平均値を㉑−Aにあてはめて求めた結果を表にしたもので，献立計画作成は，この表に基づいて作業を進めることになる.

エネルギー

step 1-1 給与エネルギー目標量を穀類エネルギーと他群エネルギーに配分する.

guidance 給与エネルギー目標量に，穀類エネルギー比を掛けたものが，穀類エネルギーである．また，

㉑−A：給与栄養目標量食別配分計画（例）基礎表

項　　　目		朝	昼	夕
エネルギー	主　食	0.9	1.0	1.1
食別単位数	副　食	3.0	4.0	5.0
動物性たんぱく質配分比率（％）		45.0	50.0	55.0
栄　　養　　比　　率				
穀類エネルギー比　　（％）			50.0	
動物性たんぱく質比　（％）			50.0	
給　与　栄　養　目　標　量				
エネルギー　　（kcal）			2,200	
たんぱく質　　　（g）			70	

㉑−B：給与栄養目標量食別配分計画表（例）

適　　要			1日分合計	配分内容			備　考
				朝	昼	夕	
給　与　栄　養　目　標　量　　（kcal）			2,200				
穀類	配分割合	（単位）	3.0	0.9	1.0	1.1	
エネルギーの配分		（％）	100.0	30.0	33.3	36.7	
割合：50％	配分量	（kcal）	1,100	330	366	404	
実数：1,100 kcal	修正量	（kcal）	1,100	330	370	400	
穀類以外	配分割合	（単位）	12.0	3.0	4.0	5.0	
エネルギーの配分		（％）	100.0	25.0	33.3	41.7	
割合：50％	配分量	（kcal）	1,100	275	366	459	調整のため朝食は－5 kcal
実数：1,100 kcal	修正量	（kcal）	1,100	270	370	460	
合　　　　計			2,200	600	740	860	修正量の合計
給　与　栄　養　目　標　量　　（g）			70				
全　量	食別配分率	（％）	100.0	27.3	33.6	39.1	
	配分量	（g）	70.0	19.1	23.5	27.4	
	修正量	（g）	70.0	19.0	24.0	27.0	
（うち）	動物性たんぱく質比	（％）	50.0	45.0	50.0	55.0	調整のため朝食の小数点以下を切り捨て
動物性たんぱく質	配分量	（g）	35.0	8.6	12.0	14.9	
たんぱく質重量：30.0 g	修正量	（g）	35.0	8.0	12.0	15.0	

給与エネルギー目標量から穀類エネルギーを引いた残りが，他群エネルギーである．
　これを式で示すと次のとおりである．

$$穀類エネルギー_{(kcal)} ＝給与エネルギー目標量_{(kcal)} ×（穀類エネルギー比_{(\%)} ÷100）$$
　‥‥ 式 15

$$他群エネルギー_{(kcal)} ＝給与エネルギー目標量_{(kcal)} －穀類エネルギー_{(kcal)}$$ ‥‥‥‥‥ 式 16

実際例　給与エネルギー目標量は，2,200 kcal である．この数字から穀類エネルギーと他群エネルギーを求めることになる．この計算に用いる穀類エネルギー比の標準値は60％以下（⑳）としている．しかし穀類の消費量は，食生活の内容が豊かになるにつれて減少している．これによって穀類エネルギー比も低下している．この実際例では穀類エネルギー比を50％に設定し，主食としての穀類エネルギーをおさえ，副食エネルギーをふやして

現在の食生活の実情に沿うようにした.

　この条件により，**式 15** を用いて穀類エネルギーを求めると，

　　　2,200 (kcal) × (50 ÷ 100) = 1,100 (kcal)

　他群エネルギーは**式 16** により，

　　　2,200 (kcal) − 1,100 (kcal) = 1,100 (kcal)

である.

step 1-2 穀類と他群のエネルギーを，朝，昼，夕の 3 食に配分する食別配分比率を求める.

guidance 配分割合は，❶❾（43 ページ）のようにいくつかの型がある．これは，給食施設で献立作成を行うときの一例であるから，前に書いたように実際にあたっては栄養管理上，最も適切であると判断した割合を決めればよい.

実際例 ここでの 3 食配分割合の単位は，次のようにした.

　　　穀類エネルギー　0.9 : 1 : 1.1　計 3 単位
　　　他群エネルギー　3 : 4 : 5　計 12 単位

　この配分割合の単位から配分比率を求めるには，

$$3 食配分比率 (\%) = (各食の単位 ÷ 合計単位) × 100 \cdots\cdots 式 17$$

によって計算する.

　穀類エネルギーの 3 食配分比率を**式 17** によって計算すると，

　　朝　食：(0.9 ÷ 3.0) × 100 = 30.0 (%)
　　昼　食：(1.0 ÷ 3.0) × 100 ≒ 33.3 (%)
　　夕　食：(1.1 ÷ 3.0) × 100 ≒ 36.7 (%)

　この結果から 1 日の合計を求めると，

　　　30.0 + 33.3 + 36.7 = 100.0 (%)

であるから調整することはない.

　同様に他群（副食）エネルギーの 3 食配分比率は，

　　朝　食：(3 ÷ 12) × 100 = 25.0 (%)
　　昼　食：(4 ÷ 12) × 100 ≒ 33.3 (%)
　　夕　食：(5 ÷ 12) × 100 ≒ 41.7 (%)

である．この計算結果の合計は，

　　　25.0 + 33.3 + 41.7 = 100.0 (%)

であるから調整することはない.

　式 17 により朝，昼，夕の 3 食配分比率の合計が 100.0% にならない場合の方法は，次の要領による.

　もしも 3 食配分比率の合計が 99% または 101% と，1% の違いは計算結果の小数点以下の端数によることであるから計算の誤りではないが，そのままで計算をすると，この後の計算で誤差が大きくなるので，3 食のなかで調整しなければならない．ただし，その場合に合計が 98% 以下または 102% 以上は，計算の誤りがあることも想定されるので，再計算をして計算の誤りがあるかないかを確認すること.

　計算結果の端数を四捨五入する関係で，3 食の合計が 100% にならない場合は，

$$夕食の配分比率_{(\%)} = 100.0_{(\%)} - (朝食_{(\%)} + 昼食_{(\%)}) \quad\cdots\cdots 式18$$

のように100%から朝食と昼食の配分比率を差し引く方法も考えられる．たとえば"3食配分パターン"（⑲）の穀類aのように，朝昼夕の3食をそれぞれ1とすると，

朝，昼，夕食の各食：$(1 \div 3) \times 100 \fallingdotseq 33.3_{(\%)}$

朝，昼，夕3食の合計：$33.3 + 33.3 + 33.3 = 99.9_{(\%)}$

ということで，100.0%にならない．

この場合は，**式18**により，

$100.0 - (33.3 + 33.3) = 33.4_{(\%)}$

となる．すなわち夕食の配分比率は33.4%である．

この計算を行うには，朝食，昼食の配分比率の計算結果に誤りがないことを確認しなければならない．

`step 1-3` 穀類と他群のエネルギーを3食に配分する．

`guidance` `step 1-1` で求めた穀類エネルギー，他群エネルギーと，`step 1-2` の計算で求めたそれぞれの配分比率によって，各食の穀類と他群の配分エネルギーを算出する★11．

この計算は，次の式による．

$$求める食別エネルギー_{(kcal)} = 穀類または他群エネルギー_{(kcal)} \times (穀類または$$
$$他群の食別エネルギー配分比率_{(\%)} \div 100) \quad\cdots\cdots 式19$$

（左段脚注）
★11：これはエネルギーなど整数で示し，さらに第1位の数を0で示す場合である．約束の単位の数を求めるには，求めようとする数の1位下の数を四捨五入する（例：小数点以下第1位 12.34 → 12.3，整数 34.56 → 35）．エネルギーと栄養素については"⑮食品構成表に関係するエネルギーと主な栄養素の表示単位と算出範囲"または七訂成分表を参照されたい．
使用量などの数量については，そのときの約束（整数か，または小数点以下何位までを示すか）に従って求めること．

実際例

穀類エネルギー

朝食：$1{,}100_{(kcal)} \times (30.0 \div 100) = 330_{(kcal)}$

昼食：$1{,}100_{(kcal)} \times (33.3 \div 100) = 366.3 \fallingdotseq 370_{(kcal)}$

夕食：次の式を用いて求める．

$$夕食配分量 = 1日の配分量 - (朝食配分量 + 昼食配分量) \quad\cdots\cdots 式20$$

したがって，

$1{,}100_{(kcal)} - (330_{(kcal)} + 370_{(kcal)}) = 400_{(kcal)}$

穀類以外のエネルギー

朝食：$1{,}100_{(kcal)} \times (25.0 \div 100) = 275 \fallingdotseq 270_{(kcal)}$

昼食：$1{,}100_{(kcal)} \times (33.3 \div 100) = 366.3 \fallingdotseq 370_{(kcal)}$

夕食：**式20**により，

$1{,}100_{(kcal)} - (270_{(kcal)} + 370_{(kcal)}) = 460_{(kcal)}$

朝食は275 kcalであるが，配分量調整の都合で270 kcalにした．

穀類と穀類以外のエネルギー計

朝食：$330_{(kcal)} + 270_{(kcal)} = 600_{(kcal)}$

昼食：$370_{(kcal)} + 370_{(kcal)} = 740_{(kcal)}$

夕食：$400_{(kcal)} + 460_{(kcal)} = 860_{(kcal)}$

3食配分後の穀類エネルギー，他群エネルギーおよび合計エネルギーは次のとおりであ

る.

　　穀類エネルギー：（朝食）330（kcal）＋（昼食）370（kcal）＋（夕食）400（kcal）＝ 1,100（kcal）

　　他群エネルギー：（朝食）270（kcal）＋（昼食）370（kcal）＋（夕食）460（kcal）＝ 1,100（kcal）

　　合計エネルギー：（朝食）600（kcal）＋（昼食）740（kcal）＋（夕食）860（kcal）＝ 2,200（kcal）

　計算の結果に端数がつく場合には，この後の数の扱いを容易にするために小数点以下を四捨五入する．そして，この結果として得た **1** 位の数が **0** でない場合は，さらに **1** 位の数を四捨五入して，**0** になるよう調整する.

たんぱく質

step 2-1　たんぱく質食別配分比率を求める.

guidance　エネルギーの 3 食配分については，たとえば"給与エネルギー目標量の 3 食配分パターン"（⓳）のように，配分の根拠になる数値がある．しかしたんぱく質の 3 食別の配分については，根拠になる数値がないので，その数値を何らかの方法で設定しなければならない．それがここでいうたんぱく質食別配分比率である．これを求める計算式は，次のとおりである.

　　　　朝食・昼食：たんぱく質食別配分比率（%）＝

　　　　　　（食別配分エネルギー（kcal）÷給与エネルギー目標量（kcal））× 100 ･･･････････････････ 式21

夕食：式 18（47 ページ）により求める.

実際例　朝食・昼食の食別配分比率を式 21 により求めると,

　　朝食（600 ÷ 2,200）× 100 ≒ 27.3（%）

　　昼食（740 ÷ 2,200）× 100 ≒ 33.6（%）

　夕食の食別配分比率を式 18 により求めると,

　　夕食　100（%）−（27.3（%）＋ 33.6（%））＝ 39.1（%）

したがって,

　　（朝食）27.3（%）＋（昼食）33.6（%）＋（夕食）39.1（%）＝（計）100.0（%）

　この場合，すでに説明したように朝食・昼食の食別配分比率の計算に誤りがないか確認すること.

step 2-2　給与たんぱく質目標量を 3 食に配分する.

guidance　1）朝食・昼食：step 2-1 で求めた食別配分比率を用いる．その計算式は次のとおりである.

　　　　食別たんぱく質（g）＝給与たんぱく質目標量（g）×（たんぱく質食別配分率（%）

　　　　　　÷ 100）･･ 式22

　2）夕食：式 22 または式 20（47 ページ）のどちらかを用いる.

実際例

　　朝食　70（g）×（27.3 ÷ 100）≒ 19.1（g）≒ 19.0（g）⎫

　　昼食　70（g）×（33.6 ÷ 100）≒ 23.5（g）≒ 24.0（g）⎬ ･･･ 式22

　　夕食　70（g）−（19（g）＋ 24（g））＝ 27（g）････････････ 式20

　したがって,

$$（朝食）19_{(g)}＋（昼食）24_{(g)}＋（夕食）27_{(g)}＝（計）70_{(g)}$$

step 2-3 3食別の動物性たんぱく質比を決定する.

guidance 動物性たんぱく質比は成人の場合40〜50％程度 [20] が標準とされている. 食生活の現状からみて, 動物性たんぱく質比を50％程度に設定しないと満足感が得られないと思われる.

実際例

動物性たんぱく質比の基準を50％とする.

3食の食事パターンを考慮した食別動物性たんぱく質比は次のとおりである.

朝食：比較的簡素であるから, − 5 ％として45％とする.

昼食：標準で50％とする.

夕食：1 日のうちで, 最も重点を置く食事であるから, ＋ 5 ％で55％とする.

step 2-4 3食別の動物性たんぱく質を求める.

guidance **step 2-2** で求めた食別たんぱく質と, **step 2-3** で決定した3食別の動物性たんぱく質比を用いて次の式により算出する.

食別動物性たんぱく質$_{(g)}$＝食別たんぱく質$_{(g)}$×（食別動物性たんぱく質比$_{(\%)}$
÷100）………………………………………………………………………… 式23

実際例

朝食　　$19\,g×（45÷100）≒ 8.0\,g$

昼食　　$24\,g×（50÷100）＝12.0\,g$

夕食　　$27\,g×（55÷100）≒15.0\,g$　　（＋

計　　　　　　　　　　　　35.0 g

（4）食品構成をつくる

たとえば病院や社員寮などの給食のように, 1 日 2 食以上の給食を行っている場合, それを一括して 1 日分の食品構成とするか, または食別の食品構成とするかは, それぞれの給食施設の判断で決めることである. しかし, その実際性からみれば手数がかかるが, 食別でつくることが望ましい. その理由については, すでに給与エネルギー食別配分（42 ページ）で述べたとおりである. この食品構成をまとめる手順は, 1 日分をまとめたものであっても食別であっても, ほぼ同様である.

手順の説明を読む前に理解しておくこと

1 食品構成をつくる方法

食品構成をつくるには, いくつかの方法が考えられる. したがって, ここで説明する方法は, そのなかのひとつであって絶対的ではないが, 最も基本的な方法で, 比較的わかりやすく, 目的の食品構成をつくりやすいと思われる.

2 食品構成をつくる練習の基になるものは

ここでは給与栄養目標量食別配分計画表（[21]−B, 45 ページ）の昼食を, 実際例として説明する. 手順については, 食品構成計画表（[22]）を参照しながら作業を進めること. なお, この作業の結果は食品構成表（[23]）に示してある.

㉒食品構成計画表（例）

給食実施：昼食

			月間給食日数	20 日	穀類エネルギー比	50 %
			目標エネルギー量	740 kcal	動物性たんぱく質比	50 %
			目標たんぱく質量	24 g		

食品群			基準使用量（穀類以外は単位重量）(g)	使用回（日）数（穀類以外は単位数）	月間使用量 (g)	平均1回（日）当たり（穀類以外は単位当たり）(g)	エネルギー 他群 (kcal)	エネルギー 穀類 (kcal)	たんぱく質 植物性 (g)	たんぱく質 動物性 (g)
穀類	主食	1. 穀類 米	90	16	1,440	72		258	4.4	
		パン	140	3	420	21		62	2.0	
		めん	240	1	240	12		17	0.5	
		計		20				335	6.9	
	副食	1. 穀類 小麦粉・その他の穀類	10	20	200	10		35	1.1	
	1. 穀類（主食＋副食）計							372	8.0	
	比較	配分						370		
		過不足						+ 2		
穀類以外の食品群（他群）	① 動物性食品群	10. 魚介類 魚介・生物	35	12	420	21	30			3.9
		魚介・干物と加工品	20	3	60	3	7			0.6
		水産練り製品	40	1	40	2	3			0.2
		11. 肉類 肉・生物	30	16	480	24	43			4.8
		肉加工品	10	4	40	2	5			0.3
		12. 卵類	45	5	225	11	17			1.3
		13. 牛乳・乳製品	15	5	75	4	4			0.3
		① 小計					108			11.4
	② 穀類以外の植物性食品群（他植物群）	2. いも類 いも・生	50	15	750	38	31		0.6	
		こんにゃく	20	5	100	5	0		0.0	
		でん粉とその製品	10	10	100	5	17		0.0	
		3. 砂糖類	10	20	200	10	38		0.0	
		14. 油脂類	10	20	200	10	88		0.0	
		4. 豆類 大豆・大豆製品	25	5	125	6	10		0.8	
		その他の豆・豆製品	10	1	10	1	2		0.1	
		5. 種実類	5	3	15	1	6		0.2	
		6. 野菜類 緑黄色野菜	40	20	800	40	11		0.6	
		野菜漬物	15	10	150	8	6		0.2	
		その他の野菜	80	20	1,600	80	25		1.0	
		7. 果実類 かんきつ類	40	4	160	8	4		0.1	
		その他の果実	50	4	200	10	6		0.1	
		果実加工品	20	4	80	4	5		0.0	
		8. きのこ類	20	8	160	8	4		0.5	
		9. 藻類	8	5	40	2	2		0.3	
		15. 調味・香辛料類	10	20	200	10	18		0.5	
		② 小計					273		5.0	
	2. ①＋② 計						381		5.0	11.4
	比較	配分					370			12.0
		過不足					+ 11			− 0.6
	1＋2. 合計						381	372	13.0	11.4
							753		24.4	
	比較	目標量					370	370	12.0	12.0
		過不足					+ 11	+ 2	+ 1.0	− 0.6

注：1）エネルギー合計＝穀類＋他群
　　2）植物たんぱく質合計＝穀類＋他群

㉓食品構成表（例）

食 品 群		1人当り可食部重量 (g)	エネルギー 全量 (kcal)	エネルギー うち穀類 (kcal)	水分 (g)	たんぱく質 全量 (g)	たんぱく質 動物性 (g)	脂質 (g)	炭水化物 (g)	無機質 カルシウム (mg)	無機質 鉄 (mg)	ビタミン A(RE当量) (μg)	ビタミン B₁ (mg)	ビタミン B₂ (mg)	ビタミン C (mg)	食物繊維 (g)	食塩相当量 (g)
1. 穀類	米	72	258	258	10.7	4.4		0.6	55.8	4	0.6	0	0.06	0.01	0	0.4	0.0
	パ　ン	21	62	62	6.9	2.0		1.5	10.4	6	0.2	0	0.02	0.01	0	0.5	0.1
	め　ん	12	17	17	8.1	0.5		0.1	3.2	1	0.0	0	0.00	0.00	0	0.2	0.0
	小麦粉・その他の穀物	10	35	35	1.9	1.1		0.3	6.7	2	0.1	0	0.01	0.01	0	0.3	0.0
2. いも類	い　も・生	38	31		29.9	0.6		0.0	7.1	5	0.2	0	0.03	0.00	10	0.6	0.0
	こんにゃく	5	0		4.9	0.0		0.0	0.1	3	0.2	0	0.00	0.00	0	0.1	0.0
	でん粉とその製品	5	17		0.8	0.0		0.0	4.1	1	0.0	0	0.00	0.00	0	0.0	0.0
3. 砂糖類		10	38		0.1	0.0		0.0	9.9	0	0.0	0	0.00	0.00	0	0.0	0.0
4. 豆類	大豆・大豆製品	6	10		4.2	0.8		0.7	0.2	10	0.2	0	0.00	0.00	0	0.1	0.0
	その他の豆・豆製品	1	2		0.5	0.1		0.0	0.4	0	0.0	0	0.00	0.00	0	0.1	0.0
5. 種実類		1	6		0.0	0.2		0.5	0.2	8	0.1	0	0.00	0.00	0	0.1	0.0
6. 野菜類	緑黄色野菜	40	11		36.4	0.6		0.1	2.4	23	0.4	107	0.02	0.04	11	0.9	0.0
	野菜漬物	8	6		6.2	0.2		0.0	1.2	3	0.1	1	0.01	0.00	1	0.3	0.3
	その他の野菜	80	25		72.6	1.0		0.0	5.8	32	0.3	6	0.03	0.02	14	1.7	0.0
7. 果実類	かんきつ類	8	4		7.0	0.1		0.0	0.9	2	0.0	4	0.01	0.00	4	0.1	0.0
	その他の果実	10	6		8.3	0.1		0.0	1.6	1	0.0	1	0.00	0.00	1	0.1	0.0
	果実加工品	4	5		2.7	0.0		0.0	1.3	0	0.0	0	0.00	0.00	0	0.0	0.0
8. きのこ類		8	4		5.9	0.5		0.1	1.4	0	0.2	0	0.02	0.03	0	1.0	0.0
9. 藻類		2	2		0.5	0.3		0.0	0.8	12	0.2	10	0.01	0.01	1	0.5	0.2
10. 魚介類	魚介・生物	21	30		15.0	3.9	3.9	1.3	0.0	5	0.1	22	0.01	0.04	0	0.0	0.0
	魚介・干物と加工品	3	7		1.8	0.6	0.6	0.5	0.0	1	0.0	2	0.00	0.01	0	0.0	0.1
	水産練り製品	2	2		1.4	0.2	0.2	0.0	0.2	1	0.0	0	0.00	0.00	0	0.0	0.2
11. 肉類	肉・生物	24	43		16.5	4.8	4.8	2.4	0.0	1	0.3	4	0.06	0.05	0	0.0	0.0
	肉加工品	2	5		1.2	0.3	0.3	0.4	0.1	0	0.0	0	0.00	0.00	0	0.0	0.0
12. 卵類		11	17		8.4	1.3	1.3	1.1	0.1	5	0.2	19	0.01	0.05	0	0.0	0.0
13. 牛乳・乳製品類		4	4		3.1	0.3	0.3	0.2	0.4	10	0.0	2	0.00	0.00	0	0.0	0.0
14. 油脂類		10	88		0.4	0.0		9.5	0.0	0	0.0	32	0.00	0.00	0	0.0	0.0
15. 調味・香辛料類		10	18		4.9	0.5		0.9	1.8	5	0.2	1	0.01	0.01	0	0.2	1.7
合　計			753	372	260.3	24.4	11.4	20.2	116.1	142	3.4	211	0.34	0.32	42	7.1	2.4

③ 食品構成をつくる際の実際的な注意

いわゆる主食といわれる穀類と，副食といわれる穀類以外の食品群のあいだには，その取り扱いの考え方に基本的な違いがある．

① 使用回（日）数と使用単位数について：一般的に主食である穀類は，1回の食事に1種類の穀類を使用し，また，その使用量も同じであることが基本であるから，1回または1日当たりの使用量とその使用数で示すことができる．

しかし，穀類以外の食品群は，いわゆる副食と呼ばれる料理の材料であるが，ひとつの料理に，複数の食品群の食品を取り合わせることが多い．そして同じ食品であっても，料理によって使用量が異なることが普通である．たとえば，豚肉の場合に1単位25gとすると，切り身をみそ漬け焼きにする料理では3単位75g使用し，スライスした豚肉を用いるポークカレーでは2単位50g使用するというように，料理によって異なる使用量に対応しやすいようにすることが目的である．

② 日常的に使用する食品の取り扱い：穀類の小麦粉，砂糖類，油脂類，野菜類の緑黄

色野菜類と，その他の野菜類，調味・香辛料類は，日常的に必ず使用する食品であるから，食事ごとに一定量の使用があるものとする．したがって，1日1単位として月間給食日数分を設定する．

③ 食品構成の適正度を判断する基準

ⅰ 穀類は穀類エネルギーの合計；式15（45ページ）を読み換える．

比較の基準

穀類エネルギー(kcal)＝目標エネルギー(kcal)×（穀類エネルギー比(%)÷100）………式15´

ⅱ 動物性食品群は動物性たんぱく質の合計；式23（49ページ）を読み換える．

比較の基準

動物性たんぱく質(g)＝目標たんぱく質(g)×（動物性たんぱく質比(%)÷100）………式23´

ⅲ 動物性食品群を除く穀類以外の食品群は，穀類以外の植物性食品群エネルギーの合計

比較の基準

穀類以外の植物性食品群エネルギー(kcal)＝
　　穀類以外の食品群エネルギー(kcal)－動物性食品群エネルギー(kcal)………………式24

（5）食品構成表をつくる

仕事を進める順序

- step 1 …準備
- step 2 …穀類
- step 3 …動物性食品群
- step 4 …穀類以外の植物性食品群（調味・香辛料類を含む）
- step 5 …まとめ

　食品構成計画表の作成には，食材使用計画の食品群別基準使用量，使用回（日）数を設定して植物性食品はエネルギー，動物性食品は動物性たんぱく質を求め，その結果が給与栄養目標量のエネルギー，動物性たんぱく質と一致するか，またはできる限り差を小さくするように調整しなければならない．この作業を行う場合には数字を合わせることだけを考えるのではなく，実際性にも十分に配慮しなければならない．それには，これまでに実施した献立計画などを参考にすることもひとつの方法である．

1 準備 step 1

- step 1-1 …作成しようとする食別の給与栄養目標量を確認する．
- step 1-2 …月間給食日数を決める．

step 1-1　作成しようとする食別の給与栄養目標量を確認する

guidance　**実際例**　給与栄養目標量配分計画表（㉑-B，45ページ）の昼食の配分給与栄養目標量は，

エネルギー：穀類　　　　370 kcal（50%）

　　　　　　他群　　　　370 kcal（50%）

計　　　　　740 kcal

たんぱく質：全量　　　　24 g

うち動物性たんぱく質　12 g

step 1-2　月間給食日数を決める.

guidance　**実際例**　1か月の給食実施日数を 20 日とする.

② 穀類　**step 2**

> **step 2-1**　…基準使用量を決める.
> **step 2-2**　…1か月間の使用日数を決める.
> **step 2-3**　…1か月間の使用量を求める.
> **step 2-4**　…1回（日）当たり平均配分量を求める.
> **step 2-5**　…栄養量計算：エネルギーを求める.
> **step 2-6**　…エネルギーの計算結果の計と，配分エネルギー目標量を比較して，その差ができるだけ小さくなるように調整する.
> **step 2-7**　…栄養量計算：たんぱく質を求める.

　穀類は，主食といわれる「米」「パン」「めん」と副食として扱われる「小麦・その他の穀物」で構成される.

step 2-1　基準使用量を決める.

guidance　これまでに給食の実績があるときは，それを参考にして決める. この実績がない場合は，性格や規模の似ているほかの給食施設の資料などを参考に判断する.

実際例

　1.　穀類　　　　米　　　　　　　　　　　90 g

　　　　　　　　　パン　　　　　　　　　 140 g

　　　　　　　　　めん　　　　　　　　　 240 g

　　　　　　　　　小麦粉・その他の穀物　 10 g

step 2-2　1か月間の使用日数を決める.

guidance　主食穀類は，通常は 1 回の食事に 1 種類のものが使用される. したがって，これらの穀類の 1 か月間給食回数の合計は，1 か月間の給食日数 **step 1-2** と一致しなければならない.

　副食穀類は，一定量を毎日使用するものとする.

実際例

　この実際例は 1 日 1 食（昼食）給食である.「穀類・主食」と「穀類・副食」の配分日数は次のとおりである.

　「1.　穀類・主食」 米　　　　　　　　　　16 日

　　　　　　　　　　 パン　　　　　　　　　 3 日

　　　　　　　　　　 めん　　　　　　　　　 1 日（+

　　　　　　　　　　 計　　　　　　　　　　20 日

　「1.　穀類・副食」 小麦粉・その他の穀物　20 日

　「穀類・主食」は，どれか 1 種類を毎日使用するものであるから，1 か月間の給食日数である 20 日に一致するようにしなければならない.

　また，「穀類・副食」である「小麦粉・その他の穀物」を毎日使用するものとして，月間給食日数と同じく 20 日である.

step 2-3　1か月間の使用量を求める.

guidance　1か月間の使用量を求める計算は，次の式による.

$$月間使用量_{(g)}＝基準使用量_{(可食部量(g))}×月間使用回_{(日)}数 \cdots\cdots 式25$$

実際例

1. 穀類	米	90 g × 16 ＝ 1,440 g
	パン	140 g × 3 ＝ 420 g
	めん	240 g × 1 ＝ 240 g
	小麦粉・その他の穀物	10 g × 20 ＝ 200 g

step 2-4　1回（日）当たり平均配分量を求める.

guidance　　$$1回_{(日)}当たり平均配分量_{(g)}＝月間使用量_{(g)}÷月間給食実施回_{(日)}数 \cdots\cdots 式26$$

実際例

1. 穀類	米	1,440 g ÷ 20 ＝ 72 g
	パン	420 g ÷ 20 ＝ 21 g
	めん	240 g ÷ 20 ＝ 12 g
	小麦粉・その他の穀物	200 g ÷ 20 ＝ 10 g

step 2-5　栄養量計算：エネルギーを求める.

guidance　この計算には**式6**（32ページ）を使用する.

　食品構成をまとめるための栄養計算は，すべて食品群別荷重平均栄養成分（**⓱-A**, 39ページ）による.

実際例

（1. 穀類・主食)	米	358 kcal ×（72 ÷ 100）≒ 258 kcal
	パン	297 kcal ×（21 ÷ 100）≒ 62 kcal
	めん	138 kcal ×（12 ÷ 100）≒ 17 kcal（＋
計		337 kcal
（1. 穀類・副食)	小麦粉・その他の穀物	347 kcal ×（10 ÷ 100）≒ 35 kcal
	穀類計（主食＋副食)	372 kcal

step 2-6　エネルギーの計算結果の計と，日（食）別配分エネルギー目標量を比較して，その差ができるだけ小さくなるように調整する.

guidance　エネルギー計算の結果の計と，給与栄養目標量の穀類配分エネルギー目標量（**㉑-B**, 45ページ）を比較して，その差をできる限り小さく，できるならば±0になるように調整する.

　この実際例では，穀類配分エネルギーが370 kcal, 構成計画の1. 穀類の実際配分エネルギー（主食＋副食）が372 kcalであるから，その差は，

　　$$372_{(kcal)}－370_{(kcal)}＝2_{(kcal)}$$

である. 食品構成を作成[12]する場合は，その差が−（マイナス，不足）にならないように注意すること.

★12：食品構成を作成するときの各食品群の基準使用量と各栄養素量（エネルギー全量，穀類エネルギー量，たんぱく質全量，動物性たんぱく質量）の関係について知っておくこと．

1. 穀類エネルギーに限らないが，実際には各食品群の基準使用量の決定と，各栄養量（エネルギー全量，穀類エネルギー量，たんぱく質全量，動物性たんぱく質量）との間には密接な相互関係があるので，すべて給与栄養目標量と一致させることは難しい．したがって給与栄養目標量と食品構成計画の栄養量を比較して，その差をできる限り小さく（目標±0）するように努力し，その結果を確定値とする．

2. 実際性のある食品構成であるように工夫すること．栄養量の数字合わせにならないように注意すること．

3. 給与栄養目標量と食品構成を比較して，その差が大きいと思われるときは，食品群別に基準使用量を右の〔再調整の要領〕を参考にして再計算する．

再調整の要領　再調整を必要とする場合は，次の手順により計算する．

例：1日1食の給食施設で月間給食日数を20日とした場合，米の基準使用量1日85 g，使用日数15日とすると平均1回（日）当たり配分量は64 gである．米100 gのエネルギーは358 kcalであるから，約229 kcalである．これを，使用日数を変更しないで，たとえば200 kcalに設定するには，1日1食当たり基準使用量を何 gにすればよいか．　　　解答：75 g

step 2-6-1　エネルギーの増減率を求める．

guidance

　　　増減率＝新しく設定する数値÷現在の数値………………………………………式27

　例　200÷229≒0.873

　ここではエネルギーの増減率を求めることが目的であるから，新しく設定する数値，現在の数値はエネルギーを意味する．

　ここではエネルギーの減少率を求めるが，他の栄養素や使用量の変更設定の場合も基本的には同じ要領である．

　計算の結果，増加は1以上の小数で，減少は1以下の小数で示される．

step 2-6-2　増減率により新しい1回（日）当たり平均配分量を求める．

guidance

　　　新しい平均配分量(g)＝現在の平均配分量(g)×増減率……………………………式28

　例　64 g×0.873≒56 g

　ここで用いる増減率は，式27で求めたものである．

step 2-6-3　新しい月間使用量を求める．

guidance　式25を読み換えた次の式を用いる．

　　　新しい月間使用量(g)＝新しく求める平均配分量(g)×月間給食回（日）数…………式25´

　例　56 g×20＝1,120 g

step 2-6-4　新しい基準使用量を求める．

guidance　式26を読み換えた次の式を用いる．

　　　新しい基準使用量(g)＝月間使用量(g)÷月間使用回（日）数……………………式26´

　例　1,120 g÷15≒75 g

　以上の計算により，新しい基準使用量を75 gとする．

---

step 2-7　栄養量計算：たんぱく質を求める．

guidance　**実際例**

　式6（32ページ）を次のように読み換えて計算する．

　　求める食品群の栄養量＝

　　　食品群別荷重平均栄養成分表の栄養成分(100 g当たり)×

　　　（求める食品群の平均配分量(g)÷100）…………………………………………式6‴

1. 穀類　米　　　　　　　　　　$6.1\,g \times (72 \div 100) ≒ 4.4\,g$

　　　　　　パン　　　　　　　　　$9.3\,g \times (21 \div 100) ≒ 2.0\,g$

　　　　　　めん　　　　　　　　　$4.1\,g \times (12 \div 100) ≒ 0.5\,g$

　　　　　　小麦粉・その他の穀物　$10.5\,g \times (10 \div 100) ≒ 1.1\,g$（＋

　　　　　　計　　　　　　　　　　　　　　　　　　　　　8.0 g

③ 動物性食品群　step 3

> step 3-1 …基準使用量を決める.
> step 3-2 …1か月間の使用単位数★13を決める.
> step 3-3 …1か月間の使用量を求める.
> step 3-4 …平均1回（日）当たり配分量を求める.
> step 3-5 …栄養量計算：たんぱく質を求める.
> step 3-6 …たんぱく質の計算結果の計と，1回（日）当たり配分動物性たんぱく質目標量を比較して，その差ができるだけ小さくなるように調整する.
> step 3-7 …栄養量計算：エネルギーを求める.

★13 **単位制**：主食，穀類以外は，すべて単位で示す．したがって，使用量は単位当たり重量である.
　単位制をとることにより，献立計画の作成にあたって，献立に変化をつけやすく，より計画性をもって，容易に行うことができるようになる.

step 3-1 基準使用量を決定する.

guidance step 3 の穀類と同じように，これまで実施した献立計画などを参考にする.

実際例

10. 魚介類	魚介・生物	35 g
	干物・加工品	20 g
	水産練り製品	40 g
11. 肉類	肉・生物	30 g
	肉加工品	10 g
12. 卵類		45 g
13. 牛乳・乳製品類		15 g

step 3-2 1か月間の使用単位数を決める.

guidance 前に述べたように献立に変化をつけるために，1か月間の給食回数を上回る使用単位数を，1か月間の基本的な献立計画などを参考にして適宜に設定する.

実際例

10. 魚介類	魚介・生物	12 単位
	干物・加工品	3 単位
	水産練り製品	1 単位
11. 肉類	肉・生物	16 単位
	肉加工品	4 単位
12. 卵類		5 単位
13. 牛乳・乳製品類		5 単位（＋
	計	46 単位

step 3-3 1か月間の使用量を求める. **式25**（54ページ）により計算する.

guidance **実際例**

| 10. 魚介類 | 魚介・生物 | $35\,g \times 12 = 420\,g$ |
| | 干物・加工品 | $20\,g \times 3 = 60\,g$ |

	水産練り製品	$40\,\mathrm{g} \times 1 = 40\,\mathrm{g}$
11. 肉類	肉・生物	$30\,\mathrm{g} \times 16 = 480\,\mathrm{g}$
	肉加工品	$10\,\mathrm{g} \times 4 = 40\,\mathrm{g}$
12. 卵類		$45\,\mathrm{g} \times 5 = 225\,\mathrm{g}$
13. 牛乳・乳製品類		$15\,\mathrm{g} \times 5 = 75\,\mathrm{g}$

step 3-4 1回（日）当たり平均配分量を求める．**式26**（54ページ）により計算する．

guidance **実際例**

10. 魚介類	魚介・生物	$420\,\mathrm{g} \div 20 = 21\,\mathrm{g}$
	干物・加工品	$60\,\mathrm{g} \div 20 = 3\,\mathrm{g}$
	水産練り製品	$40\,\mathrm{g} \div 20 = 2\,\mathrm{g}$
11. 肉類	肉・生物	$480\,\mathrm{g} \div 20 = 24\,\mathrm{g}$
	肉加工品	$40\,\mathrm{g} \div 20 = 2\,\mathrm{g}$
12. 卵類		$225\,\mathrm{g} \div 20 \fallingdotseq 11\,\mathrm{g}$
13. 牛乳・乳製品類		$75\,\mathrm{g} \div 20 \fallingdotseq 4\,\mathrm{g}$

step 3-5 栄養量計算：たんぱく質を求める．**式6**（32ページ）により計算する．

guidance **実際例**

10. 魚介類	魚介・生物	$18.6\,\mathrm{g} \times (21 \div 100) \fallingdotseq 3.9\,\mathrm{g}$
	干物・加工品	$21.6\,\mathrm{g} \times (3 \div 100) \fallingdotseq 0.6\,\mathrm{g}$
	水産練り製品	$12.2\,\mathrm{g} \times (2 \div 100) \fallingdotseq 0.2\,\mathrm{g}$
11. 肉類	肉・生物	$19.9\,\mathrm{g} \times (24 \div 100) \fallingdotseq 4.8\,\mathrm{g}$
	肉加工品	$13.8\,\mathrm{g} \times (2 \div 100) \fallingdotseq 0.3\,\mathrm{g}$
12. 卵類		$11.9\,\mathrm{g} \times (11 \div 100) \fallingdotseq 1.3\,\mathrm{g}$
13. 牛乳・乳製品類		$7.7\,\mathrm{g} \times (4 \div 100) \fallingdotseq 0.3\,\mathrm{g}$ （+
計		$11.4\,\mathrm{g}$

step 3-6 たんぱく質の計算結果の計と，給与栄養目標量食別配分計画の動物性たんぱく質配分量を比較して，その差がないように調整する．

guidance 給与栄養目標量食別配分計画表（㉑-**B**，45ページ）により求めた動物性たんぱく質の給与目標量と **step 3-5** で求めた結果とを比較して，差がある場合は基準使用量，月間使用回（日）数を適宜変更して，両方の数値が一致するように再計算をする．その結果，一致させることができない場合は，差が最も小さくなるように調整する．

実際例 この実際例では配分量（12.0 g）より 0.6 g 少ない結果である．

もしも両方の数値の開きが大きく再調整を行う場合は，**step 2-6** の再調整の要領（55ページ）を参考にして調整すること．

step 3-7 栄養量計算：エネルギーを求める．

guidance たんぱく質の計算と調整の結果として確定した1回（日）当たり平均配分量の数値により，**式6**（32ページ）を用いてエネルギーを求める．

実際例

| 10. 魚介類 | 魚介・生物 | $143\,\mathrm{kcal} \times (21 \div 100) \fallingdotseq 30\,\mathrm{kcal}$ |
| | 干物・加工品 | $234\,\mathrm{kcal} \times (3 \div 100) \fallingdotseq 7\,\mathrm{kcal}$ |

	水産練り製品	119 kcal ×（ 2 ÷ 100）≒ 2 kcal
11. 肉類	肉・生物	180 kcal ×（24 ÷ 100）= 43 kcal
	肉加工品	259 kcal ×（ 2 ÷ 100）≒ 5 kcal
12. 卵類		150 kcal ×（11 ÷ 100）≒ 17 kcal
13. 牛乳・乳製品類		110 kcal ×（ 4 ÷ 100）≒ 4 kcal （+
計		108 kcal

④ 穀類以外の植物性食品群　step 4

> step 4-1 …穀類以外の植物性食品群（以下「他植物群」）に割り当てられる給与エネルギー目標量を求める．
> step 4-2 …基準使用量を決める．
> step 4-3 …1か月間の使用単位数を決める．
> step 4-4 …1か月間の使用量を求める．
> step 4-5 …1回（日）当たり平均配分量を求める．
> step 4-6 …栄養量計算：エネルギーを求める．
> step 4-7 …エネルギー計算結果の計と，step4-1 で求めた他植物群の割り当てエネルギーを比較して，その差がないように調整する．
> step 4-8 …栄養量計算：たんぱく質を求める．

　他植物群として取り扱う食品群は，2. いも類（いも・生，こんにゃく，でん粉とその製品），3. 砂糖類，4. 豆類（大豆製品，その他の豆・豆製品），5. 種実類，6. 野菜類（緑黄色野菜，野菜漬物，その他の野菜），7. 果実類（みかん，その他の果実，果実加工品），8. きのこ類，9. 藻類，14. 油脂類，15. 調味・香辛料類である．

step 4-1 　他植物群に割り当てられる給与エネルギー目標量を求める．

guidance 　食別エネルギーの昼食に配分された他群エネルギーから，step 3-7 で求めた動物性食品群のエネルギーの計を差し引いた残りが他植物群に割り当てられるエネルギーである．これを式で表すと次のとおりである．

$$他植物群エネルギー_{(kcal)}＝他群エネルギー_{(kcal)}－動物性食品群エネルギー_{(kcal)}\cdots\cdots 式29$$

実際例

　　昼食に配分された他群エネルギー：370 kcal

　　動物性食品群エネルギー：108 kcal

　　したがって，式29 によって他植物群エネルギーを求めると，

　　　370 (kcal) － 108 (kcal) ＝ 262 (kcal)

である．

step 4-2 　基準使用量を決める．

guidance 　その要領は，穀類や動物性食品群の基準使用量の決定と同じである．

実際例

2. いも類	いも・生	50 g
	こんにゃく	20 g
	でん粉とその製品	10 g
3. 砂糖類		10 g

14. 油脂類		10 g
4. 豆類	大豆・大豆製品	25 g
	その他の豆・豆製品	10 g
5. 種実類		5 g
6. 野菜類	緑黄色野菜	40 g
	野菜漬物	15 g
	その他の野菜	80 g
7. 果実類	かんきつ類	40 g
	その他の果実	50 g
	果実加工品	20 g
8. きのこ類		20 g
9. 藻類		8 g
15. 調味・香辛料類		10 g

step 4-3 1か月間の使用単位数を決める.

guidance 動物性食品群の使用単位数決定 **step 3-2** (56ページ) と同じ考えで,副食献立に変化をつけるために1か月間の給食実施予定回数以上に決定すること.他植物群に属する食品群は,1回の食事に動物性食品群以上に多種類の食品を使用するのが一般的であるから,すでに実施した献立計画などを参考にして,実際的な使用回数を決めること.

実際例

2. いも類	いも・生	15 単位
	こんにゃく	5 単位
	でん粉とその製品	10 単位
3. 砂糖類		20 単位
14. 油脂類		20 単位
4. 豆類	大豆・大豆製品	5 単位
	その他の豆・豆製品	1 単位
5. 種実類		3 単位
6. 野菜類	緑黄色野菜	20 単位
	野菜漬物	10 単位
	その他の野菜	20 単位
7. 果実類	かんきつ類	4 単位
	その他の果実	4 単位
	果実加工品	4 単位
8. きのこ類		8 単位
9. 藻類		5 単位
15. 調味・香辛料類		20 単位

step 4-4 1か月間の使用量を求める.

guidance 式25 (54ページ) によって計算する.

実際例

2. いも類	いも・生	50 g × 15 =	750 g
	こんにゃく	20 g × 5 =	100 g
	でん粉とその製品	10 g × 10 =	100 g
3. 砂糖類		10 g × 20 =	200 g
14. 油脂類		10 g × 20 =	200 g
4. 豆類	大豆・大豆製品	25 g × 5 =	125 g
	その他の豆・豆製品	10 g × 1 =	10 g
5. 種実類		5 g × 3 =	15 g
6. 野菜類	緑黄色野菜	40 g × 20 =	800 g
	野菜漬物	15 g × 10 =	150 g
	その他の野菜	80 g × 20 =	1,600 g
7. 果実類	かんきつ類	40 g × 4 =	160 g
	その他の果実	50 g × 4 =	200 g
	果実加工品	20 g × 4 =	80 g
8. きのこ類		20 g × 8 =	160 g
9. 藻類		8 g × 5 =	40 g
15. 調味・香辛料類		10 g × 20 =	200 g

`step 4-5` 1回（日）当たり平均配分量を求める.

`guidance` 式26（54ページ）により求める.

実際例

2. いも類	いも・生	750 g ÷ 20 ≒	38 g
	こんにゃく	100 g ÷ 20 =	5 g
	でん粉とその製品	100 g ÷ 20 =	5 g
3. 砂糖類		200 g ÷ 20 =	10 g
14. 油脂類		200 g ÷ 20 =	10 g
4. 豆類	大豆・大豆製品	125 g ÷ 20 ≒	6 g
	その他の豆・豆製品	10 g ÷ 20 ≒	1 g
5. 種実類		15 g ÷ 20 ≒	1 g
6. 野菜類	緑黄色野菜	800 g ÷ 20 =	40 g
	野菜漬物	150 g ÷ 20 ≒	8 g
	その他の野菜	1,600 g ÷ 20 =	80 g
7. 果実類	かんきつ類	160 g ÷ 20 ≒	8 g
	その他の果実	200 g ÷ 20 =	10 g
	果実加工品	80 g ÷ 20 =	4 g
8. きのこ類		160 g ÷ 20 =	8 g
9. 藻類		40 g ÷ 20 =	2 g
15. 調味・香辛料類		200 g ÷ 20 =	10 g

`step 4-6` 栄養量計算：エネルギーを求める.

guidance 式6（32 ページ）により求める．

実際例

2. いも類	いも・生	81 kcal × (38 ÷ 100) ≒ 31 kcal
	こんにゃく	6 kcal × (5 ÷ 100) ≒ 0 kcal
	でん粉とその製品	335 kcal × (5 ÷ 100) ≒ 17 kcal
3. 砂糖類		383 kcal × (10 ÷ 100) ≒ 38 kcal
14. 油脂類		877 kcal × (10 ÷ 100) ≒ 88 kcal
4. 豆類	大豆・大豆製品	167 kcal × (6 ÷ 100) ≒ 10 kcal
	その他の豆・豆製品	205 kcal × (1 ÷ 100) ≒ 2 kcal
5. 種実類		614 kcal × (1 ÷ 100) ≒ 6 kcal
6. 野菜類	緑黄色野菜	28 kcal × (40 ÷ 100) ≒ 11 kcal
	野菜漬物	70 kcal × (8 ÷ 100) ≒ 6 kcal
	その他の野菜	31 kcal × (80 ÷ 100) ≒ 25 kcal
7. 果実類	かんきつ類	45 kcal × (8 ÷ 100) ≒ 4 kcal
	その他の果実	60 kcal × (10 ÷ 100) ≒ 6 kcal
	果実加工品	136 kcal × (4 ÷ 100) ≒ 5 kcal
8. きのこ類		52 kcal × (8 ÷ 100) ≒ 4 kcal
9. 藻類		116 kcal × (2 ÷ 100) ≒ 2 kcal
15. 調味・香辛料類		182 kcal × (10 ÷ 100) ≒ 18 kcal （＋
計		273 kcal

step 4-7 エネルギーの計算結果の計と，**step 4-1** で求めた他植物群の割り当てエネルギーを比較して，その差がないように調整する．

guidance **step 4-1** で求めた他植物群の配分エネルギーと **step 4-6** の計算結果を比較して，差がある場合は基準使用量と使用回（日）数を適宜調整して両方の数値が一致するように再計算を行う．その結果，一致させることができない場合は，差が最も小さくなるように調整する．

実際例

他植物群の比較と検討：**step 4-1** で求めた他植物群に割り当てられるエネルギーは 262 kcal，**step 4-6** で求めた構成計画による配分量のエネルギーは 273 kcal であるから，

$$273_{(kcal)} - 262_{(kcal)} = 11_{(kcal)}$$

で，割当エネルギーより配分エネルギーの方が 11 kcal 多い結果である．

step 4-8 栄養量計算：たんぱく質を求める．

guidance 式6（32 ページ）により計算する．

実際例

2. いも類	いも・生	1.5 g × (38 ÷ 100) ≒ 0.6 g
	こんにゃく	0.2 g × (5 ÷ 100) ≒ 0.0 g
	でん粉とその製品	0.1 g × (5 ÷ 100) ≒ 0.0 g
3. 砂糖類		0.0 g × (10 ÷ 100) ≒ 0.0 g
14. 油脂類		0.2 g × (10 ÷ 100) ≒ 0.0 g

4. 豆類	大豆・大豆製品	13.0 g × (6 ÷ 100) ≒ 0.8 g
	その他の豆・豆製品	10.4 g × (1 ÷ 100) ≒ 0.1 g
5. 種実類		22.2 g × (1 ÷ 100) ≒ 0.2 g
6. 野菜類	緑黄色野菜	1.4 g × (40 ÷ 100) ≒ 0.6 g
	野菜漬物	2.5 g × (8 ÷ 100) ≒ 0.2 g
	その他の野菜	1.3 g × (80 ÷ 100) ≒ 1.0 g
7. 果実類	かんきつ類	0.9 g × (8 ÷ 100) ≒ 0.1 g
	その他の果実	0.6 g × (10 ÷ 100) ≒ 0.1 g
	果実加工品	0.2 g × (4 ÷ 100) ≒ 0.0 g
8. きのこ類		6.2 g × (8 ÷ 100) ≒ 0.5 g
9. 藻類		14.8 g × (2 ÷ 100) ≒ 0.3 g
15. 調味・香辛料類		5.0 g × (10 ÷ 100) = 0.5 g (+
	計	5.0 g

⑤ まとめ　step 5

> step 5-1 …食品構成計画表で計算したエネルギーとたんぱく質の合計を求める.
> step 5-2 …給与栄養目標量と，食品構成計画表の計算結果を比較検討する.
> step 5-3 …食品構成表を完成する.

step 5-1 食品構成計画表で計算したエネルギーとたんぱく質の合計を求める.

guidance **実際例**

各段階の手順で求めたエネルギーとたんぱく質の合計を求める.

	エネルギー	たんぱく質
穀類計（主食＋副食）	372 kcal	8.0 g
動物性食品群計	108 kcal	11.4 g
他植物群計	273 kcal	5.0 g (+
合計	753 kcal	24.4 g

step 5-2 給与栄養目標量と，食品構成計画表の計算結果を比較し，食品構成計画表の内容が適正であるかどうかを全体的に再確認する.

guidance それぞれの step のなかで，その都度給与栄養目標量と食品構成計画表の結果を比較して，差があるときには再計算をし，できる限り両方の数値が一致するように，それが難しい場合は，その差を最も小さくなるように調整してきた．したがって，ここでは食品構成計画表の内容が適正であるかどうかを全体的に再確認する.

実際例

穀類エネルギー	基準量	370 kcal
	構成表	372 kcal
	比較	＋ 2 kcal
穀類エネルギー比	基準値	50.0 %
	構成表	49.4 %
	比較	－ 0.6 %
穀類以外のエネルギー	基準量	370 kcal

	構成表	381 kcal
	比較	＋11 kcal
エネルギー（全量）	基準量	740 kcal
	構成表	753 kcal
	比較	＋13 kcal
たんぱく質（全量）	基準量	24.0 g
	構成表	24.4 g
	比較	＋0.4 g
動物性たんぱく質	基準量	12.0 g
	構成表	11.4 g
	比較	－0.6 g
動物性たんぱく質比	基準値	50.0 ％
	構成表	46.7 ％
	比較	－3.3 ％

step 5-3　食品構成表を完成する．

guidance　**step 5-2** で検討の結果，とくに問題がなければ，食品構成計画表で求めたエネルギーとたんぱく質を食品構成表に転記し，関係栄養素量を計算して完成する（㉓，51ページ）．

実際例　計算要領についてはすでに説明したように式6（32ページ）による．この計算のための食品成分は，食品群別荷重平均栄養成分表（⓱-A，39ページ）を用いる★¹⁴．

6.
献立表の役割と様式

1)
献立表の役割

　特定給食の業務は，献立計画に基づいて進められている．その役割の概要は次のとおりである．

　①特定給食経営の最も基本の書類で，給食業務はすべてこの書類により進行する．すなわち給食実施の計画表であるだけでなく，経営業績に直接影響を及ぼす重要な書類である．

　②栄養士が責任をもって作成する．そして，上司に提出し決済を受けた後は，実施命令書であり，同時に給与栄養量の指示書，食材料出庫指示書，調理作業指図書である．

　③対象者の適切な栄養摂取を保証する．

　④1日30種類以上の食品摂取を確保する．

　⑤1日400g以上の野菜摂取量（緑黄色野菜140g，その他の野菜260g以上）を確保する．

　⑥食材料の購入，貯蔵および払出は，すべて献立表に基づいて行われる．

　⑦調理担当者の配置と，調理作業進行計画の基本資料である．

　⑧給食費の原価計算，食費額の決定など，経理事務の基本資料である．

　⑨給食実施後は食材料の使用実績，実給食数などを記入し，実施献立として保存する．

　⑩実施献立は，食材料受払簿，給食日計表，栄養出納表，その他の給食関係書類作成の基礎資料である．

様式2-1：献立表（例）

予定食数	朝		食
	昼		食
	夕		食

令和　　　年　　　月　　　日（　　曜日）

食別	献立名	食品名	1 人 当 た り						材料使用予定総重量		
			可食部重量	エネルギー		たんぱく質		脂質	可食部重量	廃棄率	材料重量
				全	うち穀類	全	うち動物性				
			(g)	(kcal)	(kcal)	(g)	(g)	(g)	(kg)	(%)	(g)
朝											
昼											
夕											
	合　　計										

栄養比率　①穀類エネルギー比：　　％　②動物性たんぱく質比：　　％　③脂肪エネルギー比：　　％

2) 献立表の様式

i. 様式について

　これについては決まりも，また約束というようなこともない．要するにその給食施設で給食業務を行うために必要な事項を書き込む欄を設け，栄養士が書き込みやすく，調理の現場で調理担当者が見やすく，そして耐水性と耐油性があり，取り扱いと保存に都合のよい用紙サイズであればよい．この場合，記入項目を多くすると，書き込みに手間と時間がかかり，文字が小さくて読みにくく，読み違いにより作業能率の低下に結びつきやすいから注意が必要である．用紙サイズを大きくすると，取り扱いと保存が困難になる．

ii. 項目について

　一般的に，次の記入項目を設ける．
　①献立表の名称
　②食事の種類（病院給食の場合など）
　③実施の日付と曜日
　④作成栄養士と上司の決裁印
　⑤予定および実施給食数

様式2-2：献立表（例）

令和　　年　　月　　日（　曜日）

食事区分	献立名	食品名	1人当たり			予定使用総重量			発注計画			備考
			可食部重量 (g)	栄養素 エネルギー (kcal)	たんぱく質 (g)	可食部重量 (kg)	廃棄率 (%)	素材重量 (kg)	在庫量 (kg)	発注量 (kg)	発注先	考
朝												
		計				食数	予定　食		実施　食			
昼												
		計				食数	予定　食		実施　食			
夕												
		計				食数	予定　食		実施　食			
	合　計					食数	予定　食		実施　食			

　⑥食事区分（朝食・昼食・夕食）

　⑦献立名（料理名）

　⑧食材料名

　⑨1人当たり食材料可食部重量

　⑩1人当たり栄養素量（エネルギー，たんぱく質，脂質，その他の栄養素を必要に応じて）

　⑪食材料可食部総重量（⑨×⑤）

　⑫廃棄率（%）

★15：倉出し係数＝100÷（100－⑫）

　⑬食材料素材総重量（⑪×倉出し係数★15）

　⑭備考（調理方法，盛りつけ図，その他献立や給食に関する指示・連絡事項など）

以上のほかに，食材料費を記入する欄を設けることもある．

iii. 献立表の様式例について

　代表的な様式例をいくつかあげると，**様式2-1～2-9**のようなものがある．これは使用目的に応じて使いやすい様式を自由に考えればよい，という例として示したものである．

様式 2-3：特別治療食献立表（例）

食事名 ＿＿＿＿＿＿＿＿＿＿＿＿＿＿　　　　　　　　　　　　　　　令和　　年　　月　　日（　　曜日）

区分	1　度　食						2　度　食						3　度　食					
該当患者名																		
食別	献立名	食品名	可食量(g)	栄　養　量			献立名	食品名	可食量(g)	栄　養　量			献立名	食品名	可食量(g)	栄　養　量		
				エネルギー(kcal)	たんぱく質(g)					エネルギー(kcal)	たんぱく質(g)					エネルギー(kcal)	たんぱく質(g)	
朝																		
	計						計						計					
昼																		
	計						計						計					
夕																		
	計						計						計					
合計	1　度　食						2　度　食						3　度　食					

この様式例の使用目的は次のとおりである.

①様式 2-1・様式 2-2 は，一般的な様式である．栄養士養成施設の献立作成の栄養計算練習にも使用できる.

②様式 2-3・様式 2-4 は，病院給食の特別治療食用である.

③様式 2-5 は，ある学校給食で使用しているものの一例である.

④様式 2-6 ～ 2-9 は，栄養出納表作成のための一般的な様式である．様式 2-9 は，本書で栄養出納表作成の説明に使用している.

第 2 章　献立作成の理論と実際

66

様式2-4：特別治療食献立表（例）

令和　　　年　　　月　　　日（　　曜日）

食事箋の名称														
食別	献立名	食品名	可食部重量 (g)	エネルギー (kcal)	水分 (g)	たんぱく質 (g)	脂質 (g)	炭水化物 (g)	無機質 カルシウム (mg)	ナトリウム (mg)	鉄 (mg)	ビタミン A (RAE当量) (μg)	B₁ (mg)	B₂ (mg) / C (mg)
朝														
昼														
夕														
合　　計														
食事箋指示栄養量														
過 不 足 比 較														

様式2-5：献立表（例）

令和　　　年　　　月　　　日（　　曜日）

料理名　①＿＿＿＿　②＿＿＿＿　③＿＿＿＿　④＿＿＿＿　⑤＿＿＿＿

エネルギー (kcal)	栄養素 たんぱく質 動物性 (g)	植物性 (g)	脂質 (g)	カルシウム (g)	ビタミン A (RAE当量) (μg)	B₁ (mg)	B₂ (mg)	C (mg)	献立番号	食品名	1人分可食部量 (g)	パン	牛乳	栄養素 魚介類	肉類	卵類	乳製品	大豆・大豆製品	いも類	野菜類	果実類	油脂類	砂糖類	小麦粉・でん粉・	味料 食塩・その他調
合　　計																									
食品構成																									
増減比較																									

様式2−6：献立表（例）

第　　日　　　　令和　年　月　日　曜日　　　　　　　　　　　　　　　　　　　　給食予定食数　　　食

献立名	使用材料名		1 人 当 た り								材料使用予定総量			1人当たり使用量食品群別集計			
	コード番号	食品名	可食部使用量	栄 養 量							可食重量	廃棄量	素材重量	食 品 群		使用量	標準量
				エネルギー		たんぱく質		脂 質						コード番号	群 別 名		
				全量	うち穀類	全量	うち動物性	全量	うち動物性								
			(g)	(kcal)	(kcal)	(g)	(g)	(g)	(g)		(kg)	(%)	(kg)			(g)	(g)
														11	1穀類 米		
														12	パ ン		
														13	め ん		
														14	小麦粉・その他の穀類		
														21	2いも類 いも・生物		
														22	こんにゃく		
														23	でん粉とその他の穀物		
														31	3 砂 糖 類		
														41	4豆類 大豆・大豆製品		
														42	その他の豆・豆製品		
														51	5 種 実 類		
														61	6野菜類 緑黄色野菜		
														62	野 菜 漬 物		
														63	その他の野菜		
														71	7果実類 かんきつ類		
														72	その他の果実		
														73	果 実 加 工 品		
														81	8 き の こ 類		
														91	9 藻 類		
														101	10魚介類 魚介・生物		
														102	魚介・干物と加工品		
														103	水 産 練 り 製 品		
														111	11肉類 肉・生物		
														112	肉 加 工 品		
														121	12 卵 類		
														131	13 牛乳・乳製品		
														141	14 油 脂 類		
														151	15 調味・香辛料類		

	比 率 名 (%)	計算	目標
栄養比率	穀類エネルギー比		
	たんぱく質エネルギー比		
	脂 肪 エ ネ ル ギ ー 比		
	動物性たんぱく質比		
	動 物 性 脂 肪 比		
備考			

合　計

第2章　献立作成の理論と実際

様式 2-7：献立表（例）

第＿＿日　食　別：朝　昼　夕　　　　　　　　　　　　　　　令和　年　月　日　曜日

献立名	材料名	使用量1人当たり可食部(g)	食　品　群　別　分　類

食品群別分類の列見出し：

1. 穀類				2. いも類		3. 砂糖類	4. 豆類		5. 種実類	6. 野菜類			7. 果実類		8. きのこ類	9. 藻類	10. 魚介類			11. 肉類		12. 卵類	13. 牛乳・乳製品	14. 油脂類	15. 調味・香辛料類
米(g)	パン(g)	めん(g)	小麦粉・その他の穀物(g)	いも・生物(g)	こんにゃく(g)	でん粉とその製品(g)	砂糖類(g)	大豆・大豆製品(g)	その他の豆・豆製品(g)	種実類(g)	緑黄色野菜(g)	野菜漬物(g)	その他の野菜(g)	かんきつ類(g)	その他の果実(g)	果実加工品(g)	きのこ類(g)	藻類(g)	魚介・生物(g)	魚介・干物と加工品(g)	水産練り製品(g)	肉・生物(g)	肉加工品(g)	卵類(g)	牛乳・乳製品(g)	油脂類(g)	調味・香辛料類(g)

材料使用量計			

給与栄養量	エネルギー	
	たんぱく質	
	脂質	

給与栄養量合計：エネルギー＿＿＿＿kcal　たんぱく質＿＿＿＿g　脂質＿＿＿＿g／基礎栄養比率：穀類エネルギー比＿＿＿＿%　動物性たんぱく質比＿＿＿＿%　脂肪エネルギー比＿＿＿＿%

令和　　年　　月　　日　　曜日

第　　　日

食区分	群別番号	献立名／食品名	食品群1人当たり使用量と給与栄養量						
			可食部使用量 (g)	食 品 群		可食部使用量 (g)	エネルギー (kcal)	たんぱく質 (g)	脂 質 (g)
				1. 穀 類	米 パ　　　　ン め　　　　ん 小麦粉・その他の穀類				
				2. い も 類	いも・生物 こんにゃく でん粉とその製品				
				3. 砂 糖 類					
				4. 豆 類	大豆・大豆製品 その他の豆・豆製品				
				5. 種 実 類					
				6. 野 菜 類	緑 黄 色 野 菜 野 菜 漬 物 その他の野菜類				
				7. 果 実 類	か ん き つ 類 その他の果実 果 実 加 工 品				
				8. き の こ 類					
				9. 藻 類					
				10. 魚 介 類	魚 介 ・ 生 物 魚介・干物と加工品 水 産 練 り 製 品				
				11. 肉 類	肉 ・ 生 物 肉 加 工 品				
				12. 卵 類					
				13. 牛 乳・乳 製 品					
				14. 油 脂 類					
				15. 調 味・香 辛 料 類					
				合 計					

		目 標	給 与	比 較	備 考
栄養量	エネルギー　　　　(kcal)				
	たんぱく質　　　　(g)				
	脂 質　　　　(g)				
栄養比率	穀類エネルギー比　　(%)				
	動物性たんぱく質比　(%)				
	脂肪エネルギー比　　(%)				

			たんぱく質	脂 質	炭水化物
栄養比率	エネルギー産生栄養素バランス　(%エネルギー)	目 標			
		給 与			
		比 較			

調理方法・盛りつけ・その他指示事項など

| 第　　日 | | | | | 令和　　年　　月　　日：　　曜日 | | | | | | 第　　週 | | |

食別	献立名	食品群番号	食品名	可食部重量(g)	食品群番号	食品群別使用状態比較　食品類名	食品構成(g)	基準量(g)	集計重量(g)	比較(g)	給与栄養量 エネルギー(g)	たんぱく質(g)	脂質(g)
					11	米							
					12	1. 穀類　パ　　　　　　ン							
					13	め　　　　　ん							
					14	小麦粉・その他の穀類							
					21	い　も　・　生　物							
					22	2. いも類　こ　ん　に　ゃ　く							
					23	でん粉とその製品							
					31	3. 砂　　　糖　　　類							
					41	4. 豆類　大　豆　・　大　豆　製　品							
					42	その他の豆・豆製品							
					51	5. 種　　　実　　　類							
					61	緑　黄　色　野　菜							
					62	6. 野菜類　野　　菜　　漬　　物							
					63	そ　の　他　の　野　菜							
					71	か　ん　き　つ　類							
					72	7. 果実類　そ　の　他　の　果　実							
					73	果　実　加　工　品							
					81	8. き　　の　　こ　　類							
					91	9. 藻　　　　　　　類							
					101	魚　介　・　生　物							
					102	10. 魚介類　魚介・干物と加工品							
					103	水　産　練　り　製　品							
					111	11. 肉類　肉　　　・　　　生　　　物							
					112	肉　　加　　工　　品							
					121	12. 卵　　　　　　　　類							
					131	13. 牛　乳　・　乳　製　品							
					141	14. 油　　　脂　　　類							
					151	15. 調　味　・　香　辛　料　類							

		栄養量・栄養比率	目標	献立	比較	備　考
栄養管理	栄養量	エ　ネ　ル　ギ　ー　(kcal)				
		た　ん　ぱ　く　質　(g)				
		脂　　　　　質　　　(g)				
	栄養比率	穀類エネルギー比(CER)(%)				
		動物性たんぱく質比(APR)(%)				
		脂肪エネルギー比(FER)(%)				
		エネルギー　たんぱく質 産生栄養素　脂　　　　質 バランス　炭　水　化　物				

調理方法・盛りつけ・その他連絡事項：

食品群別集計欄だけを設けるか，食品群別集計欄と栄養量の計算欄を設けるか，については給食施設の業務処理の都合で判断すればよいことである．この両方を設定すると様式が複雑になり，献立表の事務処理に手数がかかることになるが，その献立計画の栄養状態が具体的にわかるというよい面もある．

iv. 栄養出納表の作成に関係する献立表例の内容説明

次の項で栄養出納表の作成要領を解説するので，それに関係する献立表例について説明をする．

①様式2-6は，一般的な献立表様式に栄養出納のための食品群別の集計様式を加えたものである．一般的な献立表としても栄養出納のための献立表としても使用できる．しかし，その両方を満たそうとすると，手間がふえることになる．

②様式2-7は，栄養出納を目的にした献立表である．記入要領は食材料の使用量を1人当たり可食部使用量欄に記入し，さらに食品群別分類の該当する食品群の欄に記入する．その食品群別合計重量と食品群別荷重平均栄養成分表との関係から，この献立表の内容についての栄養計算は行う．

さらに簡略化して，献立表の栄養計算を行わない方法もある．したがって，その献立表の給与栄養量の状態については，直接的にはわからない．給与栄養量の状態は大まかであるが，食品群別の使用量の状態から判断することになる．

この献立表様式は数字が散らばって記入されるので表としてのまとまりが悪く，散漫な感じがする．

③様式2-8は，献立名と食材料名を同じ欄に記入するようにしてあるので，記入スペースを大きくとれる．さらに食品ごとに食品群別番号の記入欄を設け，集計の誤りをなくすようにしてある．さらに栄養量と栄養比率，評価欄および備考欄を設けてある．全体的に献立表としてまとまった様式である．ただし使用食材料を食品群別に集計することは，同じ食品群に属する食品を拾い出す際に手間がかかり，また拾い間違いに注意しなければならない．

④様式2-9は，本書の栄養出納表作成の説明に使用する献立表様式である．基本的に様式2-8であるが，食品群別構成基準量と献立に使用した食品群別集計量とを比較し，食品構成のバランスを判断することができるようになっている．ここでは，食品群別と栄養出納の関係を解説するために，この様式を使用したが，煩雑で集計に手数がかかるので，実際には，ここまでの必要はないと思われる．コンピュータ処理向きである．

3)
1人当たり可食部重量から直接材料使用予定重量を求める

重 要 1人当たり可食部重量から材料使用予定総重量を求める．

献立表様式2-1，2-2，2-6の材料使用予定総重量の記載欄に記入する素材料総重量の計算要領は次のとおりである．

(1) 廃棄部分のない食材料

材料使用予定総重量(kg)＝(1人当たり可食部重量(g)×予定食数(食))÷1,000‥‥‥‥式30

> **計算例**　精白米 80 g，廃棄率 0%，予定食数 200 食の材料使用予定総重量はいくらか．
> 材料使用予定総重量 kg ＝（80 g × 200 食）÷ 1,000 ＝ 16 kg
>
> 　　　　　　　　　　　　　　　　　**解答：精白米の材料使用総重量　16 kg**

（2）廃棄部分のある食材料

材料使用予定総重量(kg)＝〔1 人当たり可食部重量(g)×｛100 ÷（100(%)－廃棄率 (%)）｝×予定食数〕÷ 1,000 ‥‥‥‥‥‥‥‥‥‥‥‥‥‥‥‥‥‥‥‥‥‥‥ 式30´

　　式30´ の 100 ÷（100(%)－廃棄率(%)）は，いわゆる「倉出し係数[16]」を求める算出式である．この式により求めた倉出し係数を用いれば，計算は簡略化される．

> **計算例**　りんご（生）1 人当たり可食部重量 80 g，廃棄率 20%，予定食数 300 食の材料使用予定総重量はいくらか．
> 　りんご（生）の材料使用予定総重量 kg ＝〔80 g ×｛100 ÷（100% － 20%）｝× 300 食〕÷ 1,000 ＝（80 g × 1.25 × 300 食）÷ 1,000 ＝ 30 kg
>
> 　　　　　　　　　　**解答：りんご（生）の材料使用予定総重量　30 kg**

7. 栄養出納計算

1) 栄養出納とは

> **栄養出納の役割**
> 1. 食品構成と献立作成の効果的な結びつけができる．
> 2. 栄養計算を簡略化できる．
> 3. 栄養管理を適正化できる．

　ここまで説明してきたように特定給食の献立作成は，その給食施設の食品構成に基づいて作成する．その場合に，食品構成の食品群別基準量と献立表の食品群別使用量，さらに食品構成の平均配分量を求める根拠である一定期間内の使用回数などの条件が完全に一致すれば，理論的には給与栄養目標量を満たしたことになる．したがって，手数がかかって煩雑な栄養計算を省略できる．しかし実際には，毎日のように行う給食で，その献立の食材料使用量を完全に食品構成と一致させることは絶対にできないことである．また仮に，それができたとしても，おそらく毎日の献立の内容は変化の乏しいものになってしまうであろう．このようなことを防ぐには，献立の食材料使用量を食品構成に比較して，いくらかの幅をもたせるようにする．つまり，毎日の献立の食材料使用量は，食品構成に比較して，一定範囲内の多少の増減にはこだわらない．そして，ある期間内（栄養出納の計算日数）の平均使用量が，食品構成の食品群別平均配分量に一致するように計画する．

　このような考えから，食品構成と献立作成を効果的に結びつけ，そして栄養計算を簡略化して，適正な栄養管理を行う目的で栄養出納という方法が考え出された．

2) 栄養出納計算に必要な書類

　栄養出納計算を行うには，栄養出納用の献立表と栄養出納表（栄養出納計算表）が必要である．これらの様式は，たとえば監督官庁などの指定されている場合を除いて，給食施設の判断で使いやすい様式を使用すればよい．

　様式決定にあたっての留意点には次のようなことがある．

（1）食品群別分類名

　食品構成，献立表および栄養出納表に共通すること．

様式2−10：栄養出納表（例）

令和　　年　　月　第　　週分

食品群名	可食部1人当たり使用量						比較			期間平均給与栄養量（荷重平均栄養成分表による）											
	第1日	第2日	第3日	第4日	第5日	合計	食品構成量	1日当たり量	増減量	エネルギー	水分	たんぱく質	脂質	炭水化物	カルシウム	鉄	ビタミン A(RAE当量)	ビタミン B₁	ビタミン B₂	ビタミン C	食物繊維	食塩相当量
	日(g)	日(g)	日(g)	日(g)	日(g)	計(g)	(g)	(g)	(g)	(kcal)	(g)	(g)	(g)	(g)	(mg)	(mg)	(μg)	(mg)	(mg)	(mg)	(g)	(g)
1. 穀類　米																						
パン																						
めん																						
小麦粉・その他の穀物																						
2. いも類　いも・生																						
こんにゃく																						
でん粉とその製品																						
3. 砂糖類																						
4. 豆類　大豆・大豆製品																						
その他の豆・豆製品																						
5. 種実類																						
6. 野菜類　緑黄色野菜																						
野菜漬物																						
その他の野菜類																						
7. 果実類　かんきつ類																						
その他の果実																						
果実加工品																						
8. きのこ類																						
9. 藻類																						
10. 魚介類　魚介・生物																						
魚介・干物と加工品																						
水産練り製品																						
11. 肉類　肉・生物																						
肉加工品																						
12. 卵類																						
13. 牛乳・乳製品類																						
14. 油脂																						
15. 調味・香辛料類																						
期間平均給与栄養量の合計																						

栄養比率	給与栄養目標量	目標栄養比率（実給与栄養量/給与栄養目標量）	基礎栄養比率	PFCエネルギー比	備考
	エネルギー　　　kcal	基準エネルギー比　　％	穀類エネルギー比　　％	たんぱく質(PER)　％	
	たんぱく質　　　g	基準たんぱく質比　　％	動物性たんぱく質　　％	脂肪(FER)　％	
	脂質　　　　　　g	基準脂質比　　　　　％	脂肪エネルギー比　　％	炭水化物(CHER)　％	

栄養比率の標準値	目標栄養比率（実給与栄養量/給与栄養目標量）	基礎栄養比率	エネルギー産生栄養素バランス
	目標エネルギー比：100±10％	穀類エネルギー比：50±5％	(P)たんぱく質エネルギー比：13～20％
	目標たんぱく質比：100±10％	動物性たんぱく質：50±5％	(F)脂肪エネルギー比：20～30％
	目標脂質比：100±10％	脂肪エネルギー比：25±5％	(C)炭水化物エネルギー比：50～65％

（2）献立表の様式

①献立表のなかに記載した食材料の食品群別集計欄を設けること．②献立表に記載されている食材料の栄養計算欄は，業務上必要と判断される以外はなるべく省略する．栄養出納表を採用する主目的は，栄養計算を省略して献立表作成業務を省力化し，能率的に業務を進めることを主目的にしているからである．③献立表様式は，様式 2-6 ～ 2-9 を参照されたい．この様式は参考例であるから，これにこだわらずに使いやすい様式を自由に工夫すればよい．

（3）栄養出納表

①使いやすい様式を自由に考えるとしても，実際にはそれほど特徴的なものを作成するのは難しい．違いがあるとすれば，食品群別分類と計算期間の設定くらいである．**様式 2-10** は一例である．②栄養出納表の基本目的は設定期間の給食状況について，給与栄養状態の適正度を判断することであるから，栄養状態の判定に重点を置くこと．③給食の予定献立と，実施結果について作成して，献立内容や給与栄養量などを比較検討する．そして結果を，その後の献立計画などに反映させるということを考えて様式を工夫する．

3) 栄養出納の計算と判定の要領

献立表の実際例（㉔～㉘）と栄養出納表の実際例（㉙）により，両方の関係，記載と計算の要領について説明する．献立表と栄養出納表の実際例を比較しながら，作成の手順を理解するように努めてほしい．献立表と栄養出納表の食品群別の関連については，「10. 魚介類　魚介・生物」を例にあげて説明する．

仕事を進める順序

- step 1 …「食品構成量」を書き込む．
- step 2 …対象の献立表から，「可食部 1 人当たり使用量」を転記する．
- step 3 …食品群別使用量について，期間の「合計」を求める．
- step 4 …「計算期間内の 1 日当たり平均量」を求める．
- step 5 …「比較　増減量」を求める．
- step 6 …「期間 1 日当たり平均給与栄養量」を計算し，その合計を求める．
- step 7 …「栄養比率」を求める．
- step 8 …「栄養比率」を中心に検討と評価を行い，問題点を発見したときは解決のための対応処置をとる．
- step 9 …エネルギー，たんぱく質，脂質以外の栄養素の合計を求め，各栄養素量の適正度を判断する．
- step 10 …最後に総合判定をする．

step 1　食品構成量を書き込む．

guidance　すでに求めてある食品構成量（㉓食品構成表，51 ページ）の 1 人当たり可食部重量を，栄養出納表の食品構成量欄に転記する．

実際例　「10. 魚介類　魚介・生物」の食品構成量は 21.0 g であるから，これを栄養出納表の「比較・食品構成量」の該当欄に書き込む．

step 2　対象の献立表から，可食部 1 人当たり使用量を転記する．

guidance　献立表の食品群別に記載してある集計重量を転記する．

実際例　①第 1 日（4 月 13 日）献立表の「10. 魚介類　魚介・生物」の集計重量 0.0 g を栄養出納表（㉙，82 ページ）の該当欄（可食部 1 人当たり使用量）に書き込む．同様の要

献 立 表

第1日：令和＊年4月13日：月曜日（第2週）

食別	献立名	食品群番号	食品名	可食部重量(g)
昼食	1. 青豆ご飯	11	精白米	85.0
		＊	水	115.0
		151	清酒・上撰	5.0
		151	食塩	1.0
		＊	だし昆布	0.2
		63	グリンピース	10.0
	2. 若竹汁	63	たけのこ・生	20.0
		91	湯通し塩蔵わかめ・塩抜き	2.0
	[だし汁]	＊	水	150.0
		＊	だし鰹節	3.6
		＊	だし昆布	0.4
		151	食塩	0.8
		151	うすくちしょうゆ	0.5
		＊	木の芽	＊
	3. 鶏肉唐揚げ	111	鶏もも・手羽肉・皮なし	50.0
		151	日本酒・上撰	0.6
		151	こいくちしょうゆ	1.4
		23	片栗粉	8.0
		141	大豆油	5.0
	〈付け合わせ〉	63	はくさい	60.0
	a. 白菜の信田煮	41	油揚	20.0
		63	かんぴょう	2.0
	[だし汁]	＊	だし鰹節	
			だし昆布	0.1
		＊	水	40.0
		31	上白糖	0.8
		151	うすくちしょうゆ	4.0
		＊	化学調味料	＊
	b. 紅生姜	62	べにしょうが	5.0
	4. ほうれんそうの胡麻あえ	61	ほうれんそう	80.0
		＊	水（ゆで水）	240.0
		51	くろごま	8.0
		151	こいくちしょうゆ	5.0
		31	上白糖	5.0
		61	ミニトマト	15.0
	5. 桜桃かん	＊	水	50.0
		91	寒天	0.2
		31	上白糖	8.0
		151	梅酒	3.0
		73	さくらんぼ缶詰	6.0

食品群別使用状況比較 ／ 給与栄養量

食品群番号	食品群名		食品構成基準量(g)	集計重量(g)	比較(g)	エネルギー(kcal)	たんぱく質(g)	脂質(g)
11	1. 穀類	米	72.0	85.0	13.0	304	5.2	0.8
12		パ ン	21.0					
13		め ん	12.0					
14		小麦粉・その他の穀物	10.0					
21	2. いも類	い も・生	38.0					
22		こ ん に ゃ く	5.0					
23		でん粉とその製品	5.0	8.0	3.0	27	0.0	0.0
31	3. 砂 糖 類		10.0	14.8	4.8	57	0.0	0.0
41	4. 豆 類	大豆・大豆製品	6.0	20.0	14.0	33	2.6	2.2
42		その他の豆・豆製品	1.0					
51	5. 種 実 類		1.0	8.0	7.0	49	1.8	4.2
61	6. 野菜類	緑 黄 色 野 菜	40.0	95.0	55.0	27	1.3	0.3
62		野 菜 漬 物	8.0	5.0	-3.0	4	0.1	0.0
63		そ の 他 の 野 菜	80.0	92.0	12.0	29	1.3	
71	7. 果実類	か ん き つ 類	8.0					
72		そ の 他 の 果 実	10.0					
73		果 実 加 工 品	4.0	6.0	2.0	8	0.0	
81	8. き の こ 類		8.0					
91	9. 藻 類		2.0	2.2		3	0.3	
101	10. 魚介類	魚 介・生 物	21.0					
102		魚介・干物と加工品	2.0					
103		水 産 練 り 製 品	2.0					
111	11. 肉 類	肉・生 物	24.0	50.0	26.0	90	10.0	5.0
112		肉 加 工 品	2.0					
121	12. 卵 類		11.0					
131	13. 牛 乳・乳 製 品		4.0					
141	14. 油 脂 類		10.0	5.0	-5.0	44	0.0	4.8
151	15. 調味・香辛料類		10.0	23.1	13.1	42	1.2	2.1

	栄養量・栄養比率		目標	献立	比較	備考
栄養量	エネルギー	(kcal)	753	717	-36	
	たんぱく質	(g)	24.4	23.8	-0.6	
	脂 質	(g)	20.2	19.4	-0.8	
栄養比率	穀類エネルギー比（CER）	(%)	50.0	40.4	-9.6	
	動物性たんぱく質比（APR）	(%)	50.0	42.0	-8.0	
	脂肪エネルギー比（FER）	(%)	25.0	24.4	-0.6	
	エネルギー産生栄養素バランス　たんぱく質	(%)	13.0	13.3	0.3	
	脂 質	(%)	25.0	24.4	-0.6	
	炭 水 化 物	(%)	62.0	62.3	+0.3	

調理方法・盛りつけ・その他連絡事項

鶏肉唐揚げの調理について
1. 鶏肉は一切れの重量は、25g程度．形はコロコロで、ばらつきのないように切り分ける．
2. 必ず2度揚げすること．
　①1回目は180℃で1分30秒間揚げる．時間がきたならば、すぐにバットなどの容器にすくい上げる．
　②そのまま4分間休ませる．
　③2回目の揚げは、①と同じく180℃の揚げ油で40秒間揚げる．
　④揚げ油の温度、揚げ時間と休み時間は確実に守ること．

㉔第1日献立表（例）

第2日：令和＊年4月14日：火曜日（第2週）

食別	献立名	食品群番号	食品名	可食部重量(g)
昼食	1. 白飯	11	精白米	85.0
		＊	水	115.0
	2. 蛋花湯	121	鶏卵・全卵	10.0
		61	ほうれんそう	20.0
		81	くろきくらげ	2.0
		63	ねぶかねぎ	4.0
		151	風味調味料	0.1
		＊	水	150.0
		151	食塩	0.8
		23	片栗粉	1.2
		141	ごま油	1.0
	3. 八宝菜	111	豚肉・もも	15.0
		101	いか	20.0
		121	うずら卵	15.0
		63	たけのこ・水煮缶詰	20.0
		81	乾しいたけ	2.0
		61	にんじん	25.0
		63	ねぶかねぎ	30.0
		61	さやいんげん	5.0
		63	はくさい	50.0
		101	しばえび	20.0
		63	セロリー	15.0
		141	大豆油	4.0
		63	にんにく	3.0
		63	古根しょうが	3.0
		＊	水	40.0
		151	日本酒・上撰	5.0
		151	食塩	1.0
		151	風味調味料	0.5
		151	白こしょう	少々
		23	片栗粉	1.3
		141	ごま油	1.0
	4. 麻辣五絲	63	キャベツ	20.0
		63	きゅうり	20.0
		102	くらげ・塩蔵・塩抜き	10.0
		112	ロースハム	5.0
		23	はるさめ	6.0
		151	こいくちしょうゆ	7.0
		151	米酢	5.0
		31	上白糖	1.0
		141	ごま油	1.0
		151	ラー油	0.5
	5. 杏仁豆腐	91	寒天	0.6
		＊	水	50.0
		31	上白糖	8.0
		131	牛乳	50.0
		＊	アーモンドエッセンス	＊
		73	みかん・缶詰	15.0
		72	キウイフルーツ・生	5.0
		73	チェリー・缶詰	10.0
	［シロップ］	31	上白糖	10.0
		＊	水	20.0

食品群別使用状況比較

食品群番号	食品群名			食品構成基準量(g)	集計重量(g)	比較(g)	エネルギー(kcal)	たんぱく質(g)	脂質(g)
11	1. 穀類		米	72.0	85.0	13.0	304	5.2	0.8
12			パ ン	21.0					
13			め ん	12.0					
14			小麦粉・その他の穀物						
21	2. いも類		いも・生	38.0					
22			こんにゃく	5.0					
23			でん粉とその製品	5.0	8.5	3.5	28	0.0	0.0
31	3. 砂糖類			10.0	19.0	9.0	73	0.0	0.0
41	4. 豆類		大豆・大豆製品	6.0					
42			その他の豆・豆製品	1.0					
51	5. 種実類			1.0					
61	6. 野菜類		緑黄色野菜	40.0	50.0	10.0	14	0.7	0.2
62			野菜漬物	8.0					
63			その他の野菜	80.0	165.0	85.0	51	2.3	0.0
71	7. 果実類		かんきつ類	8.0					
72			その他の果実	4.0	5.0	1.0	3	0.0	0.0
73			果実加工品	4.0	25.0	21.0	34	0.1	0.0
81	8. きのこ類			8.0	4.0	-4.0	2	0.7	0.0
91	9. 藻類			2.0	0.6	-1.4	1	0.0	0.0
101	10. 魚介類		魚介・生物	21.0	40.0	22.0	57	7.4	2.5
102			魚介・干物と加工品	3.0	10.0	7.0	23	2.2	1.6
103			水産練り製品	2.0					
111	11. 肉類		肉・生物	24.0	15.0	-5.0	27	3.0	1.5
112			肉加工品	2.0	5.0	3.0	13	0.7	1.0
121	12. 卵類			11.0	25.0	14.0	38	3.0	2.6
131	13. 牛乳・乳製品			4.0	50.0	46.0	55	3.9	2.2
141	14. 油脂類			10.0	7.0	-3.0	61	0.0	6.7
151	15. 調味・香辛料類			10.0	23.0	13.0	42	1.2	2.0

		栄養量・栄養比率			目標	献立	比較	備考
栄養管理	栄養量	エネルギー	(kcal)		753	826	73	
		たんぱく質	(g)		24.4	30.0	5.6	
		脂質	(g)		20.2	21.1	0.9	
	栄養比率	穀類エネルギー比（CER）		(%)	50.0	36.8	-13.2	
		動物性たんぱく質比（APR）		(%)	50.0	67.3	17.3	
		脂肪エネルギー比（FER）		(%)	25.0	23.0	-2.0	
		エネルギー産生栄養素バランス	たんぱく質	(%)	13.0	14.5	1.3	
			脂質	(%)	25.0	23.0	-2.0	
			炭水化物	(%)	62.0	62.5	0.5	

調理方法・盛りつけ・その他連絡事項

1. たけのことにんじんは，前もってざっと下ゆでしておくこと．
2. 水溶き片栗粉を加えてトロミを付けるときは，ダマができないようにすること．
3. 片栗粉を用いたあんは，調理後の時間が過ぎるほど粘りが少なくなる．したがって，食事開始までの時間経過に注意すること．

㉕第2日献立表（例）

白米ご飯を炊くときの米と水の割合

1. 普通米（一般の精白米）
　①とき洗い前の普通米1kgを洗い上げ，とき上げるざるなどに入れて60分くらいおく．
　②炊飯釜に水1.4kgを入れ，そこに①の米を加える．さらに60分くらい置く．
　③普通米の場合は，新米，古米のどちらの含有水分がほぼ同じであるように，品質管理をしているので炊飯の添加水の量は，どちらも同じ割合でよいといわれる．
2. 無洗米を容積で炊飯する場合
　　普通米の炊飯に必要な添加水の容積は，基本的にはとき洗い前の米の容積の1.2倍である．無洗米は見かけの体積で米と米の間のすき間が少なくなる．これを一定体積で比較すると，普通米よりも無洗米のほうが米粒の数が多い．この結果添加水を10%程度多めに，すなわち無洗米1ℓについて添加水は1.3ℓ加えなくてはならない．
3. 重量で炊飯するときは，普通米と同じと考えてよい．
4. 以上のことは標準的なことであるから，米の種類や時期により，いくらかの水加減が必要である．

第3日：令和＊年4月15日：水曜日（第2週）

食別	献立名	食品群番号	食品名	可食部重量（g）
昼食	1. パン いちごジャム添え	12	ロールパン	35.0
		12	ぶどうパン	50.0
		12	フランスパン	35.0
		73	いちごジャム	10.0
	2. ジュリエーヌスープ	112	ベーコン	10.0
		63	キャベツ・結球葉・生	40.0
		63	たまねぎ・生	15.0
		61	にんじん・根・生	10.0
		141	サラダ油	1.0
		151	風味調味料	1.0
		151	食塩	0.8
		151	白こしょう	＊
	3. ハンバーグステーキ ケチャップソースかけ（ハンバーグステーキ）	111	豚肉・ひき肉	35.0
		111	牛肉・ひき肉	35.0
		63	たまねぎ・生	20.0
		141	サラダ油	2.0
		151	食塩	1.0
		14	パン粉	10.0
		131	普通牛乳	8.0
		121	鶏卵・生	5.0
		141	サラダ油	1.0
	（ケチャップソース分）	14	小麦粉・薄力	1.0
		141	サラダ油	1.0
		＊	水	15.0
		151	コンソメ・乾燥	1.0
		151	トマトケチャップ	7.0
		151	ウスターソース	4.0
	〈付け合わせ〉 a. フライドポテト	21	じゃがいも	60.0
		151	食塩	0.3
		151	白こしょう	＊
		141	サラダ油	4.0
	b. いんげんソテー	61	さやいんげん・生	15.0
		151	食塩	0.2
	c. にんじんグラッセ	61	にんじん・根・生	40.0
		＊	水	30.0
		151	食塩	0.3
		31	上白糖	6.0
	4. デザート	71	グレープフルーツ・砂じょう・生	100.0

食品群番号		食品群名		食品構成基準量（g）	集計重量（g）	比較（g）	エネルギー（kcal）	たんぱく質（g）	脂質（g）
11	1. 穀類		米	72.0					
12		パ	ン	21.0	120.0	99.0	356	11.2	8.4
13		め	ん	12.0					
14		小麦粉・その他の穀物		10.0	11.0	1.0	38	1.2	0.3
21	2. いも類	いも	・ 生	38.0	60.0	22.0	49	0.9	0.1
22		こ ん に ゃ く		5.0					
23		でん粉とその製品		5.0					
31	3. 砂 糖 類			10.0	6.0	−4.0	4		
41	4. 豆 類	大豆・大豆製品		6.0					
42		その他の豆・豆製品		1.0					
51	5. 種 実 類			1.0					
61	6. 野菜類	緑 黄 色 野 菜		40.0	65.0	25.0	18	0.9	0.2
62		野 菜 漬 物		8.0					
63		その他の野菜		80.0	75.0	−5.0	23	1.1	0.0
71	7. 果実類	か ん き つ 類		8.0	100.0	92.0	45	0.9	0.1
72		その他の果実		10.0					
73		果 実 加 工 品		4.0	10.0	6.0	14	0.0	0.0
81	8. き の こ 類			8.0					
91	9. 藻 類			2.0					
101	10. 魚介類	魚 介 ・ 生 物		21.0					
102		魚介・干物と加工品		3.0					
103		水 産 練 り 製 品		3.0					
111	11. 肉 類	肉 ・ 生 物		24.0	70.0	50.0	126	13.9	6.9
112		肉 加 工 品		3.0			26	1.4	2.1
121	12. 卵 類			11.0	5.0	−6.0	8	0.6	0.5
131	13. 牛 乳 ・ 乳 製 品			4.0	8.0	4.0	9	0.6	0.3
141	14. 油 脂 類			10.0	9.0	−1.0	79	0.0	8.6
151	15. 調 味 ・ 香 辛 料 類			10.0	15.8	5.8	75	1.5	2.7

栄養管理	栄養量・栄養比率		目標	献立	比較	備 考
栄養量	エ ネ ル ギ ー （kcal）		753	926	173	
	た ん ぱ く 質 （g）		24.4	34.2	9.8	
	脂 質 （g）		20.2	30.2	10.0	
栄養比率	穀類エネルギー比（CER） （%）		50.0	42.5	−7.5	
	動物性たんぱく質比（APR） （%）		50.0	48.2	−1.8	
	脂肪エネルギー比（FER） （%）		25.0	29.4	4.4	
	エネルギー産生栄養素バランス たんぱく質 （%）		13.0	14.8	1.8	
	脂 質 （%）		25.0	29.4	4.4	
	炭 水 化 物 （%）		62.0	55.8	−6.2	

調理方法・盛りつけ・その他連絡事項

ハンバーグステーキの調理上の注意
1. ひき肉は，粘りが出るまで十分に練ること．
2. 1個当たりの重量は，均等になるようにすること．
3. 成形は丁寧に行い，形が不揃いにならないようにすること．
4. フライドポテトは，芯まで十分に熱がとおるように留意すること．
5. にんじんのグラッセは，時間をかけて，十分に煮含めること．

㉖第3日献立表（例）

第2章 献立作成の理論と実際

献立表

食別	献立名	食品群番号	食品名	可食部重量(g)
昼食	1. ひじきご飯　a. さくら飯	11	精白米	85.0
		＊	水	115.0
		151	食塩	1.0
		151	こいくちしょうゆ	1.0
	b. 味つけひじき	151	清酒・上撰	0.6
		91	乾しひじき	2.0
		41	油揚げ	10.0
		61	にんじん・根・生	15.0
		141	大豆油	1.0
	［だし汁］	＊	水	15.0
		＊	かつお節	0.3
		＊	だし昆布	0.1
		151	清酒・上撰	0.6
		151	食塩	0.3
		151	こいくちしょうゆ	0.7
		31	上白糖	1.2
	2. すまし汁	111	鶏肉・ささみ・若鶏	15.0
		151	清酒・上撰	0.2
		151	食塩	0.1
		23	じゃがいもでんぷん	0.2
		13	そうめん・乾	3.0
		61	さやいんげん・若ざや・生	61.0
	［だし汁］	＊	水	150.0
		＊	かつお節	3.6
		＊	だし昆布	0.4
		151	清酒・上撰	3.0
		151	食塩	0.6
		151	うすくちしょうゆ	0.5
	3. 豆腐の薄焼き　吉野あんかけ	41	木綿豆腐	60.0
		14	小麦粉・薄力粉	3.0
		111	豚肉・ひき肉	15.0
		63	ねぶかねぎ	10.0
		63	ひねしょうが	4.0
		81	しいたけ・乾	1.0
		121	鶏卵・全卵・生	4.5
		151	食塩	1.5
	［吉野あん］	＊	水	50.0
		＊	かつお節	1.0
		＊	だし昆布	0.1
		151	清酒・上撰	1.0
		151	食塩	0.5
		151	うすくちしょうゆ	0.5
		31	上白糖	0.8
		23	じゃがいもでんぷん	2.0
	4. いかとうどのぬた和え	101	いか・生	25.0
		91	湯通し塩蔵わかめ・塩抜き	5.0
		63	うど・茎・生	10.0
		63	きゅうり・果実・生	20.0
		151	淡色辛みそ	5.0
		31	上白糖	3.0
		151	米酢	5.0
	5. みずようかん	＊	水	30.0
		91	寒天	0.4
		31	上白糖	15.0
		42	あずき・こしあん	15.0

27 第4日献立表（例）

食品群別使用状況比較

食品群番号	食品群名		食品構成基準量(g)	集計重量(g)	比較(g)	エネルギー(kcal)	たんぱく質(g)	脂質(g)
11	1. 穀類	米	72.0	85.0	13.0	304	5.2	0.8
12		パ　　ン	21.0					
13		め　　ん	12.0	3.0	−9.0	4	0.1	0.0
14		小麦粉・その他の穀物	10.0	3.0	−7.0	10	0.3	0.1
21	2. いも類	い　も・生	38.0					
22		こんにゃく	5.0					
23		でん粉とその製品	5.0	2.2	−2.8	7	0.0	0.0
31	3. 砂　糖　類		10.0	22.0	12.0	84	0.0	0.0
41	4. 豆類	大豆・大豆製品	6.0	70.0	64.0	117	9.1	7.8
42		その他の豆・豆製品	1.0	15.0	14.0	31	1.6	0.2
51	5. 種　実　類		1.0					
61	6. 野菜類	緑黄色野菜	40.0	76.0	36.0	21	1.1	0.0
62		野菜漬物	8.0					
63		その他の野菜	80.0	44.0	−36.0	14	0.6	0.0
71	7. 果実類	かんきつ類	8.0					
72		その他の果実	10.0					
73		果実加工品	4.0					
81	8. き　の　こ　類		8.0	1.0	−7.0	1	0.1	0.0
91	9. 藻　類		2.0	7.4	5.4	9	1.1	0.1
101	10. 魚介類	魚介・生物	21.0	25.0	7.0	36	4.7	1.6
102		魚介・干物と加工品	3.0					
103		水産練り製品	2.0					
111	11. 肉類	肉・生物	24.0	30.0	10.0	54	6.0	3.0
112		肉加工品	2.0					
121	12. 卵　類		11.0	4.5	−6.5	7	0.5	0.5
131	13. 牛乳・乳製品		4.0					
141	14. 油　脂　類		10.0	1.0	−9.0	9	0.0	1.0
151	15. 調味・香辛料類		10.0	37.7	27.7	69	1.9	3.4

	栄養量・栄養比率		目標	献立	比較	備考
栄養量	エネルギー	(kcal)	753	777	24	
	たんぱく質	(g)	24.4	32.3	7.9	
	脂質	(g)	20.2	18.7	−1.5	
栄養比率	穀類エネルギー比（CER）	(%)	50.0	40.9	−9.1	
	動物性たんぱく質比（APR）	(%)	50.0	34.7	−15.3	
	脂肪エネルギー比（FER）	(%)	25.0	21.7	−3.3	
エネルギー産生栄養素バランス	たんぱく質	(%)	13.0	16.6	3.6	
	脂質	(%)	25.0	21.7	−3.3	
	炭水化物	(%)	62.0	61.7	−0.3	

※ 左端の管理欄には「栄養管理」と記載

調理方法・盛りつけ・その他連絡事項

1. 豆腐の薄焼きは崩れやすいので，取り扱いに注意すること.
2. 食品の取り扱いは衛生的に行うように留意し，食中毒を防ぐこと.

第5日：令和＊年4月17日：金曜日（第2週）

食別	献立名	食品群番号	食品名	可食部重量(g)
昼食	1. ライス	11	精白米	85.0
		＊	水	115.0
	2. コンソメスープ	63	セロリ・葉柄・生	5.0
		61	にんじん・根・生	5.0
		61	青ピーマン・果実・生	10.0
		＊	水	150.0
		151	風味調味料	0.7
		151	食塩	0.8
		151	白こしょう・粉	＊
	3. 生鮭のムニエル	101	べにざけ・生	60.0
		151	白こしょう・粉	＊
		151	食塩	0.6
		14	小麦粉・薄力	3.0
		141	有塩バター	2.0
	〈付け合わせ〉	141	サラダ油	2.0
	a. スライスレモン	71	レモン・生	10.0
	b. にんじんの　　グラッセ	61	にんじん・根・生	40.0
		31	上白糖	6.0
		151	食塩	0.1
		141	有塩バター	1.0
		＊	水	20.0
	c. ボイルドポテト	21	じゃがいも	50.0
		151	食塩	＊
		＊	水	50.0
	d. クレソン	61	クレソン	10.0
	4. フルーツサラダ	72	りんご	30.0
		71	オレンジ	80.0
		72	バナナ	30.0
		151	マヨネーズ・全卵型	15.0
		31	上白糖	1.0
		131	エバミルク	5.0
		61	レタス・結球葉・生	20.0

食品群別使用状況比較

食品群番号	食品群名		食品構成基準量(g)	集計重量(g)	比較(g)	エネルギー(kcal)	たんぱく質(g)	脂質(g)
11	1. 穀類	米	72.0	85.0	13.0	304	5.2	0.8
12		パ　ン	21.0					
13		め　ん	12.0					
14		小麦粉・その他の穀物	10.0	3.0	−7.0	10	0.3	0.1
21	2. いも類	いも・生	38.0	50.0	12.0	41	0.8	0.1
22		こんにゃく	5.0					
23		でん粉とその製品	5.0					
31	3. 砂糖類		10.0	7.0	−3.0	27		
41	4. 豆類	大豆・大豆製品	6.0					
42		その他の豆・豆製品	1.0					
51	5. 種実類		1.0					
61	6. 野菜類	緑黄色野菜	40.0	85.0	45.0	24	1.2	0.3
62		野菜漬物	8.0					
63		その他の野菜	80.0	5.0	−75.0	2	0.1	
71	7. 果実類	かんきつ	8.0	90.0	82.0	41	0.8	0.1
72		その他の果実	10.0	60.0	50.0	36	0.4	0.1
73		果実加工品	4.0					
81	8. きのこ類		8.0					
91	9. 藻類		2.0					
101	10. 魚介類	魚介・生物	21.0	60.0	42.0	86	11.2	3.7
102		魚介・干物と加工品	3.0					
103		水産練り製品	2.0					
111	11. 肉類	肉・生物	24.0					
112		肉加工品						
121	12. 卵類		11.0					
131	13. 牛乳・乳製品		4.0	5.0	1.0	6	0.4	0.2
141	14. 油脂類		10.0	5.0	−5.0	44	0.0	4.8
151	15. 調味・香辛料類		10.0	34.1	24.1	62	1.7	3.0

栄養管理		栄養量・栄養比率		目標	献立	比較	備考
	栄養量	エネルギー	(kcal)	753	683	−70	
		たんぱく質	(g)	24.4	22.1	−2.3	
		脂質	(g)	20.2	13.2	−7.0	
	栄養比率	穀類エネルギー比（CER）	(%)	50.0	46.0	−4.0	
		動物性たんぱく質比（APR）	(%)	50.0	52.5	2.5	
		脂肪エネルギー比（FER）	(%)	25.0	17.4	−7.6	
	エネルギー産生栄養素バランス	たんぱく質	(%)	13.0	12.9	−0.1	
		脂質	(%)	25.0	17.4	−7.6	
		炭水化物	(%)	62.0	69.7	7.7	

調理方法・盛りつけ・その他連絡事項

1. 生鮭のムニエルは，焼きすぎに注意すること．
2. ボイルドポテトはゆですぎないように注意すること．
3. じゃがいものゆで水は，じゃがいもと同重量で，その1.2％の食塩を加える．

連絡：本日は特別清掃日です．冷蔵庫や食器保管庫の裏など，目の届き難いところに重点を置いて清掃を実施しましょう．

❷❸第5日献立表（例）

領で「1. 穀類　米」の85.0 g から，「15. 調味・香辛料類」の23.1 g まで順を追って該当欄に書き込む．

②同じ手順で第2日から該当する最終日（第5日）まで，繰り返し転記する．

step 3　可食部1人当たり使用量について，期間の合計を求める．

guidance　**step 2** で書き込んだ可食部1人当たり使用量の第1日から第5日までの合計量を求め，合計欄に書き込む．

実際例　「10. 魚介類　魚介・生物」の計算期間中の使用量は，第1日（13日）が0 g，第2日（14日）が40.0 g，第3日（15日）が0.0 g，第4日（16日）が25.0 g，第5日（17日）が60.0 g である．したがって，合計量は次のとおりである．

$$0.0\,g + 40.0\,g + 0.0\,g + 25.0\,g + 60.0\,g = 125.0\,g \qquad\qquad 合計\ 125.0\,g$$

他の食品群についても，同じ要領で合計量を求める．

step 4　計算期間内の1日当たり平均量を求める．

guidance　**step 3** で求めた食品群別の「合計」を計算期間日数で割る．ここで注意することは，割る数（除数）は計算期間日数であって使用日数ではないということである．実際例である「魚介・生物」の場合，使用日数は3日，計算期間日数は5日であるから，**割る数は5**である．

これを式で示すと，計算期間内の1日当たり平均量は次のとおりである．

1日当たり平均量(g)＝**合計**（食品群別の計算期間合計）(g)÷**計算期間日数** ･･･････････････････**式31**

実際例　「魚介・生物」の合計は125.0 g，計算期間日数は5日であるから，

計算期間内の1日当たり平均量(g) = 125.0 ÷ 5 = 25.0 (g)

である．

他の食品群についても同じ計算を行い，結果を求める．

step 5　比較増減量を求める．

guidance　1日当たり平均量が食品構成量よりも多いか，少ないかを比較して，食品類別の使用傾向の適正度を判断するためのものである．

次の式により増減量を求める．

増減量(g)＝**1日当たり平均量**(g)－**食品構成量**(g) ･･････････････････････････**式32**

実際例

増減量(g) = 25.0 (g) − 21.0 (g) = 4.0 (g)

この計算の結果，1日当たり平均量は食品構成量よりも，4.0 g 上回っていることがわかる．

他の食品群についても同じ要領で計算を行い，比較して増減量を求める．

step 6　期間1日当たり平均給与栄養量を計算し，その合計を求める．

guidance　栄養量の計算には食品群別荷重平均栄養成分表（**⑰**-**A**，39ページ）を使用する．

実際例　①「期間1日当たり平均給与栄養量」は次の式により求める．

令和＊年4月第2週分

食品群名		可食部1人当たり使用量						比 較		
		第1日	第2日	第3日	第4日	第5日	合計	食品構成量	1日当たり平均量	増減量
		13日 月 (g)	14日 火 (g)	15日 水 (g)	16日 木 (g)	17日 金 (g)	(g)	(g)	(g)	(g)
1. 穀 類	米	85.0	85.0	0.0	85.0	85.0	340.0	72.0	68.0	− 4.0
	パ ン	0.0	0.0	120.0	0.0	0.0	120.0	21.0	24.0	3.0
	め ん	0.0	0.0	0.0	3.0	0.0	3.0	12.0	0.6	− 11.4
	小麦粉・その他の穀物	0.0	0.0	11.0	3.0	3.0	17.0	10.0	3.4	− 6.6
2. いも類	い も ・ 生	0.0	0.0	60.0	0.0	50.0	110.0	38.0	22.0	− 16.0
	こ ん に ゃ く	0.0	0.0	0.0	0.0	0.0	0.0	5.0	0.0	− 5.0
	でん粉とその製品	8.0	8.5	0.0	2.2	0.0	18.7	5.0	3.7	− 1.3
3. 砂 糖 類		14.8	19.0	6.0	22.0	7.0	68.8	10.0	13.8	3.8
4. 豆 類	大豆・大豆製品	20.0	0.0	0.0	70.0	0.0	90.0	6.0	18.0	12.0
	その他の豆・豆製品	0.0	0.0	0.0	15.0	0.0	15.0	1.0	3.0	2.0
5. 種 実 類		8.0	0.0	0.0	0.0	0.0	8.0	1.0	1.6	0.6
6. 野菜類	緑黄色野菜	95.0	50.0	65.0	76.0	85.0	371.0	40.0	74.2	34.2
	野 菜 漬 物	5.0	0.0	0.0	0.0	0.0	5.0	8.0	1.0	− 7.0
	その他の野菜	92.0	165.0	75.0	44.0	5.0	381.0	80.0	76.2	− 3.8
7. 果実類	かんきつ類	0.0	0.0	100.0	0.0	90.0	190.0	8.0	38.0	30.0
	その他の果実	0.0	5.0	0.0	0.0	60.0	65.0	10.0	13.0	3.0
	果 実 加 工 品	6.0	25.0	10.0	0.0	0.0	41.0	4.0	8.2	4.2
8. き の こ 類		0.0	4.0	0.0	1.0	0.0	5.0	8.0	1.0	− 7.0
9. 藻 類		2.2	0.6	0.0	7.4	0.0	10.2	2.0	2.0	0.0
10. 魚介類	魚 介 ・ 生 物	0.0	40.0	0.0	25.0	60.0	125.0	21.0	25.0	4.0
	魚介・干物と加工品	0.0	10.0	0.0	0.0	0.0	10.0	3.0	2.0	− 1.0
	水産練り製品	0.0	0.0	0.0	0.0	0.0	0.0	2.0	0.0	− 2.0
11. 肉 類	肉 ・ 生 物	50.0	15.0	70.0	30.0	0.0	165.0	24.0	33.0	9.0
	肉 加 工 品	0.0	5.0	10.0	0.0	0.0	15.0	2.0	3.0	1.0
12. 卵 類		0.0	25.0	5.0	4.5	0.0	34.5	11.0	6.9	− 4.1
13. 牛乳・乳製品類		0.0	50.0	8.0	0.0	5.0	63.0	4.0	12.6	8.6
14. 油 脂 類		5.0	7.0	9.0	1.0	5.0	27.0	10.0	5.4	− 4.6
15. 調味・香辛料類		21.3	19.9	15.6	25.1	17.7	99.6	10.0	19.9	9.9
期間平均給与栄養量の合計										

栄養比率	給与栄養目標量	目標栄養比率（実給与栄養量／給与栄養目標量）		基礎栄養比率		エネルギー産生栄養素バランス（%エネルギー）		備 考
	エネルギー 753 kcal	目標エネルギー比	100.5 %	穀類エネルギー比	43.2 %	たんぱく質	14.7	
	たんぱく質 24.4 g	目標たんぱく質比	113.9 %	動物性たんぱく質比	50.0 %	脂 質	22.9	
	脂 質 20.2 g	目標脂質比	95.5 %	脂肪エネルギー比	22.9 %	炭 水 化 物	62.4	

㉙栄養出納表（例）

期間平均給与栄養量＝荷重平均食品成分（可食部100g当たり）×（食品群別1日当たり

平均重量(g)÷100) ·· 式33

「魚介・生物」のエネルギーは，食品群別荷重平均栄養成分表の100g当たりエネルギー
は143 kcal, 1日当たり平均量は25.0gであるから，

エネルギー (kcal) = 143 (kcal) × (25.0 ÷ 100) = 35.75 ≒ 36 (kcal)

期間平均給与栄養量（荷重平均食品成分表による）

エネルギー (kcal)	水分 (g)	たんぱく質 (g)	脂質 (g)	炭水化物 (g)	カルシウム (mg)	鉄 (mg)	ビタミン A (RAE) (μg)	B₁ (mg)	B₂ (mg)	C (mg)	食物繊維 (g)	食塩相当量 (g)
243	10.1	4.1	0.6	52.8	3	0.5	0	0.05	0.01	0	0.3	0.0
71	7.9	2.2	1.7	11.9	7	0.2	0	0.02	0.01	0	0.5	0.1
1	0.4	0.0	0.0	0.2	0	0.0	0	0.00	0.00	0	0.0	0.0
12	0.6	0.4	0.1	2.3	1	0.0	0	0.00	0.00	0	0.1	0.0
18	17.3	0.3	0.0	4.1	3	0.1	0	0.02	0.01	6	0.4	0.0
0	0.0	0.0	0.0	0.0	0	0.0	0	0.00	0.00	0	0.0	0.0
12	0.6	0.0	0.0	3.1	1	0.0	0	0.00	0.00	0	0.0	0.0
53	0.1	0.0	0.0	13.7	1	0.0	0	0.00	0.00	0	0.0	0.0
30	12.7	2.3	2.0	0.7	30	0.5	0	0.01	0.02	0	0.0	0.0
6	1.5	0.3	0.0	1.1	1	0.1	0	0.00	0.00	0	0.0	0.0
10	0.0	0.4	0.8	0.3	12	0.1	0	0.01	0.00	0	0.2	0.0
21	67.4	1.0	0.2	4.4	42	0.7	395	0.04	0.07	21	1.7	0.0
1	0.8	0.0	0.0	0.2	0	0.0	0	0.00	0.00	0	0.0	0.0
24	69.0	1.1	0.0	5.5	31	0.2	5	0.02	0.01	13	1.6	0.0
17	33.3	0.3	0.0	4.1	9	0.0	34	0.03	0.01	17	0.5	0.0
8	10.8	0.1	0.0	2.1	1	0.0	3	0.00	0.00	2	0.1	0.0
11	5.4	0.0	0.0	2.7	1	0.0	1	0.00	0.00	1	0.1	0.0
1	0.7	0.1	0.0	0.2	0	0.0	0	0.00	0.00	0	0.1	0.0
2	0.5	0.3	0.0	0.8	12	0.2	20	0.00	0.01	1	0.5	0.2
36	17.8	4.7	1.6	0.0	6	0.1	26	0.00	0.03	0	0.0	0.0
5	1.2	0.4	0.3	0.4	0	0.0	0	0.01	0.00	1	0.0	0.1
0	0.0	0.0	0.0	0.0	0	0.0	0	0.00	0.00	0	0.0	0.0
59	22.7	6.6	3.3	0.0	2	0.4	5	0.09	0.07	0	0.1	0.0
8	1.8	0.4	0.6	0.1	0	0.0	0	0.01	0.00	1	0.0	0.1
10	5.3	0.8	0.7	0.0	3	0.1	12	0.00	0.03	0	0.0	0.0
14	9.7	1.0	0.5	1.2	31	0.0	5	0.01	0.04	0	0.0	0.0
47	0.2	0.0	5.1	0.0	0	0.0	17	0.00	0.00	0	0.0	0.0
36	9.7	1.0	1.8	3.6	1	0.4	2	0.01	0.01	0	0.3	3.3
757	307.5	27.8	19.3	115.1	199	3.6	526	0.35	0.34	62	6.9	3.8

栄養比率の標準値	目標栄養比率（実給与栄養量／給与栄養目標量）	基礎栄養比率	エネルギー産生栄養素バランス（%エネルギー）
	目標エネルギー比：100±10%	穀物エネルギー比：50±5%	（P）たんぱく質：13〜20
	目標たんぱく質比：100±10%	動物性たんぱく質比：50±5%	（F）脂　　　質：20〜30
	目標脂質比：100±10%	脂肪エネルギー比：25±5%	（C）炭水化物：50〜65

である．

　この計算を，すべての食品群と栄養素について行う．

　②食品群別栄養素計算結果の合計を求める．

　エネルギーは「1．穀類　米」の243kcalから，「15．調味・香辛料類」の36kcalまでを合計すると，757kcalである．

　同様の計算を他の栄養素について行い，その結果を記入する．

step 7

guidance 栄養比率を求める.

各栄養比率の意味は次のとおりである.

1 目標栄養比率★17

給与栄養目標量に対する給与栄養量の充実度を判断する.

目標エネルギー比(%) ＝（合計エネルギー(kcal) ÷ 給与栄養目標量：エネルギー(kcal)）
× 100 ··· 式34

目標たんぱく質比(%) ＝（合計たんぱく質(g) ÷ 給与栄養目標量：たんぱく質(g)）
× 100 ··· 式35

目標脂質比(%) ＝（合計脂質(g) ÷ 給与栄養目標量：脂質(g)）× 100 ·················· 式36

2 基礎栄養比率

基本となる栄養比率である. 給与栄養目標量に対する実給与栄養量の割合を示す.

穀類エネルギー比(%) ＝（穀類エネルギー(kcal) ÷ 合計エネルギー(kcal)）
× 100 ·· 式12（再掲）

動物性たんぱく質比(%) ＝（動物性たんぱく質(g) ÷ 合計たんぱく質(g)）
× 100 ·· 式13（再掲）

脂肪エネルギー比(%)★18 ＝（脂質エネルギー(kcal) ÷ 合計エネルギー(kcal)）
× 100 ·· 式14（再掲）

脂質エネルギー(kcal) ＝ 脂質重量(g) × 9(kcal) ······································· 式37

3 PFC エネルギー比率（PFC 比）

食物から摂取するエネルギーは，その食物に含まれるたんぱく質（protein），脂肪（fat）および炭水化物（carbohydrate）のエネルギーで構成される. その構成割合から，食事内容の適正度を判定する方法である.

たんぱく質エネルギー比(P)% ＝
｛（たんぱく質重量(g) × 4(kcal)）÷ 合計エネルギー(kcal)｝× 100 ················· 式38

脂肪エネルギー比（F）%：基礎栄養比率で求めた数値と同じである.

炭水化物エネルギー比(C)% ＝
100(%) －（たんぱく質エネルギー比(%) ＋ 脂肪エネルギー比(%)）················ 式39

実際例

①目標栄養比率

目標エネルギー比(%) ＝（757(kcal) ÷ 753(kcal)）× 100 ≒ 100.5(%)

目標たんぱく質比(%) ＝（27.8(g) ÷ 24.4(g)）× 100 ≒ 113.9(%)

目標脂質比(%) ＝（19.3(g) ÷ 20.2(g)）× 100 ≒ 95.5(%)

②基礎栄養比率

穀類エネルギー比(%)★19 ＝（327(kcal) ÷ 757(kcal)）× 100 ≒ 43.2(%)

動物性たんぱく質比(%)★20 ＝（13.9(g) ÷ 27.8(g)）× 100 ≒ 50.0(%)

$$脂肪エネルギー比 (\%) = \left[(19.3 (g) \times 9 (kcal)) \div 757 (kcal) \right] \times 100 \fallingdotseq 22.9 (\%)$$

③ PFC エネルギー比率

(P) たんぱく質エネルギー比 $(\%) = \left[(27.8 (g) \times 4 (kcal)) \div 757 (kcal) \right] \times 100 \fallingdotseq 14.7 (\%)$

(F) 脂肪エネルギー比 $(\%) = 23.3 (\%)$

(C) 炭水化物エネルギー比 $= 100 (\%) - (14.7 (\%) + 22.9 (\%)) = 62.4 (\%)$

step 8 栄養比率を中心に検討と評価を行い，問題点を発見したときは解決のための対応処置をとる．

guidance ①栄養出納表の評価の基本は，栄養比率の計算結果を基本に検討を行い，最終的な評価を行う．栄養比率のほかにも食材料の使用状況を食品群別の集計から，片寄りの有無を判断する．その結果，問題点を見いだしたときの対応処置として次の方法が考えられる．

　　ⅰ予定献立の栄養出納表：献立表の内容を再検討して，献立を変更する．または栄養比率の結果に影響があると判断される使用予定の食材料を変更するか，使用量を変更する．

　　ⅱ実施献立の栄養出納表：原因を分析し，その改善方法を検討する．その結果を次回以降の献立計画に資料として生かす．

②栄養比率の増減差は，目標栄養量が± 10 ％，基礎栄養比率が± 5 ％，またエネルギー産生栄養素バランスの目標は，P は 13 ～ 20 ％，F は 20 ～ 30 ％，C は 50 ～ 65 ％の範囲内で，その合計が 100 ％であること．

実際例

(1) 評価

　①目標栄養比率

　　目標エネルギー比　　　　　　　　100.5 ％

　　目標たんぱく質比　　　　　　　　113.5 ％

　　目標脂質比　　　　　　　　　　　 95.5 ％

　②基礎栄養比率

　　穀類エネルギー比　　　　　　　　 43.2 ％

　　動物性たんぱく質比　　　　　　　 50.0 ％

　　脂肪エネルギー比　　　　　　　　 22.9 ％

　③ PFC エネルギー比

　　(P) たんぱく質エネルギー比　　　 14.7 ％

　　(F) 脂肪エネルギー比　　　　　　 22.9 ％

　　(C) 炭水化物エネルギー比　　　　 62.4 ％

step 9 エネルギー，たんぱく質，脂質以外の栄養素の合計を求め，各栄養素量の適正度を判断する．

guidance ① **step 8** までの要領で，各栄養比率に問題がないと判定されたならば，エネルギー，たんぱく質，脂質以外の栄養素の合計を求める．

②各栄養素の合計と食品構成表（㉓，51 ページ）と比較して，問題点があると判断される栄養素が発見されたときは，その解決を図る．

step 10 最後に総合判定をする．

①食品群別食材使用量

食品構成量より多い……「6．野菜類　緑黄色野菜」，「7．果実類　かんきつ類」，「15．調味・香辛料類」．

食品構成量よりやや多い……「4．豆類　大豆・大豆製品」，「11．肉類　肉・生物」，「13．牛乳・乳製品類」．

食品構成量よりやや少ない……「1．穀類　めん」，「2．いも類」，「8．きのこ類」，「12．卵類」．

　　ⅰ)野菜類は多めに：一般に野菜類の摂取量は少なめになりがちである．またエネルギーの増加に影響が小さく，食事量のボリューム感を増すので，献立計画ではやや多めに使用するように心がける．

　　ⅱ)肉類と魚介類：「肉類・生物」は多いが，献立再検討までの必要はないと判断される．次回の献立計画では「魚介類」との使用バランスを考えること．

　　ⅲ)調味・香辛料：その名前のとおり調味料と香辛料で構成されている．一般的に調味料は食塩含有量が多く，使用量も多い．香辛料は食塩を含まないか，含んでいても少なく，また使用量も少ない．しかし，この食品群は調味料が多くの割合を占める関係で，食塩含有量が多い．したがって，使用量が多いと食塩のとりすぎになるので，使用量に注意しなければならない．

　　ⅳ)めん：主食としての役割が大きい．主食は1回の食事に1種類の使用が基本であるから，実際例の期間中に主食として使用する機会がなかったということである．対象者の嗜好調査や他のアンケート調査の結果，希望が多いときは献立と回数などを検討することも必要である．

②栄養比率

　　ⅰ)目標栄養比率：目標たんぱく質が高い．

　　ⅱ)基礎栄養比率：穀類エネルギー比は，やや低い．動物性たんぱく質比，脂肪エネルギー比は標準である．

　　ⅲ)PFCエネルギー比率：たんぱく質エネルギー比，脂肪エネルギー比，炭水化物エネルギー比とも標準の範囲内である．

8.
給食実施の実際的な要領

　給食では，限られた時間のなかで調理作業を行い，限られた食事時間に集中する給食利用者に食事を提供することが前提であるから，給食利用者一人ひとりに対応することは困難が伴う．しかし，給食は食事をとおして給食利用者の健康管理や栄養教育にかかわることなので，給食利用者個人に対応する給食という意識が必要である．それを完全に実施することは，たいへん困難の伴うことであるから，個人対応の給食に少しでも近づける方法として，一人ひとりの給食利用者の身体活動レベルに相当する食事摂取目標量と，個人のBMIに基づいて給食を行う方法が考えられる．

　本章では給与栄養目標量を求めることから，その食別配分，食品構成表の作成，献立計画の作成，栄養出納表の作成などについて，それぞれの要領を説明してきたが，それら一連の手順を経て，その結果を給食の実施に反映し，一人ひとりの給食利用者の健康・栄養管理のために効果的に生かすには，どのように行えばよいかという実際的方法の一例を説

明する.

1) グレード別給食

グレード別給食とは, ⓬ (27 ページ) で求めた給食対象者全体の「荷重平均食事摂取基準」, すなわち給与栄養目標量を, 給食をとおして一人ひとりの健康・栄養管理に生かすための方法である. その個人に対応するための手順は, 次のとおりである.

グレード別の基準エネルギーは, どのようにして求めるか ①と②は男性と女性別の 30 〜 49 歳代について, ③と④は男性と女性別の総量についての計算手順である.

① ⓬「給与栄養目標量 (荷重平均食事摂取基準) 計算表」(27 ページ) と, エネルギー食別配分割合 (㉑-B, 45 ページ) を用いる

実際例

① 30 〜 49 歳の男性と女性で, 昼食の場合である.

② 身体活動レベルは, Ⅰ と Ⅱ で計算しているが, Ⅲ がある場合には, それを含めて計算すること.

③ 昼食について説明しているが, 給食回数が 1 日 2 または 3 食であるときは, その合計について判断すること.

② 年齢区分別・性別・身体活動レベル別の食別配分エネルギーを求める

年齢区分別・性別・身体活動レベル別の食別配分エネルギー(kcal)＝年齢区分別・性別・身体活動レベル別エネルギー(kcal)×(エネルギー食別配分割合(%)÷100)‥‥‥‥式 40

実際例

① 30 〜 49 歳, 男性では,

身体活動レベルⅠ：男性の昼食配分エネルギー(kcal) = 2,300(kcal) × (33.3(%) ÷ 100) ≒ 760(kcal)

身体活動レベルⅡ：男性の昼食配分エネルギー(kcal) = 2,700(kcal) × (33.3(%) ÷ 100) ≒ 900(kcal)

② 30 〜 49 歳, 女性では,

身体活動レベルⅠ：女性の昼食配分エネルギー(kcal) = 1,750(kcal) × (33.3(%) ÷ 100) ≒ 580(kcal)

③ 年齢区分別のエネルギー計を求める

ここからは男性・女性別の総量についての計算になる.

(食別) 年齢区分別荷重平均エネルギーの計(kcal)＝("Ⅰ"(kcal)×対象者数(人))＋("Ⅱ"(kcal)×対象者数(人))＋("Ⅲ"(kcal)×対象者数(人))[21]‥‥‥‥‥‥‥‥‥‥‥‥‥‥式 41

実際例 30 〜 49 歳の男性・女性別の計を求める.

① 男性：エネルギー計(kcal) = (760(kcal) × 53(人)) + (900(kcal) × 45(人))
= 40,500(kcal) + 39,600(kcal) = 80,100(kcal)

② 女性：エネルギー計(kcal) = (580(kcal) × 44(名)) = 25,520(kcal)

[21]：1. 式のなかの "Ⅰ, Ⅱ, Ⅲ" は「身体活動レベル別の食別配分エネルギー (kcal)」を示している.
2.「対象者数」は「身体活動レベル」別の該当人数である.

4 **男性・女性別の年齢区分・食別のエネルギー総量を合計する**

男性（女性）の年齢区分・食別のエネルギー総量の合計（kcal）＝18～29歳計（kcal）
＋30～49歳計（kcal）＋50～64歳計（kcal）‥‥‥‥‥‥‥‥‥‥‥‥‥‥‥‥‥ 式42

実際例　18～29歳，50～64歳のエネルギーは式40による計算を省略して示した[22].
①男性：昼食配分エネルギー合計（kcal）＝86,360（kcal）＋81,380（kcal）＋47,460（kcal）＝
215,200（kcal）
②女性：昼食配分エネルギー合計（kcal）＝19,810（kcal）＋25,520（kcal）＋20,900（kcal）＝
66,230（kcal）

男性（女性）別食別配分エネルギー総量の平均（kcal）＝男性（女性）別の合計エネルギー
（kcal）÷男性（女性）別の給食対象者の合計（人）‥‥‥‥‥‥‥‥‥‥‥‥‥‥ 式43

①男性：昼食配分エネルギー総量の平均（kcal）＝215,200（kcal）÷268（人）≒802.9（kcal）≒
800（kcal）
②女性：昼食配分エネルギー総量の平均（kcal）＝66,230（kcal）÷115（人）≒575.9（kcal）≒
600（kcal）

★22：性・年齢および身体活動レベル（PAL）別の昼食配分エネルギー

性	年　齢	PAL	エネルギーkcal
男性	18～29	I	760
		II	880
	30～49	I	760
		II	900
	50～64	I	730
		II	870
女性	18～29	I	570
		II	670
	30～49	I	580
	50～64	I	550

2)
一人ひとりの給食利用者に対応する実際的要領

①給与栄養目標量（エネルギー）のグレード設定：事前に食別給与栄養目標量のエネルギーを，1，2，3，4の4グレードに区別し，おおよその給与エネルギー目標量を決定する．
❸⓪昼食のグレード別エネルギーの目安の場合，給食対象者全体の総平均エネルギーは，男性800 kcal，女性600 kcalである．その結果から，1は400 kcal，2は600 kcal，3は800 kcal，4は1,000 kcalとする．実際には，弾力的にいくらかの幅をもって決定する．
②給食対象者個人別のグレード決定について：性別，BMIを基本にする．さらに身体活動レベルを参考にして，おおよそのところで当てはめる．このグレード別を判断する基本は，給食利用者へのサービスを損なわないこと，給食施設の業務上の都合を含めて，最もよいと思われるグレード区分を決定すればよいことである．ただし，グレード区分を細分化し過ぎると複雑に，反対に少な過ぎると適応性に欠けるなど，どちらであっても実際性に欠けることになるので，グレードの分類は職種上の都合などにより，身体活動レベルに大きな格差がある場合を除いて，一般的には4程度でよいと判断される．すなわち，あまり数字にこだわり過ぎず，またかけ離れることなく実際性を意識して，ほどほどのところで決定する．

❸⓪**昼食のグレード別エネルギーの目安**

グレード	1	2	3	4
エネルギー（kcal）	400	600	800	1,000
男性平均		○	◎	●
女性平均	○	◎	●	

○：控えめ，◎：標準，●：多め

③グレード別エネルギーの設定例：❸昼食のグレード別エネルギーの目安の男性平均，女性平均を基礎にして，この4グレードを当てはめて，エネルギーの少ないほうから多いほうに向かって順に並べると，男性は2，3，4，女性は1，2，3と，それぞれ3グレードに割り当てられる．

④❿（24ページ）年齢別・性別身体状況およびBMI算出表で，BMIの「目標とする範囲」である18.5〜24.9（18〜49歳），20.0〜24.9（50〜69歳）を上回る，または下回るということで，判定が「○」である者を対象に栄養教育を行う．その後に「目標とする範囲との差」が＋（プラス）である者は「肥満」傾向にあるから，「控えめ」の食事を，－（マイナス）である者は「やせ」傾向にあるから「多め」の食事の選択について，栄養教育を担当する管理栄養士・栄養士の判断により，グレード選択の助言をする．

⑤エネルギーに基づく食事量の調整は，ⅰ食事の全体量で行う，ⅱ複数の献立で行うなど，その他の方法を含めて考えられるが，給食利用者の意見と給食施設側の業務の都合などを，総合的に判断して行えばよいことである．

⑥食事の選択は，栄養教育の後に，本人の自主的な意思によること．給食側で選択を強制するようなことは避ける．

⑦以上の要領は，「食事摂取基準」の理論に基づき，給食の運営と栄養管理業務を行う実際的な方法と考える．これまでの方法に比較して手数のかかることは否定できないが，いくらかの経験を重ねて要領を熟知すれば，大きな負担にはならないと思われる．さらによい方法もあると思われるので，努力と工夫をお願いしたい．

9.
食事摂取基準と献立作成
（第2章のまとめとして）

われわれが健康を維持・増進するには，健康の3原則である栄養・運動・休養をあげるまでもなく，直接的に運動と食事がかかわっていることはよく知られている．運動は本人に見合った適度の身体の動かし方と，運動量を工夫して実行すればよいことである．しかし，食事は個人の生活歴や生活環境に基づいた食習慣，食品や料理方法の好き嫌い，食事をする場所の雰囲気や精神的なゆとりなどの心理面の影響などが絡み合い，個人の食事摂取条件を形成している．その結果，栄養摂取の適正度の状態が健康に反映することになる．すなわち運動には，方法と内容についての適正な選択という問題はあるものの，個人に対応することは比較的容易であるようにみられるが，栄養の問題は一人ひとりが異なる複雑な条件が絡み合っているので，簡単に判断できることではない．そこに給食を行うことの難しさがある．

「食事摂取基準」は，日本国民が健康を維持・増進するための食事のとり方の基準を示したものであるが，個人だけではなく，特定多数人に対し食事を提供する特定給食も，その対象である．食事摂取基準の意図するところをくみ取って給食業務の実際に生かし，提供する食事が対象者の健康の維持・増進に貢献するという使命感をもって実行するようにしなければならない．

食事摂取基準を活用する場合の留意点について要約する．

①各施設の対象集団の特性を正しく把握し，それに見合った食事計画（提供する食種の数や給与栄養目標量）を決定したうえで，予定献立を作成して，品質管理を行った食

事を提供する.

②一定期間（1年に2回以上）ごとに摂取量調査や対象者特性の調査を繰り返して行い，食事計画を見直すとともに，献立作成にいかし改善に努める.

③食事摂取量の評価については，給食に由来するもののみならず，すべての食事を対象とし，その中で給食からの寄与についての情報を得ることが望ましい.

④エネルギーの摂取不足ならびに過剰摂取からの回避，主要栄養素の摂取不足ならびに過剰摂取からの回避，生活習慣病の一次予防を考慮したエネルギーおよび栄養素を給与する.

⑤提供した食事の全量が摂取されるように，柔軟かつ現実的に対応し，残菜が出ないように工夫することが望ましい.

第3章

献立の見方，読み方，考え方

1. 献立の立案と献立計画

1) 献立の種類

給食施設の献立は，その施設，食数，食費によって異なる．献立を大きく分けると次のようである．

（1）定食献立

給与栄養目標量に基づき，単一献立で，できるだけ対象者の嗜好に合った献立にすることが大切である．とくに，3食給食では朝・昼・夕食の使用食品や料理の種類，調理方法に変化をつけることが望ましい．

（2）複数献立

2種類以上の定食献立で，対象者の嗜好によって選択する．主菜，副菜，デザート類の食数の把握は，施設で考慮する．

（3）カフェテリア形式の献立

主食，主菜，副菜，デザートなどを各自の好みで自由に組み合わせていくため，各料理を複数用意する．1セットのバランスと栄養量を充実させるために，対象者に対して料理の選択の仕方などについて栄養教育をする必要がある．

2) 献立立案の留意点

献立立案の際，人間は栄養素を食べて生きているという思い違いをしてはいけない．適切な栄養を献立のなかに盛り込むことだけにとらわれて，対象者の気持ちを考慮しない献立，人間性の感じられない献立にならないように注意することが大切である．

献立表に書いてある栄養量は，その献立表に従って忠実に調理された食事を残さずに食べたときに摂取される栄養量の目安である．したがって，対象者がおいしそうだから食べてみようという気持ちを起こして食事行動をとらないかぎり栄養摂取には結びつかず，献立表に書かれた栄養量は，いくら対象者の適正な栄養量であっても，現実性のない架空のものになってしまう．このようなことにならないようにするため，献立作成の際には次のことに気配りをする必要がある．

①給与栄養目標量を満たし，量・質とも満足感を与えるものであること．

②1食献立だけであっても，バランスのとれた栄養配分であること．

③経済性を考慮したものであること．

④対象者の嗜好を尊重した，おいしいものであること．

⑤見た目がよく，盛りつけのきれいなもので，変化に富んで期待感があること．

⑥食品衛生の面からみて安全で，安心して食べることができること．

⑦季節感があること．

⑧調理能力に合っていて，決められた食事時間に間に合うように調理ができ，また調理

作業も勤務時間内に終了できるものであること.

⑨適温給食ができるものであること.

⑩家庭的な雰囲気が盛り込まれており, また施設の行事食などを盛り込むことができるものであること.

3) 献立立案と献立表

ここで, 献立立案と献立表との関係を明らかにしておかなければいけない.

対象者が必要とする栄養量, 嗜好, 材料費, 予算, 献立計画での使用献立の変化の状態, 調理従事者の技術水準, 調理機器類や設備の状態, その他, 献立計画を決定するときに関係する事項を基礎にして総合的に判断し, 数種類の料理から最も適切な組み合わせを考えて選び出し, 栄養量などを計算する. これが献立立案であるが, この作業をさらに具体的に, 作業をやりやすく, また, 実用性をもたせるために, 一定様式の献立表用紙に記入することが献立表の作成である. したがって, 献立立案は, 同時に献立表の作成を意味する.

4) 献立計画

(1) 献立計画の基本的事項

献立計画とは, それぞれの給食施設の栄養管理計画や食事内容の方針に従って具体的な献立を計画することである. 献立の種類は, 見方によっていくつかに分けることができるが, たとえば, 料理様式別では日本料理, 中国料理, 西洋料理, 折衷料理などである.

献立の変化や栄養素のバランスを考慮し, 献立が固定した形にはまって独創性と新鮮さを失うことがないように, 料理ごとに, 味, 形態, 分量, 調理方法などの指示を含め, 献立計画を作成する.

献立計画の作成にあたっては, 次に示す必要条件を考慮することである.

①対象者の状況(性別, 年齢, 身体活動の程度, 健康状態, 給与栄養目標量, 嗜好傾向など)を把握して3食の栄養配分を適正にする(例:残飯菜量, 残食数の把握, アンケートによる嗜好調査).

②行事食の実施計画を決定する.

③食材料費の予算額を検討し決定する.

④調理担当者の作業配置人数, 技術水準などの適正度を検討する.

⑤調理作業時間に無理がないか, 余裕がありすぎないかを検討し, 適正作業時間を決定する.

⑥魚介類, 野菜や果物などについては, 旬の時期を献立に生かすようにし, 常に新鮮な味を提供して利用者の嗜好を満足させるように努める. 栄養量が十分であっても喫食されなければまったく意味がないので, 栄養量と同時に料理や味の組み合わせに配慮し, おいしく食べられるようにするには, 調理の知識と経験がきわめて大切である.

⑦食品衛生上, 安全であること. 新鮮な食材料, 調理技術や調理機器具について, また食中毒など給食に関係する食品衛生の情報を収集し, 献立計画に反映させる. とくに, 季節によっては使用できない材料もある.

⑧献立計画は, 1年間, 1か月間, 1旬間, 1週間, 1日分, 1食分などを単位として検討する. このことについては, 次項"(2) 年間計画"以降を参照されたい.

1旬間は，1か月を1〜15日は上旬，16〜月末を下旬に分ける場合と，1〜10日を上旬，11〜20日を中旬，21〜月末を下旬に分ける場合とがあるが，献立計画では給食施設により，どちらでも都合のよいほうを選択するとよい.

　年間計画ではきわめて大まかに，月間計画，旬間計画，週間計画と進むに従って，四季の食材料を考慮し，実施を前提にした具体的な内容を織り込んだものとする. 1日分，1食分は実施するための献立である. 複数定食の場合は，料理の組み合わせで選択するので，栄養のバランスもよいようにすることが大切である.

(2) 年間計画（季節や行事食を考慮する）

　年間計画の献立は，一覧表やカレンダー形式で記入して目安をつけておくとよい. 施設の行事，季節の食品材料および料理の使用頻度をあらかじめ決めておくことにより合理的に食品材料購入計画を立案することができる.

　近年は，冷凍食品，輸入食品，ハウス栽培された野菜類などが市場に出回り，季節感がなくなってきている. いわゆる旬のものが忘れられがちだが，最もおいしく，栄養的にも，価格の安定と献立の変化のためにも，旬のものを使用することが望ましい（最盛期は地方により多少異なる）. 年間計画を立案するときに食品の出盛り期を十分に研究し，その出盛り期に合わせて行事食などを考慮することが望ましく，またそのほうが目標を立てやすい（❶）. この場合，常に新聞などのニュース，その他の流通情報に注意し，食品材料の動きを知ることが大切である.

　大量の場合には冷凍食品を上手に利用し，また，行事食などによる多少の経費の増減は，その施設の予算内で調整しておいしく楽しいものにすることが望ましい（❷）.

　また，一般的な行事のほか，誕生日会や，施設により特別に行われる行事を年間計画のなかに組み入れておくようにする.

(3) 月間・旬間計画

　年間計画の行事食と，その施設の行事を織り込んで献立立案するには，週間より旬間，月間のほうが変化をつけやすい. 食品材料もできるだけ多くの食品を使用し，献立スタイルも和風，洋風，中華風とし，朝・昼・夕食に重複しないようにして献立のマンネリ化を防ぎ，また調理法，栄養面についてもバランスよく計画する.

例 料理様式

日	1	2	3	4	5	6	7
朝食	和	中	洋				
昼食	洋	和	中				
夕食	中	洋	和				

　このように，毎回の食事に変化をつけ，調理法も焼く，揚げる，煮る，蒸す，炒める，生もの，丼物とし，主食も米飯，めん類，パンと，利用者に喜ばれるものにし，1旬間のなかに同一献立がないようにすることが望ましい.

(4) 1週間の計画

　1か月または1旬間で調理法を和風，洋風，中華風と目安をつけて立案し，1週間の食品材料の主皿をさらにバランスよくするために，たんぱく質性食品である肉類，魚介類，

❶生鮮食品の出回り時期
魚介類の出回り時期（◎最盛期）

食品名	春			夏			秋			冬		
	3月	4月	5月	6月	7月	8月	9月	10月	11月	12月	1月	2月
あじ	○	◎	◎	◎	◎	◎	○	○	○	○	○	○
あなご	○	○	○	◎	◎	◎	○	○	○	○	○	○
あまだい	○	◎	◎	○	○	○	○	○				
あゆ				○	◎	◎	◎	○				
いさき		○	◎	◎	◎	◎	○					
うなぎ	○	○	○	◎	◎	◎	○	○	○	○	○	○
かつお		○	○	◎	◎	◎	◎	○				
かます			○	○	○	◎	○	○	◎	○	○	
かれい	○	○	○	○	○	◎	◎	◎	◎	◎	○	○
きす			◎	◎	◎	○	○					
きんめだい	○	○	○					○	◎	◎	○	○
こい	○	○	○							◎	◎	◎
さけ			○	○	○	○	○	◎	◎	○	○	○
さば	○	○	○	○	○	○	○	◎	◎	○	○	○
さわら	◎	◎	○	○	○	○	○	○	○	○	◎	◎
さんま							○	◎	○			
しらうお	○									○	◎	◎
すずき		○	○	○	◎	◎	◎	○	○	○		
するめいか	○	○	○	○	◎	◎	◎	○	○	○	○	○
たこ	○	○	○	○				○	○	◎	○	○
たら	○							○	○	◎	◎	◎
とびうお	○	◎	◎	◎	○							
にしん	◎	○	○	○	○	○	○	○	○	○	○	○
はぜ							○	○	◎	○		
はも			○	○	○	◎	○					
ひらめ	◎	◎	○	○					○	◎	◎	◎
ぶり	○	◎	○							○	○	○
ほっけ	◎	○	○	○	○	○				○	○	○
ぼら	○	○	○				◎	◎	○			
まいわし	○	○	○	◎	◎	◎	○	○		○	○	○
まぐろ			○	◎	◎	◎	○					
ます	○	○	◎	◎	○	○						
まだい	○	○	○	○				○	○	◎	○	○
むつ	◎	○					○			○	○	○
やりいか	○	○						◎	○	○	○	○
わかさぎ							○	○	○	○		
わたりがに								○	○	○		
あおやぎ	○	○	○	○	○	○	○	○	○	○	○	○
あさり	○	○	○	○	○	○	○	○	○	○	◎	◎
あわび	○	○	○	○	◎	◎	○	○	○	○	○	○
かいばしら	○	○	○	○	○	○	○	○	○	○	○	○
かき								◎	◎	◎	○	○
さざえ	◎	○	○	○	○	◎	○	○	○	○	○	○
しじみ	○	○	○	○	○	◎	◎	○	○	○	○	○
はまぐり	○	◎	◎	○	○	○	○	○	○	○	○	○
ほたてがい	○	○	○	○	○	○	○	◎	◎	◎	○	○

野菜類の出回り時期（◎最盛期）

食品名	春			夏			秋			冬		
	3月	4月	5月	6月	7月	8月	9月	10月	11月	12月	1月	2月
うど	○	◎	○	○	◎				○	◎	○	○
えだまめ				○	◎	◎	○					
オクラ				○	◎	◎	○	○				
かぶ	◎	◎	◎	○	◎	○	○		◎	◎	○	○
かぼちゃ	○	○	○	◎	◎	◎	○	○	○	◎	○	○
からしな	◎	◎	○									
カリフラワー	◎	◎	○	○	○	○	○	○	○	◎	○	○
キャベツ	○	○	○	○	◎	○	○	○	○	○	○	○
きゅうり	○	○	○	◎	◎	◎	○	○	○	○	○	○
きょうな	◎	○					○	○	○		○	◎
グリーンアスパラガス	○	○	◎	◎	○							
グリンピース		○	◎	○								
ごぼう	◎	◎	○	○		○	○	○	◎	◎	○	○
こまつな	○	○	○	○	○	○	○	○	○	◎	◎	◎
さやえんどう	○	◎	◎	○	○	○	○	○	○	○	○	○
さやいんげん	○	○	○	◎	◎	◎	○	○	○	○	○	○
しゅんぎく	◎	○	◎	◎	○			○	○	○	◎	◎
じゃがいも	◎	◎	○	◎	○	○	○	○	○	○	○	○
セロリー	◎	◎	○	○	○	○	○	○	○	◎	○	○
そらまめ	○	○	◎	◎								
だいこん	◎	○	○	○	○		○	◎	○	◎	○	◎
たけのこ	○	○	◎	○								
たまねぎ	◎	◎	◎	◎	◎	○	○	○		○	○	○
とうもろこし				○	◎	◎	○					
トマト			○	◎	◎	◎	◎	○		○	○	○
なす			○	◎	◎	◎	◎	○	○	○		
にら	○	○	○	○	○	○	○	○	○	○	○	◎
にんじん	○	○	○	○	○	○	◎	◎	○	○	○	◎
ねぎ	○	○	○	○	○	○	○	○	◎	◎	◎	◎
はくさい	○	○	○	○	○	○	○	○	○	◎	◎	◎
ピーマン	○	○	○	○	◎	◎	◎	○	○	○		
ふき	○	○	○	○	○							
ブロッコリー	○	○	○	○				○	○	○	◎	◎
ほうれんそう	◎	○	○	○			○	◎	◎	◎	◎	◎
みつば	○	○										○
めキャベツ										○	○	○
れんこん	○	○					○	○	○	◎	○	○
わけぎ	◎	◎		○							○	○
しいたけ	◎	◎	○	○			◎	◎	◎	◎	◎	◎
しめじ	○	○		○		○	◎	◎	◎	○	○	○
なめこ	○							○	○	○	○	○
マッシュルーム	○	○		○	◎	○			○	○	○	○
まつたけ				◎	◎	◎	◎	○				
レタス	○	○	○	○	○	○	○	○	○	○	○	◎
わらび	○	◎	◎	○								

果物の出回り時期（◎最盛期）

食品名	春			夏			秋			冬		
	3月	4月	5月	6月	7月	8月	9月	10月	11月	12月	1月	2月
あまなつみかん	○	◎	◎							○	◎	◎
いちご	◎	◎									○	◎
いよかん	◎											
かき（富有）							◎	◎	○	◎	○	○
キウイフルーツ	◎	○	◎	○	○	◎				○	○	○
くり							◎	◎				
グレープフルーツ	◎	○	◎	◎	○	◎						
さくらんぼ				○	◎							
すいか				○	◎	○						
なし						◎	◎	○				
なつみかん		◎	◎	◎								
パインアップル	◎	◎	◎	◎	○	◎	◎	◎	◎	◎	○	○
バナナ	○	◎	◎	○	○	◎	○	○	○	○	○	○
びわ				○	◎							
ぶどう（デラウェア）				◎	○	○	◎					
（甲州）								◎	◎	○		
（ネオマスカット）					○	◎	○					
（巨峰）			◎									
プリンスメロン	◎	◎	◎	◎	◎							
マスクメロン		○	◎	○	○	○						
みかん	○							○	○	○	◎	○
もも				◎	◎	◎						
りんご（紅玉）							◎	◎	○			
（スターキング）									○	○	○	
（ふじ）	◎	○		◎					○	○	○	○

卵類，大豆および大豆製品，牛乳および乳製品を上手に織り込んで計画する．

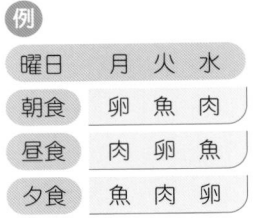

例

曜日	月	火	水
朝食	卵	魚	肉
昼食	肉	卵	魚
夕食	魚	肉	卵

牛乳および乳製品，大豆および大豆製品は副菜のなかに適宜に配分する．

たとえば，月曜日は，朝食にだし巻き卵，昼食にハンバーグ，夕食に白身魚の中華風あんかけを主菜とし，それぞれに副菜を添えるというようにするとよい．

台風，断水，停電などの突発的事態による献立変更に備え，調理が簡単で，短時間に確実に入手できる食品材料による献立を何組か用意しておく必要がある．また，非常食として，缶詰，乾物類をストックしておくことも必要である．

❷年間行事食の予定表（例）

月	日	行 事	調理名および食品の目安
1	1	元 旦	おせち料理，雑煮
	7	七草がゆ	春の七草を入れる
	11	鏡開き	おしるこ
	第二月曜日	成人の日	鯛姿焼，赤飯（祝膳）
2	3〜4	節 分	打豆，めざし
3	3	ひな祭り	白酒，魚介類料理，ひなあられ，ひなずし
	春分日	春分の日	精進料理，ぼたもち
4	8	花祭り	甘茶
		イースター	ゆで卵（色つき）
5	5	子どもの日（端午の節句）	たけのこ料理，鯛料理，柏もち，ちまき
		遠 足	行楽べんとう
7	7	七 夕	そうめん，枝豆，バーベキュー
	第三月曜日	海の日	磯料理
8		土用の丑の日	うなぎ
			キャンプ料理
9		お月見	月見だんご，栗ご飯
	第三月曜日	敬老の日	祝膳
	秋分日	秋分の日	おはぎ，まつたけご飯
10	第二月曜日	体育の日	行楽弁当
11	15	七五三	ちとせ飴（祝膳）
	23	勤労感謝の日	祝膳
12	22	冬 至	かぼちゃ，こんにゃくの柚子煮
	24〜25	クリスマス	七面鳥，クリスマスケーキ
	31	大晦日	年越そば

注）上記のほかに毎月実施の誕生会や，開設・創立記念日など．

(5) 1日3食の栄養配分

　1日の給与栄養目標量と，それによる食品構成基準を朝・昼・夕食の3回の食事に配分する．1日の食事を通して満たせばよいという考え方もあるが，朝食は1日の活動に備えてエネルギー供給を目標にし，穀類と良質のたんぱく質性食品を中心に献立を構成する，昼食は午前の活動の回復と午後の活動に備える食事として献立を立案する，夕食は1日の3分の1を目標量としてたんぱく質性食品を中心に脂質，炭水化物が過剰にならないように構成する，というように各食事とも適正な栄養量をバランスよく配分することが望ましい．

　そのほか，労働の激しい場合や夜間作業のときには，当然，間食や夜食を考えなければならない．

　また，乳幼児の間食は，1日総エネルギーの15％前後とする．

献立名	食品名	可食部重量(g)	エネルギー 全(kcal)	エネルギー うち穀類(kcal)	たんぱく質 全(g)	たんぱく質 うち動物性(g)	脂質(g)	金額*(円)	可食部重量(kg)	廃棄率(%)	素材重量(kg)	目安量	備考
パン	食パン	100	264	260	9.3		4.4	40.00	10.000		10.000	200枚	1枚50g（8枚切り）
コーンスープ	鶏ひき肉	10	19		1.8	1.8	1.2	11.00	1.000		1.000		
	たまねぎ	40	15		0.4		0	6.30	4.000	6	4.210		
	バター	5	37		0		4.1	7.80	0.500		0.500		
	小麦粉	5	18	18	0.4		0.1	0.70	0.500		0.500		
	バター	5	37		0		4.1	7.80	0.500		0.500		
	牛乳	30	20		1.0	1.0	1.1	5.70	3.000		3.000	3本	1lパック
	スイートコーン	40	34		0.7		0.2	24.80	4.000		4.000	9コ	クリームスタイル缶詰・1缶450g
	水	120	0				0		12.000		12.000		
	スープの素	1	2		0.1		0	3.00	0.100		0.100	25粒	キューブ, 1コ4g
	塩	1	0					0.05	0.100		0.100		
	生クリーム	5	22		0.1	0.1	2.3	8.00	0.500		0.500	パック	高脂肪1パック200ml
	パセリ							0.20	0.100	10	0.170	2.5	（調理）盛りつけ後ちらす
ハムとチーズ の包み焼き	プレスハム	40	47		6.2	6.2	1.8	72.00	4.000		4.000	200枚	スライス1枚20g
（付け合わせ）	プロセスチーズ	10	34		2.3	2.3	2.6	22.00	1.000		1.000	200枚	スライス1枚5g
	植物油	0.5	5		0		0.5	0.05	0.050		0.050		
野菜ソテー	キャベツ	50	12		0.7		0.1	5.00	5.000	15	5.880		
	ピーマン	20	4		0.2		Ø	4.00	2.000	15	2.350		
	にんじん	10	4		0.1		Ø	1.60	1.000	10	1.110		
	植物油	2	18		0		2.0	0.20	0.200		0.200		サフラワー油
	塩	1	0					0.05	0.100		0.100		
	こしょう	0.05	0						0.005		0.005		
ボイルポテト	じゃがいも	60	46		1.0		0.1	4.80	6.000	10	6.670		（調理）じゃがいもの皮を剥き, 同重量の水に1.5%の食塩を加えてゆでる
	水	60							6.000		6.000		
	塩	0.9	0					0.50	0.090		0.090		
	ウスターソース	5	0		0.1		0	2.00	0.500		0.500		（調理）中1/2コを2つに切り, 1つ
デザート	りんご	100	50		0.3		0.3	35.00	10.000	15	11.770	59コ	は皮を剥き, 1つはうさぎにする
合　計			703	278	24.3	11.4	24.8	262.10					

栄養比率　穀類エネルギー比40%：動物性たんぱく質比47%：脂肪エネルギー比32%　*：一例を示す

❸予定献立表（例）

2. 予定献立の作成

予定献立を，前もって決めてある献立計画に基づき1日ごとの献立名，食材料の名称，1人当たり使用重量・栄養量・材料費などを一定様式の表に記入したものが予定献立表（❸）であるが，さらに給食を実施するために必要な食品材料の総使用重量を計算し，出庫や発注の計画などに役立たせる．

このように，予定献立によって給食実施のための準備をするが，そのときに，もし使用を予定していた食品材料や使用重量などに変更があったときは訂正する．このようにして給食が実施されるが，これが実施献立といわれるものである．

1) 献立表の種類

給食施設における献立表には，料理名や使用食品，またその重量などを記入したメニュー（❹），さらには調理法や栄養量，価格，調理温度や保管温度，盛りつけの食器，提供時間などを記入して，指示書として活用されるレシピ（❺）があり，建築にたとえれば，設計図にあたるものが献立表である．

昼　食　　　　　　　　　　　　　　　　　　　　　　　　　　　令和　年　月　日（　曜日）

献立名	食品名	可食部重量(g)	調味料割合(g)	材料費(円)	穀類(印)	エネルギー全量(kcal)	動物性(印)	たんぱく質全量(g)	脂質(g)	可食部重量(kg)	廃棄率(%)	素材重量(kg)	材料費(円)
パン	ロールパン	35		25	レ	111		3.5	3.2	3.5	0	3.5	2,500
	いちごジャム	7		1		18				0.7	0	0.7	102
野菜のポタージュ	じゃがいも	30		6		23		0.5	0	3.0	10	3.3	594
	たまねぎ	15		2		6		0.2	0	1.5	6	1.6	232
	にんじん	10		2		4		0.1	0	1.0	10	1.03	194
	油 } 1:1	0.9	水分の			8		0	0.9	0.09	0	0.09	36
	バター	0.9	1.5	1		7		0	0.7	0.09	0	0.09	144
	小麦粉	0.6	水分0.5		レ	2		0	0	0.06	0	0.06	15
	スープ	120		2		7		1.6	0	12.0	0	12.0	220(10コ)
	白ワイン	2.4	2	3		0		0	0	0.24	0	0.24	320
	塩·こしょう·ロリエ	0.6	0.5			0		0	0	0.06		0.06	6,184
	生クリーム	5		7		22		0.1	2.3	0.5	0	0.5	695
	食パン	2			レ	5		0.2	0.1	0.2	0	0.2	68
	揚げ油	0.2	10			2		0	0.2	0.02	0	0.02	8
鶏肉のピカタ	鶏もも肉	70		52		143	レ	11.6	9.9	7.0	0	7.0	5,250
	塩·こしょう	0.6	0.8			0		0	0	0.06	0	0.06	6,184
	小麦粉	4.2	6	1	レ	15		0.3	0.1	0.42	0	0.42	105
	卵	15		7		23	レ	1.8	1.5	1.5	15	1.8	720(36コ)
	粉チーズ	0.8		4		4	レ	0.4	0.2	0.08	0	0.08	448
	油	3.5	5	1		32			3.5	0.35	0	0.35	140
トマトソース	たまねぎ	15		2		6		0.2	0	1.5	6	1.6	232
	バター } 1	0.3				2		0	0.2	0.03	0	0.03	48
	油 } 1	0.3	> 4			3		0	0.3	0.03	0	0.03	13
	小麦粉	0.6	4		レ	2		0	0	0.06	0	0.06	15
	トマトピューレ	5		2		2		0.1	0	0.5	0	0.5	261
	ホールトマト	5		2		1		0	0	0.5	0	0.5	281
	ケチャップ	10		5		12		0.2	0	1.0	0	1.0	480
	スープ	60		1		4		0.8	0	6.0	0	6.0	110(5コ)
	白ワイン	0.3	2			0		0	0	0.03	0	0.03	41
(付け合わせ) 茄子のフライ	なす	30		15		6		0.3	0	3.0	0	3.0	1,518
	小麦粉	1.2	4		レ	4		0.1	0	0.12	0	0.12	30
	卵	2				3	レ	0.2	0.2	0.2	15	0.23	9
	パン粉	3	10		レ	10		0.4	0.2	0.3	0	0.3	90
	揚げ油	3	10	1		28		0	3.0	0.3	0	0.3	120
いんげんのソテー	いんげん	20		33		5		0.4	0	2.0	3	2.1	3,360
	バター } 1	0.4				3		0	0.3	0.04	0	0.04	64
	油 } 1	0.4	> 4			4		0	0.4	0.04	0	0.04	16
	塩	0.1	0.5			0		0	0.4	0.01	0	0.01	1
プチトマトのチーズ詰め	プチトマト	20		18		6		0.2	0	2.0	0	2.0	1,850
	チーズ	2		1		7	レ	0.5	0.5	0.2	0	0.2	284
カリフラワーのサラダ	カリフラワー	30		68		8		0.9	0	3.0	50	6.0	6,792
	油·酢 1:1	3:3	20	1		29		0	3.0	0.3:0.3	0	0.3:0.3	120:75
	塩	0.1	0.3			0		0	0	0.01	0	0.01	1
	レタス	25		12		3		0.2	0	2.5	2	2.6	1,230
	きゅうり	15		5		2		0.2	0	1.5	2	1.5	510
	コーン	10		5		8		0.2	0.1	1.0	0	1.0	558
	ラディッシュ	1		1		1		0	0	0.1	25	0.13	156
	油·酢 2:1	2.6:1.3	1 1 > 15	1		24		0	2.6	0.26:0.13	0	0.26:0.13	104:33
	マヨネーズ	3.9		2		27		0.1	2.9	0.39	0	0.39	191
	塩	0.2	0.3			0		0	0	0.02	0	0.02	2
合　計	全　　量					642		25.2	36.7	合　計			30,566
	うち穀類					149							
	うち動物性							14.5		1人当たり			289

❹メニュー（例）

調理業務指示書

令和　　年　　月　　日（　曜）

		学校長	教 頭	事務（室）長	栄養職員

小学校

	生徒数	教職員数	その他	合　計
調理数	人	人	人	人

献立名	食 品 名	1人分可食量（g）	注文量または使用量（g）	献立調理に関する指示事項（下処理・調理法・適温管理・盛付配食・食器など）
特記事項				

❺レシピ（例）

2) 予定献立作成の手順

（1）型紙を利用した献立作成

　給食施設の献立は，食材料の購入や調理作業を計画的かつ能率的に行うため，通常は2〜4週間分を一期間として，実施の2〜3週間前には作成する．しかし，これも給食施設の規模によって異なり，対象施設の状況に即した期間を決めるとよい．

　献立としての要素は，栄養面を基にして食事計画を立て，次に，給与栄養目標量を満たすための食品構成を設定し，何をどれだけ摂取すればよいかを知ったうえで献立の作成に入る．

　栄養管理の手順は概ね❻のようである．

　日常食の基本献立は，本膳にならって主食，汁物，主菜，副菜1〜2品，およびデザートの5〜6種で構成されることが多い．和・洋・中華によって若干の違いはあるものの，基本型の変形と考えると，献立にはスタイルのあることがわかる．

　これを朝・昼・夕別に型紙をつくり，1日の食品構成から割り出された食材とその分量を型紙に当てはめて考えると，1日の献立を容易に立てることができる．

　朝食の場合，主食をパンにするか，ご飯にするかを決めて型紙に当てはめる（❼）．もちろん，応用として和洋折衷も自由であるが，まずは基本型に沿って組み立てるとよい．

　朝食に用いられる料理とその栄養量を参考にされたい（❽）．

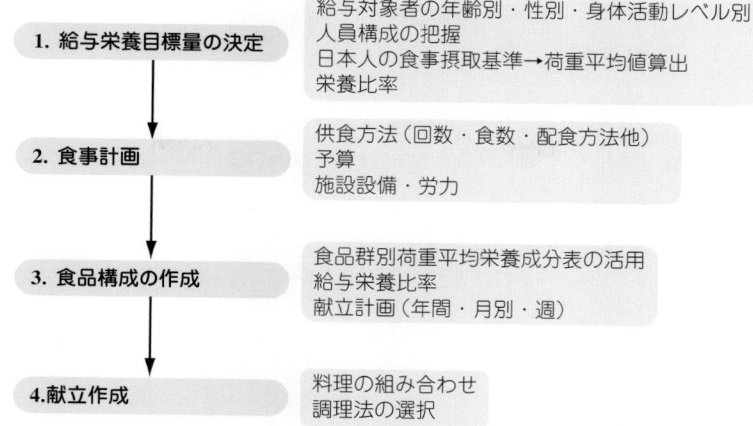

栄養面の業務

1. 給与栄養目標量の決定 — 給与対象者の年齢別・性別・身体活動レベル別
人員構成の把握
日本人の食事摂取基準→荷重平均値算出
栄養比率

2. 食事計画 — 供食方法（回数・食数・配食方法他）
予算
施設設備・労力

3. 食品構成の作成 — 食品群別荷重平均栄養成分表の活用
給与栄養比率
献立計画（年間・月別・週）

4. 献立作成 — 料理の組み合わせ
調理法の選択

❻栄養管理の手順

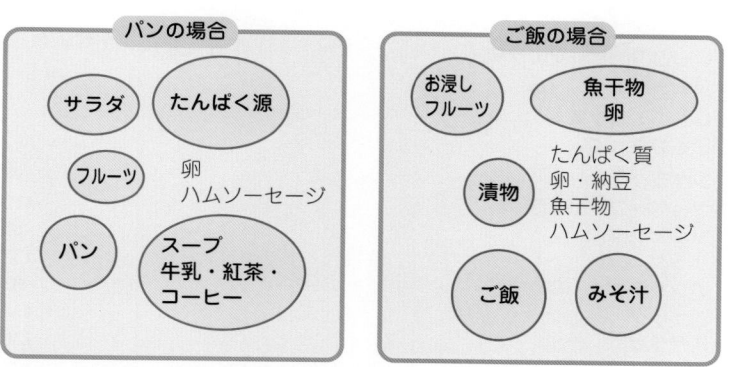

パンの場合

サラダ　たんぱく源
フルーツ　卵
　　　　　ハムソーセージ
パン
スープ
牛乳・紅茶・
コーヒー

ご飯の場合

お浸し
フルーツ　魚干物
　　　　　卵
漬物　たんぱく質
　　　卵・納豆
　　　魚干物
　　　ハムソーセージ
ご飯　みそ汁

❼朝食の献立の型紙と献立のたてかた

　昼食，夕食の場合の型紙には3種類の基本パターンがある（❾）.

　パターン1は本膳の一汁三菜を基本にしたものである. このパターンは，日常食であれば和・洋・中華いずれにも対応でき，もっとも広範囲に活用できるものである.

　パターン2は日本料理の混ぜご飯や丼物など，ご飯に具を入れて主食部分に若干の栄養強化を図ったパターンである. 洋風や中華風においても対応できる. とくに，昼食時など給食施設にあっては，洗浄のための労働を軽減したいとき（皿数を1枚でも少なくしたい場合など）にも活用できて効率的である.

　パターン3は主食にたんぱく源の入った，いわば主菜と主食を一皿にしたものであり，場合によっては一皿でかなりの栄養量を確保できるものである. 和風や中華風の丼物や，洋風のカレーライス，ビーフストロガノフがこのパターンに相当する. 最も皿数の少ないもので，昼食に利用されることが多いが，もちろん夕食でもよく，若い世代で人気である.

　型が決まったら，それぞれの食品構成から朝・昼・夕（場合によっては間食）の配分を決めて，3食の栄養量と，それに見合った食品重量を算出する.

❽パターン別献立例（朝食）

パンの場合

	献立名	エネルギー（kcal）	たんぱく質（g）
パン	トースト・ロールパン	227	7.3
	クロワッサン	345	5.3
	フレンチトースト・シナモントースト	335	10.0
	ピーナッツバタートースト，ジャムトースト		
	菓子パン各種（あんパン・クリーム・ジャムパン・チョココロネ）	298	7.5
	サンドイッチ	504	16.5
	ドッグパン・フィッシュバーガー	380	12.8
	コーンフレーク（30 g）牛乳	116	2.3
スープまたは 飲み物	ジュリエーヌスープ・トマトときゅうりの卵とじスープ	20	1.4
	チャウダー	100	3.5
	牛乳・ロイヤルミルクティー・飲むヨーグルト	132	6.2
主菜 卵料理	ゆで卵・ポーチドエッグ	88	6.2
	スペイン風オムレツ	210	8.1
	プレーンオムレツ・チーズオムレツ・スクランブルエッグ	130	7.1
	ココット	173	8.8
肉料理	ボイルドウインナー	95	3.9
	ポークビーンズ	266	13.2
	じゃがいもとコンビーフのソテー	194	7.1
野菜料理	かぶとベーコンのスープ煮	73	1.4
	じゃがいものミルク煮	121	3.1
	じゃがいもの重ね煮	227	9.6
サラダ	グリーンサラダ	95	0.9
	キャベツとベーコンのサラダ	112	2.4
	スティックサラダ	62	0.5
	ミモザサラダ	132	5.6
	ハワイアンサラダ	85　平均 107	3.2　平均 2.6
	フルーツサラダ	124	1.7
	ミックスサラダ	130	5.3
	トマトサラダ	122	1.6
	コールスローサラダ	66	0.9
	イタリアンサラダ	143	3.7
デザート	ヨーグルト	67	4.3
	バナナ	86	1.1
	みかん	27	0.4

　次に，いよいよ具体的な料理名を決定し，さらに材料名と分量または概量を食品構成に沿って記入する．このとき，食品の選択にあたっては，季節や旬，嗜好性にも配慮することが肝要である．また，施設設備の充実度，さらには調理担当者の技術や予算の効率的な活用も考慮する必要がある．

　パターン別に，ある給食施設における5年間の昼食・夕食献立を整理したものを❿に示す．栄養量に合わせて献立を組み立てる際に活用すると能率的である．

　活用法は，型が決まったら，主食，汁物，主菜，副菜，デザートの項目のなかから，それぞれ一品ずつ選び出し，型紙に当てはめれば完成する．

　対象者が女性だった場合は，デザートに嗜好優先のものを組み合わせることにより，おいしい食事だったことを印象づけられることを忘れないようにしたい．

ご飯の場合

	献立名	エネルギー（kcal）	たんぱく質（g）
ご飯	米飯　　1杯（120 g） 　　　　1.5杯（180 g）	201 302	4.2 6.3
みそ汁	かぼちゃ・たまねぎ・じゃがいも・わかめ 豆腐・なめこ 油揚げ・豆腐・ねぎ キャベツ・油揚げ もやし わかめ・たまねぎ 油揚げ・ねぎ	52 40 75 51 ⎫平均51 36 37 67	2.5 3.2 5.4 3.1 ⎫平均3.3 2.9 2.2 4.0
主菜 　豆料理	京がんもの含め煮 厚揚げのしょうが焼き 炒り豆腐・高野豆腐卵とじ・五目豆 納豆（40 g）	103 50 160 80	6.2 3.4 8.6 6.6
卵料理	生卵 すき焼き風卵とじ・千草焼き・厚焼き卵・ふくさ卵 ハムエッグ	82 133 156	6.2 10.2 9.8
魚料理	さけ缶おろし和え・はんぺんつけ焼き・ししゃも焼き・さつま揚げしょうが焼き あじの開きだいこんおろし・鮭塩焼き さつま揚げと竹輪の煮物 竹輪の磯部揚げ	84 114 172 232	9.3 14.2 9.9 11.0
肉料理	ひき肉の信田煮 鶏肉の磯部揚げ	195 244	11.3 10.4
野菜料理	さといものそぼろあんかけ・ピーマンとじゃがいもの炒め煮 だいこんの炒め煮・筑前煮	109	3.6
浸しまたは和え物	こまつなの辛子和え・ほうれん草の浸し しゅんぎくののり酢和え・きゅうりの梅肉和え いんげんのピーナッツ和え・菜の花の辛子和え	16	1.0
	和風サラダ・キャベツのピーナッツ和え みぞれ和え・さつまいものフルーツ煮 炒り生酢・キャベツの煮浸し しゅんぎくのごま和え・こまつなピーナッツ和え	67	2.2
漬物	あさり佃煮 ぶどう豆・うずら豆煮 漬物 ふりかけ	23 52 8 11	2.1 2.0 0.4 0.5

　また，どのような料理を選ぶかについては，嗜好調査などで対象集団の嗜好傾向を把握したり，メディアや書物から常に知識を豊富にして変化に富んだ献立を組み立てることが大切である．

　献立表への記入は，できるかぎり具体的に記入し，とくに，調味料や水分量などを明確にしておかなければならない．そのためには，調味料割合の標準化や調理法の標準化が必要となってくる．

　日常の作業のなかで常に科学的な目で作業の標準化を図ることも忘れてはならない．

　たとえば，乾物の戻り重量，1パック，1ケース，1缶の重量や個数なども日常業務のなかで確認しておく必要がある．また，料理別に使用材料とそれに適する重量などについても資料を作成しておくとよい（⓫）．

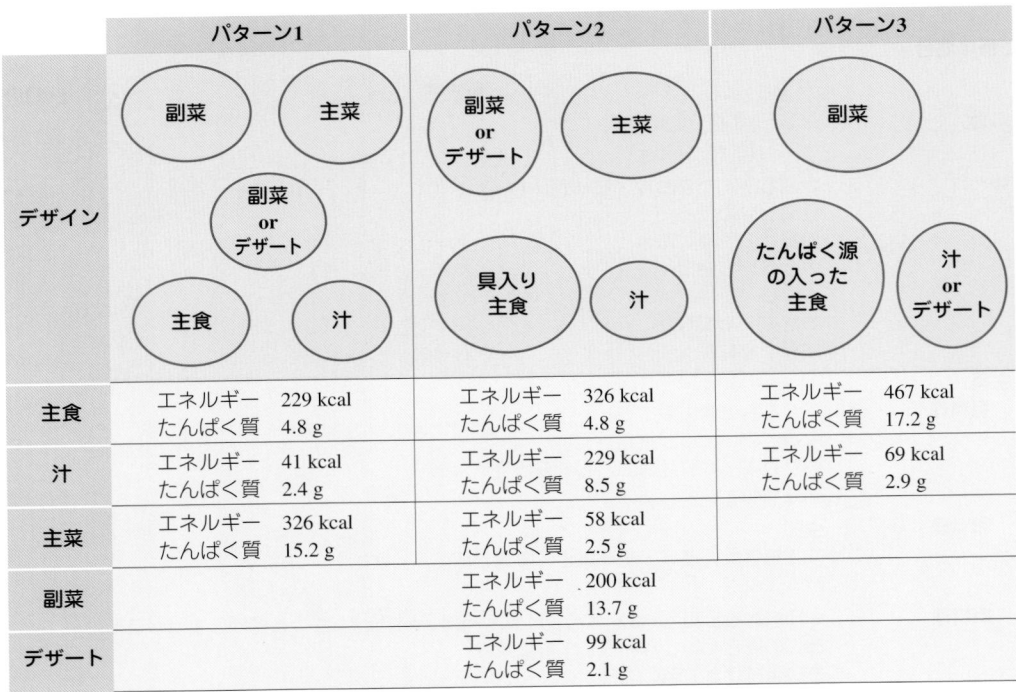

	パターン1	パターン2	パターン3
デザイン	副菜　主菜　副菜orデザート　主食　汁	副菜orデザート　主菜　具入り主食　汁	副菜　たんぱく源の入った主食　汁orデザート
主食	エネルギー　229 kcal　たんぱく質　4.8 g	エネルギー　326 kcal　たんぱく質　4.8 g	エネルギー　467 kcal　たんぱく質　17.2 g
汁	エネルギー　41 kcal　たんぱく質　2.4 g	エネルギー　229 kcal　たんぱく質　8.5 g	エネルギー　69 kcal　たんぱく質　2.9 g
主菜	エネルギー　326 kcal　たんぱく質　15.2 g	エネルギー　58 kcal　たんぱく質　2.5 g	
副菜		エネルギー　200 kcal　たんぱく質　13.7 g	
デザート		エネルギー　99 kcal　たんぱく質　2.1 g	

❾昼食・夕食の献立の3つの基本型紙と栄養量（エネルギーとたんぱく質）の分布

　これを活用することにより，全体量の大枠を知ることができ，その範囲のなかで自由に重量を調節することにより，食べられないほどの過剰分量にもならず，逆に不足することもない（ただし，対象者により若干異なるので，注意が必要である）．

　また，調味料はできるだけ率（パーセント）で記入し，当日の実重量に合わせて算出するほうが誤差が少なくてすみ，常に同じ味に仕上げることができる．およその調味パーセントを知っておくと便利である（⓬）．

(2) 記載の仕方

　予定献立表を作成するときには，献立名，食品材料名など，献立を構成する必要事項について，次のような順序に横書きで記載する．なお，献立名の記載は料理名を入れ，正確に書くことが大切である．

　①主食（米飯，五目ご飯，トースト，冷やし中華そば，ホットケーキなど）
　②汁物（すまし汁，みそ汁，かぼちゃポタージュ，けんちん汁，牛乳など）
　③主菜（魚の塩焼き，チキンカツ，魚のあんかけ，さしみなど）
　④副菜（筑前煮，かぼちゃのそぼろあんかけ，お浸し，酢の物，サラダなど）
　⑤デザート（オレンジババロア，バナナのクレープ，グレープゼリー，あんみつ豆など）
　さらに，献立の内容については，次の事項をはっきりと記載する．

　①食品名は料理ごとに主材料から，また量の多いものから記載し，調味料は調理手順に従って書き込む．また，肉類，魚介類では種類・部位を必ず記載する．

　②同じ料理のなかで別個に調理するものや下味をつけるものは，その食品材料をグループごとに，それぞれ括弧でくくる．

⑩昼食・夕食の献立例

パターン1

	献立名	エネルギー（kcal）	たんぱく質（g）
主食	ご飯	215〜240	4〜4.5
	パン	100〜180	3〜5
	くりご飯・青豆ご飯 梅じそご飯・炊きおこわ	220〜280	4.8〜5.5
汁	すまし汁・みそ汁 コンソメスープ	20〜60	2〜6
	けんちん汁・さつま汁 豚汁・のっぺい汁	50〜80	2〜6
主菜	ロールキャベツ 鶏肉のクリーム ポークソテー スコッチエッグ 回鍋肉・腰果鶏丁	260〜300	12〜18
	ハンバーグ・ミートローフ 天ぷら・豚かつ 豚肉のロベール風 油淋鶏・咕老肉	315〜350	12〜18
	グラタン（マカロニを除く）	380〜400	16〜20
副菜	ポテトサラダ・マカロニサラダ 肉じゃが・棒々鶏・炒合菜	150〜200	5.5〜10
	さといものそぼろあんかけ 炒り生酢・マリネサラダ 素炒什錦・乾焼茄子	100〜200	2〜6
	涼拌生菜・麻辣五絲 煮物盛り合わせ・煮浸し ほうれん草のごま和え・白和え グリーンサラダ	50〜85	2〜5
	かぼちゃの煮物・ほうれん草のお浸し 酢の物・即席漬け 辣白菜・蠔油青梗菜	10〜50	1〜3.5
デザート	ババロア・クレープ・おしるこ リンゴのコンポート・抜絲	110〜150	0.5〜3
	ゼリー・ドーナツ・水ようかん 杏仁酥・茶巾絞り・杏仁豆腐 鶏蛋糕・什錦水菓羹・みつ豆	60〜95	0.5〜5

　③調理に必要な水分の量をパーセントで書く.

　④だし汁に使用する鶏がら, 豚骨, 煮干しなどは, 水分量に対する率（パーセント）で記入し, 栄養量としては計算しないが, その費用は忘れずに記入し, 食材料の費用に含める.

　⑤調味料は, 使用量を率（パーセント）または重量（グラム）で記入し, 少々または適宜というような表現をしない（ただし, こしょうなど香辛料の場合を除く）.

　⑥「可食部量」「正味量」「純使用量」というように表現されるものは, 実際に喫食でき, 栄養摂取の対象になる分量のことで, 皮や種などを除いた重量である.

　⑦「素材量」「材料量」などと表現されるものは, 可食部分に廃棄部分（不可食部分）を含む食品材料そのものの量を意味する. 概量のときも同様である.

　　素材重量＝可食部重量＋廃棄部重量

パターン 2

	献立名	エネルギー（kcal）	たんぱく質（g）
主食	五目ご飯・かやくご飯 散らし寿司・魚飯 きのこご飯・たけのこご飯	280〜310	8〜10
	三食丼・こぎつねご飯 中華丼・炒飯・ピラフ	355〜380	10〜13
	ホットドッグ	320〜350	7〜9
汁	すまし汁・みそ汁 コンソメスープ	20〜60	2〜6
	けんちん汁・さつま汁 豚肉・のっぺい汁	50〜80	2〜6
	チャウダー・ポタージュ	160〜200	5〜8
	茶わん蒸し	70〜80	6.5〜8
主菜	さけの幽庵焼き・ホイル焼き・煮魚	125〜150	10〜20
	さわらのけんちん焼き 珍珠丸子 青椒牛肉・麻婆豆腐 糖醋魚球 さばの立田揚げ・さばのみそ煮	180〜220	8〜17
	松風焼き・春捲き 八宝菜・焼売・魚のフライ	220〜250	9〜16
副菜	ポテトサラダ・マカロニサラダ 肉じゃが・棒々鶏・炒合菜	150〜200	5.5〜10
	さといものそぼろあんかけ 炒り生酢・マリネサラダ 素炒什錦・乾焼茄子	100〜200	2〜6
	涼拌生菜・麻辣五絲 煮物盛り合わせ・煮浸し ほうれん草のごま和え・白和え グリーンサラダ	50〜85	2〜5
	かぼちゃの煮物・ほうれん草のお浸し 酢の物・即席漬け 辣白菜・蠔油青梗菜	10〜50	1〜3.5
デザート	ババロア・クレープ・おしるこ リンゴのコンポート・抜絲	110〜150	0.5〜3
	ゼリー・ドーナツ・水ようかん 杏仁酥・茶巾絞り・杏仁豆腐 鶏蛋糕・什錦水菓羹・みつ豆	60〜95	0.5〜5

⑧「廃棄率」は，通常，廃棄部重量の，素材重量に対する率（パーセント）で表される．

廃棄率(%)＝（廃棄部重量/素材重量）×100

⑨「総使用量」「使用総量」などといわれるものは，予定給食数に対して使用する食材料の廃棄部分を含んだ使用重量を意味する．この場合，一般に栄養量の計算が先に行われる関係で，1人当たりの可食部重量が示されているので，この1人当たりの可食部重量から1人当たりの素材重量を求め，さらに予定給食数との関係から素材の総使用量を求める．そして，この数字を基礎にして出庫または発注計画を立てることになる．可食部重量から素材重量を求めようとするときは，倉出し係数（発注換算係数，素材料換算係数など，いろいろの呼名がある）を使用する．この倉出し係数を使用のつど計算することは煩わしい

パターン3

	献立名	エネルギー（kcal）	たんぱく質（g）
主食	親子丼・排骨飯・オムライス ドリア・カレーライス・サンドイッチ ビーフストロガノフ	420〜480	13〜19
	カツ丼・天津丼 スパゲッティミートソース	530〜550	18〜21
汁	すまし汁・みそ汁 コンソメスープ	20〜60	2〜6
	けんちん汁・さつま汁 豚肉・のっぺい汁	50〜80	2〜6
	シチュー	180〜220	7〜10
副菜	ポテトサラダ・マカロニサラダ 肉じゃが・棒々鶏・炒合菜 さといものそぼろあんかけ	150〜200	5.5〜10
	炒り生酢・マリネサラダ 素炒什錦・乾焼茄子	100〜120	2〜6
	涼拌生菜・麻辣五絲 煮物盛り合わせ・煮浸し ほうれん草のごま和え・白和え グリーンサラダ	50〜85	2〜5
	かぼちゃの煮物・ほうれん草のお浸し 酢の物・即席漬け 辣白菜・蠔油青梗菜	10〜50	1〜3.5
デザート	ババロア・クレープ・おしるこ リンゴのコンポート・抜絲	110〜150	0.5〜3
	ゼリー・ドーナツ・水ようかん 杏仁酥・茶巾絞り・杏仁豆腐 鶏蛋糕・什錦菓羹・みつ豆	60〜95	0.5〜5

⓫調理法別使用材料例およびその重量について

1. 主食類

	種類	米（g）	具（g）	例
和風	白飯の上に具をのせたりかけたりするもの	60〜80	80 前後	親子丼，天丼，かばやき丼，カツ丼
	味つけご飯に具をのせたりかけたりするもの	60〜80	60 前後	三色丼，タイ飯，こぎつね丼
	味つけご飯に具を混ぜ込むもの 具が単品の場合	60〜80	10 前後	青豆ご飯，ぎんなんご飯， 炊きおこわ
	味つけご飯に具を混ぜ込むもの 具が2〜3種類の場合	60〜80	20 前後	たけのこご飯，ふきご飯
	味つけご飯に具を混ぜ込むもの 具が3種類以上の場合	60〜80	30 前後	五目鶏飯，吹き寄せご飯
	寿司（散らし寿司）	60〜80	30 前後	
洋風	混ぜご飯	60〜80	40 前後	ピラフ，トマトライス，チキンライス
	カレーライス	70	150 前後	
	洋風寿司（具を混ぜるもの）	70〜90	30 前後	ロースハム，チーズ，鶏肉，ピクルス
	スパゲッティミートソース スパゲッティナポリタン	80〜90 80	130 前後 70 前後	
	サンドイッチ	130	60〜80	
	オープンサンドイッチ	100〜120	90〜120	

	種類			
中華	味つけご飯に具を混ぜ込むもの	70	30 前後	菜飯
	白飯に具を炒め込むもの	70	30 ～ 60	炒飯
	白飯の上に具をかけるもの	70	150 前後	中華丼
	スープの多い麺		130 前後	湯麺
	スープの少ない麺	120 ～ 130	60 以上	涼拌麺，焼きそば

2. 汁物

	種類	具（g）	例
和風	普通のみそ汁 実の多いみそ汁	20 ～ 50 70 前後	豆腐＋ワカメ，モヤシ＋油揚げ，豆腐＋なめこ さつま汁，たぬき汁
	普通のすまし汁 実の多いすまし汁	10 ～ 40 70 前後	たけのこ＋わかめ，はんぺん＋青味，豆腐＋みつば けんちん汁，のっぺい汁，潮汁
洋風	コンソメスープ	20 前後	たまねぎ＋バーミセリ，バーミセリ＋青味
	野菜スープ	70 前後	
	濃度のついたスープ	100 前後	シチュー，チャウダー，ポタージュ
中華風	普通のスープ （椀に盛る場合）	30 前後	搾菜肉片湯，冬菇豆腐湯 蛋花湯
	実の多いスープ （スープ皿に盛る場合）	100 前後	四宝湯，三糸湯，酸辣湯 白菜と肉団子のスープ

3. 焼き物

	種類	重量（g）	例
和風	つけ焼き	60 ～ 80	魚，豚肉，鶏肉（塩焼き・しょうが焼など）
	ホイル焼き	主材料　　　　具 50 ～ 60 ＋ 30 ～ 40	主材料→とり肉・魚 具→たまねぎ・にんじん・しいたけ・チーズ ぎんなん
	形づくるもの（肉） 形づくるもの（豆腐・卵）	肉で 60 ～ 70 100 前後	松風焼き，つくね焼き ぎせい豆腐，ふくさ卵
洋風	ハンバーグステーキ	肉　　　　具 60 ～ 70 ＋ 30 ～ 40	
	ムニエル	70 ～ 80	
	グラタン	130 前後 ＋ ホワイトソース 60 ～ 70	マカロニグラタン，シーフードグラタン
中華風	餃子 カニ玉 蕃茄鶏蛋餅	皮 ＋ 50 前後 70 ～ 90 60 ～ 70	皮 1 枚につき具 10 ～ 15 g 卵，カニ缶，たけのこ，ねぎ，しいたけ 卵，トマト，焼豚

4. 揚げ物

	種類	重量（g）	例
和風	から揚げ 衣揚げ 天ぷら	70 ～ 80 60 前後 具で 140 前後	立田揚げ 変わり揚げ，磯辺揚げ
洋風	から揚げ 衣揚げ 果物のフリッター	70 ～ 80 60 前後 30 前後	白身魚のエスカベーシュ フライ，コロッケ，カツレツ りんご，バナナ
中華風	から揚げ 衣揚げ	70 ～ 80 60 前後	高麗，はさみ揚げ，芝麻魚條

5. 炒め物

	種類	重量（g）	例
和風	付け合わせとして用いる	60 以内	ほうれん草ソテー，スパゲッティソテー バター炒め（そら豆，マッシュルーム）
中華風	主菜となるもの	140 前後	酢豚，八宝菜，四川豆腐
	副菜として用いる	120 前後	炒合菜，素炒什錦

6. 煮物

	種類	重量（g）	例
和風	単品で煮る	100	かぼちゃ，さつまいも
	種々の材料を炊き合わせる	120 前後	いりどり，五目豆
	別々に煮て盛り合わせる	130～150	高野豆腐，こんにゃく，にんじん，青味，かぼちゃ，いんげん
	おでん	250 前後	
洋風	付け合わせとして用いる		にんじんグラッセ・粉ふきいも 重ね煮（ポテト，たまねぎ，挽肉，さつまいも りんご）
	ロールキャベツ	250 前後	
	ロベール風煮	肉　　　具 70～80＋40～50	
中華風	蘿蔔炊猪肉	120 前後	だいこん，豚バラ肉
	クリーム煮	70～100	キャベツ，白菜
	双冬白菜	100 前後	白菜，しいたけ，たけのこ，グリンピース

7. 蒸し物

種類	重量（g）	例
茶わん蒸し	卵＋だし　具 130＋　　35	鶏肉，なると巻，生しいたけ，青味，ぎんなん
シュウマイ（焼売）	皮1枚に具15	ひき肉，むきえび，たけのこ，ねぎ，しいたけ

8. 和え物

	種類	重量（g）	例
和風	和え物	50 前後	おひたし，ゴマ和え，白和え 酢の物，菜果なます
洋風	ドレッシングサラダ マヨネーズサラダ	80 前後 80～100＋レタス	野菜サラダ ポテトサラダ，マカロニサラダ，フルーツサラダ
中華風	拌	70 前後	涼拌三糸，涼拌海，素三糸 涼拌豆腐，涼拌茄子

9. 漬け物

種類	重量（g）	例
即席漬	40～50	キャベツ，きゅうり，しょうが
大阪漬	40～50	だいこん，だいこんの葉
白菜漬	50 前後	白菜・赤とうがらし

⓬調味料割合

		塩分	コンソメ	酒	みりん	砂糖	かたくり粉	小麦粉	パン粉	酢	マヨネーズ	ドレッシング	ケチャップ	カレー粉	油	ごま油	粉寒天	粉ゼラチン	備考
主食類	和風	1.2〜1.3		2															米の重量に対しての%（炒飯の場合はご飯の重量に対しての%）
	洋風	1.2〜1.3		(2)									(10)	(0.6)	3.0〜5.0				
	中華風	1.2〜1.3		(2)															
汁 物	和風	0.8〜0.9		2			(1)												汁（水分）に対する%
	洋風	0.5〜0.6	0.4	2				2.0〜4.0											
	中華風	0.6〜0.7	0.4	2			(1)												
焼 物	洋風	0.8〜0.9													8〜10				材料の重量に対する%
揚げ物	和風	0.8〜1.0						18〜20						吸油率					材料の重量に対する%
	洋風	0.7〜1.0						4.0〜6.0	(10)										
	中華風	1.2〜1.5					3.0〜6.0												
煮 物	和風（煮魚）単品の煮物①	1.2〜2.0			1.0〜2.0	1.0〜6.0													魚は濃く，野菜は薄く
		1.2〜1.5				4.0〜6.0													材料の重量に対する%
	②	1.8〜3.0				10〜15													
炒め物	中華風	1.2	0.2			0.3〜0.5				3.0〜7.0					3.0〜8.0				材料の重量に対する%
和え物	和風	1.2		2		3.0〜5.0													できあがりの材料の重量に対する%
	洋風（サラダ）	0.8								7.5〜10	15〜20	20〜25							
	中華風	1.0〜1.5														0.3			
漬 物	和風	1.0〜3.0				10〜20				10〜20									材料の重量に対する%
デザート						13〜16											0.4〜0.6	2.6〜2.8	水分に対する%

⓭倉出し係数表

廃棄率(%)	倉出し係数	廃棄率(%)	倉出し係数
5	1.05	45	1.82
10	1.11	50	2.00
15	1.18	55	2.22
20	1.25	60	2.50
25	1.33	65	2.86
30	1.43	70	3.33
35	1.54	75	4.00
40	1.67	80	5.00

倉出し係数を直接使用しないで素材総使用重量を求めるには，次の計算式による.
素材総使用重量(g)＝{(1人当たり可食部重量(g)×予定給食数)/可食部率(%)}×100
*：可食部率％＝100％－廃棄率％
なお，素材料使用重量をkg単位で求めるときは，この式で求めた結果を1,000で割る.

から，前もって計算をして一覧表にまとめておくと便利である（⓭）．倉出し係数を求める計算式は，

倉出し係数＝100/(100－廃棄率)

である．そして，素材料の総使用量は，

素材総使用重量(g)＝(1人当たり可食部重量(g)×倉出し係数)×予定給食数

で求める.

> 付記：次の式によって素材重量を求めるのは誤りである.
>   素材重量g＝可食部重量g＋{可食部重量g×(廃棄率(%)/100)}
> （例） 可食部重量100g，廃棄率20%の場合，素材重量は，
>   100g＋{100g×(20/100)}＝120g
> である.
>   この素材重量が正しいかどうかを判断するには，この数字に可食部率を掛けて，もとの数字に合うか合わないかをみればよい.
>   120g×(80/100)＝96g
> となり，もとの可食部重量である100gにならない．したがって，この計算は誤りであることがわかる.

⑩栄養量の計算は，「日本食品標準成分表」による．なお，この成分表に収載されている食品の群別分類と配列，収載成分項目，数値の表示方法などについては，成分表の説明を参照のこと．成分表に収載されていない食品は近似食品で代用する．栄養量計算で使用する記号は成分表と同じものとし，計算した結果の数字の整理については四捨五入し，すべて有効数字にして記す.

⑪備考欄には，代替食品材料名，調理の順序・方法，作業動線，使用する調理機器などについての必要事項を記入する.

⑫料理の種類と分量を考慮して，前もって1人分の使用食器を決め，その食器を使っての盛りつけの要領を，図で示すようにする．さらに，でき上がり時間，供食時間，保管温度，作業中の中心温度の測定欄を設け指示する.

3) 記入上の注意

献立表に記入するときに，次の点に注意すること．

①必ずペンまたはボールペンを使用し（鉛筆は使用しない），文字は楷書または行書で，誰にでもはっきり読み取れるようにていねいに書くこと．

②文字は行の 2/3，数字は 1/2 の高さを目安にして，行の下の罫線につけるように書き，行の上部に余白をとるようにする．

③1 人当たり可食部重量は整数で記入する．ただし，調味の関係で小数点以下まで記入することもある．

④数字は，各行とも位どりをそろえて記入する．

⑤文字の誤りを訂正するときは，定規を用いて赤ペンまたは赤ボールペンで訂正線を 2 本引き，上の余白に正しい文字数字を書く．その場合，赤の 2 本線で訂正した箇所に訂正印を押すのが正式な方法である．

⑥脱落した文字を後から書き込む場合は，その箇所に，そう入記号（∧）をつけて，その上に文字を書き加える．

3. 献立の評価の仕方

1) 評価の重要性

献立は対象者に満足感を与え，精神的にも肉体的にも充実した食事であったことを印象づけることが肝要である．家庭での食事は生活環境がほぼ同じであることから食経験も同じであり，個々人の食事に対する評価にはあまり差がない．一方，集団を対象とする給食施設にあっては生活環境の違いや食経験の違いから満足感や充実感に差がみられることも考えられる．しかし，そのなかにあって提供される食事が適切なものであるかどうかについては常にチェックしておく必要がある．栄養面はもとより作業上，また，おいしさなど，さまざまな角度から評価を常に行い，明日への改善の資料としなければならない．

献立評価にあたっては，提供者側の評価としては対象者の特性に応じた献立であるかどうかが重要となる．すなわち，乳児や幼児などの発育期，運動の活発な学童期，一生のうちで最も多く栄養素量を必要とする中学生，さらには充実した仕事をする時期の青年や成人期，体力や食欲の衰える老年期というようにライフステージ別の評価が必要となる．

また，職業，病弱者や病人，高い栄養量が要求される妊産婦や授乳婦などによっても，当然献立の内容は異なってくる．

これらの対象者の特性において栄養面，調理法の適否，衛生面，さらには嗜好面，食欲をそそるような美しさがあるかどうか，さらに対象者によっては教育的であるかどうかなどから評価をする必要がある．

一方，対象者側の評価としては，残菜調査による残菜率からの評価，アンケートなどによる嗜好やおいしさに関する評価など多角的に評価することが必要になる．

さらには身体計測や血液検査，検尿の検査結果などからの評価も活用すべきであろう．

以上のような事柄は，常にある基準を設けて意識的に献立作成されることが肝要である．

評価した資料は以後の献立作成に対する反省材料とし，一層の向上を促すための貴重な資料となりうるのである．

2)

評価のための留意点　　　　対象者の特性に沿った目標とそれに対する評価の留意点を❶❹に示す.

❶❹各種特定給食の目標と評価のための留意点

	目　標	留意点
オフィス給食 工場給食	健康の増進,疾病の予防および労働生産性の向上を図る.そのためには職種別や労働の負荷に基づいた適切な栄養の供給を計画し実践する	①1日の栄養の中心としての昼食を考える ②満足感によって健康体がつちかわれる ③献立のバラエティは仕事からの開放感を与える ④喫食時間が短いために,分量的に食べきれるものであること
事業所寮給食	オフィス給食,工場給食に同じ	①家庭的な雰囲気を与え,給食を感じさせない献立であること ②1日2～3食の栄養の充実によって健康体をつくる ③男性か女性により違うがデザートで楽しみを増やし精神的安定を図る
学校給食	発育成長期の過程であるため,その時期を理解し,心身両面の発達に適切な栄養供給を計画し,食教育の教材となりうる食事であること	①児童の年齢に応じたものであることと個人差にも対応すること ②昼食として栄養の充実によって健康体をつくる ③喫食時間中に食べきれるものであること ④食材は幅広く使用し,理科や家庭科,保健との連携を図る
病院給食 (一般治療食)	病状の回復,治療促進のために病人の欲求に配慮し,病態に応じた適切な食事を計画的に給与する	①運動量の少ない床上生活であること ②栄養量に制約を加えた病態の栄養であること ③入院生活であるということから,食事が楽しみとなるよう,見た目の満足感を誘うもので,しかもバラエティに富んでいること ④配膳(食器や食堂など)にも配慮すること
病院給食 (特別治療食)	病院給食(一般治療食)に同じ	①食事箋による病態に応じた栄養的な献立であること ②医師の食事方針を重視すること
老人福祉施設給食	高齢者の生理的変化と,その心理を理解し,老化を予防し,長寿をもたらすための適切な栄養供給を計画し,健康的な食生活を実践する	①皿数を多くし,給食の意識をなくし,家庭食と同様食事がひとつの娯楽であるようにする ②3食の栄養の充実によって健康な生活を支えるものであること ③咀嚼力・消化機能など,老化の個人差を理解すること ④盛りつけはポーションに注意すること
保育所給食	心身発達の著しく旺盛な時期であるが,個人差を配慮し,食生活を通して心身ともに健やかに育つように,適切で無理のない栄養供給を計画し,実践する	①幼児の年齢に応じたものであること.さらに個人対応すること ②昼食と間食による栄養の充実によって健康体をつくる ③長時間の保育であるため,保育時間に合わせた食事回数を増やした年齢(月齢)に合った献立であること
自衛隊給食	健康と体力の保持増進を図り,気力を養い,職業にふさわしい心身の向上を促進するために適切な栄養供給を計画する	①青年期の労働栄養として量・質ともに充実させたものであること ②対象は健康体の青年であること ③拘束されているため,気分転換のための地方食や行事食などを取り入れた献立であること

3)
評価の実践

評価の内容と観点は一般的には❶⑤のとおりである．

⑮評価の実践

評価の観点	評価の内容
1. 給与栄養量に対する評価 　1）栄養出納表・栄養月報より 　2）栄養管理報告書 　3）食材費の予算に対する実績の比較	・給与栄養量の平均は±10％以内か ・栄養比率が基準に合っているか ・1か月分の平均栄養量や食品のバランスが適切か ・価格は適切か
2. 調査実施に対する評価 　1）献立記載の食品重量は適切か 　2）調味料の重量は適切か 　3）盛りつけ量は適切か 　4）調理作業時間は適切か 　5）衛生的な作業ができたか	・食品構成に基づいた食品重量が使用されているか ・味つけは対象者を満足させられるか ・調味料の過不足はなかったか．修正したとすればどのように変えたか ・一人分の盛りつけ重量とできあがり重量との関係はどうか ・一食に食べきれる量であったか（残菜率から推測するとよい） ・食事時間に間に合ったか ・作業工程の効率化を考えたか ・中心温度や保管温度の記録はできているか
3. 喫食状況に対する評価 　1）残食率は正常か 　2）残菜率 　3）嗜好調査	・残食率は原価に跳ね返るので，予定給食数と供食数は差が少ないほどよい ・残菜率を毎日調査し，正常範囲であったか（5％以内） ・残菜の多い料理や食品はあるか ・嗜好調査と照合し検討資料とする ・アンケートによる調査を行い，対象者の共通の嗜好傾向を知る ・さらに個々人の嗜好を知り，個人対応も時には考える
4. 対象者の栄養状態の評価 　（アセスメント）	・身体計測により，健康状態や発育状態，さらには疾病の回復状態を知る ・血液検査から健康状態を知り，栄養との関連について検討する ・生活習慣病予防・治療の必要性を検討する ・検尿により，健康状態を知り，場合によっては医療や指導へつなげる

4)
献立の評価

次に献立例と問題点，その改善例を示す．

献立の改善例 1：昼食

改善前

献立名	材料名		分量 (g)
ピラフ	米		80
	塩	1.5 %	1.2
	バター	3 %	2.4
	酒	2 %	1.6
	チキンコンソメ	1/50 個	0.1
	ケチャップ	10 %	8
	鶏手羽肉		25
	たまねぎ		20
	にんじん		7
	マッシュルーム		5
	サラダ油	6 %	3.4
	ケチャップ	10 %	5.7
	酒	2 %	1.1
	塩	1.2 %	0.6
	こしょう		0.02
	グリンピース		5
シーフードサラダ	レタス		80
	きゅうり		15
	トマト		15
	いか		20
	えび		10
	生わかめ		10
しょうゆドレッシング	サラダ油	2：1 } 25 %	25
	酢		12.5
	しょうゆ	1：1 0.7～	2.6～3
	塩	0.8 %	0.5～0.6
かき卵汁	卵		20
	青しそ	1/2 枚	0.5
	だし汁		180
	塩	5：1 0.8～	1.2～1.4
	しょうゆ	0.9 %	1.2～1.4
	酒	2 %	3.6
	和風だし		0.5
	かたくり粉	0.1～1 %	0.2～1.8
フルーツのヨーグルトかけ	りんご		10
	パインアップル（缶詰）		15
	キウイフルーツ		10
	みかん（缶詰）		10
	ヨーグルト		20
栄養量	エネルギー （kcal）		768
	たんぱく質 （g）		21.4
	脂 質 （g）		39.3

改善後

献立名	材料名		分量 (g)
ピラフ	米		70
	塩		1.5 %
	バター		3 %
	酒		2 %
	チキンコンソメ		0.1
	ケチャップ		10 %
	鶏手羽肉		25
	たまねぎ		20
	にんじん		7
	マッシュルーム		5
	油		6 %
	ケチャップ		10 %
	酒		2 %
	塩		1.2 %
	こしょう		0.02
	グリンピース		5
ロワイヤルスープ	卵		15
	水		15
	チキンコンソメ		0.5
	塩（卵とコンソメのスープ）		0.6 %
	スープ		150
	塩		スープの0.6%
	こしょう		0.02
	いんげん		3
シーフードサラダ	レタス		25
	きゅうり		15
	トマト		15
	いか		20
	えび		10
	生わかめ		5
	油	2：1	} 材料の 25 %
	酢		
	塩	1：1	} 材料の 0.8 %
	しょうゆ		
	こしょう		0.02
フルーツのヨーグルトかけ	りんご		20
	パイン缶		15
	みかん缶		15
	キウイフルーツ		10
	ヨーグルト		30
栄養量	エネルギー （kcal）		627
	たんぱく質 （g）		19.3
	脂 質 （g）		27.1

問題点
①栄養量が全般に多く，ＰＦＣ比で脂質のエネルギーバランスが高い．
②献立名の記入順序が適切でない．
③和洋折衷の献立であるが，汁物は洋風に統一したほうがよい．
④適正な分量にする（シーフードサラダ，フルーツのヨーグルトかけ）．

献立の改善例2：昼食

改善前

献立名	材料名		分量 (g)
あさりごはん	米		65
	あさり		20
	酒	3.5％	3
	しょうゆ	0.9％塩分	3.8
	塩	0.5％	0.4
	水		100
	ごま		4
	のり		0.5
はんぺんのすまし汁	はんぺん		20
	三葉		5
	だし汁		150
	薄口しょうゆ	0.9％塩分	1.4
	塩	0.5％	0.8
	酒	2％	3
なすのそぼろ煮	なす	1本	120
	みょうばん		1.5
	ねぎ		40
	鶏ひき肉		40
	酒	3.8％	7.6
	しょうゆ	1％塩分	10
	砂糖	2.3％	4.6
	かたくり粉	0.4％	0.8
	ねぎ		3
さつまいもの白和え	ほうれんそう		15
	さつまいも		15
	にんじん		9
	油あげ		9
	生しいたけ		9
	ぎんなん		6
	こんにゃく（糸）		9
	絹豆腐		30
	塩	0.5％	0.5
	砂糖	0.6％	0.6
	みりん	1.5％	1.5
	しょうゆ	0.6％塩分	3.1
ピーチゼリー	水		60
	粉ゼラチン	2.8％	1.7
	砂糖	18％	10.8
	白桃（缶）		30
	生クリーム		10
	砂糖	20％	2
栄養量	エネルギー	(kcal)	529
	たんぱく質	(g)	23.3
	脂　質	(g)	14.4

改善後

献立名	材料名		分量 (g)
あさりごはん	米		60
	あさり		20
	だし汁		米の1.2倍容量
	酒		2％
	しょうゆ	1:1	米とあさりの1.2％
	塩		
	白ごま		1
	のり		0.5
しめ卵の清汁	卵		15
	オクラ		10
	素麺（乾）		2
	だし汁		150
	塩	8:1	0.9％
	しょうゆ		
なすのそぼろ煮	なす	1本	120
	みょうばん		1.5
	だし汁	(75％)	90
	酒		6％
	砂糖		2％
	みりん		4％
	塩	1:2	0.7％
	薄口しょうゆ		塩分
そぼろ	鶏ひき肉		30
	長ねぎ		10
	油		4％
	だし汁		50
	砂糖		具の20％
	しょうゆ		具の2％塩分
	かたくり粉		だし汁の5％
	あさつき		3
さつまいもの白和え	さつまいも		20
	ほうれんそう		15
	糸こんにゃく		10
	油揚げ		5
	にんじん		5
	生しいたけ		5
	ぎんなん		3
	木綿豆腐		30
	白ごま		5％
	砂糖		4％
	塩	2:1	1％
	しょうゆ		塩分
ピーチゼリー	白桃缶		30
	水		30
	桃のシロップ		30
	粉ゼラチン		水分の2.8％
	砂糖		水分の8％
	生クリーム		5
	砂糖		5％
栄養量	エネルギー	(kcal)	603
	たんぱく質	(g)	21.9
	脂　質	(g)	14.1

問題点　①エネルギー不足，また分量の不足が顕著である．
②白和えの豆腐は木綿のほうがよい．材料に対する豆腐の割合は30〜40％とする．材料の記載順序は使用量の多い順にする．
③調理の過程がわかるような記入の仕方をする（大量調理の場合，なすのそぼろ煮のなすは別に煮て，そぼろも別に調理して盛りつけ時に上からかける，という過程）．
④分量の記載の仕方を統一する（10g以上ではおよそ5g刻み）．
⑤調味料は，何に対しての割合かを明記する．

献立の改善例3：昼食

改善前

献立名	材料名	分量 (g)
ご飯	米	65
アスパラガスと かにのスープ	アスパラガス	10
	かに	20
	水	120
	チキンコンソメ	0.5
	卵白	10
	かたくり粉	3 %
干焼墨魚	いか	80
	酒	2 %
	しょうが汁	1
	かたくり粉	15 %
	油	10 %
	にんにく	1
	しょうが	1
	長ねぎ	7
	豆板醤	3 %
	トマトケチャップ	9 %
	ごま油	0.4 %
	水	11
	砂糖	3 %
	塩	0.5 %
	酒	0.3 %
	たかの爪	0.02
	かたくり粉	0.6 %
	卵黄	63
くらげの和え物	くらげ	10
	きゅうり	20
	にんじん	4
	もやし	15
	キャベツ	25
	かいわれだいこん	2
	酢	3 %
	しょうゆ	1.2 %塩分
	砂糖	0.5 %
	ごま油	0.3 %
ごまだんご (2個)	白玉粉	15
	砂糖	17 %
	牛乳	13
	小豆あん	7
	白ごま	4
	揚げ油	3 %
栄養量	エネルギー (kcal)	634
	たんぱく質 (g)	26.6
	脂 質 (g)	14.9

改善後

献立名	材料名	分量 (g)
ご飯	米	65
	ザーサイ	5
龍鬚菜蟹肉湯	アスパラガス	15
	かに缶	10
	スープ	150
	卵白	10
	塩	0.7 %
	こしょう	0.02
	かたくり粉	2 %
干炒魷魚	いか	80
	酒	2 %
	しょうが汁	1
	かたくり粉	15 %
	揚げ油	10 %
	にんにく	1
	しょうが	1
	長ねぎ	10
	豆板醤	3 %
	トマトケチャップ	9 %
	ごま油	0.5 %
	水	20
	砂糖	0.5 %
	塩	いかと水分の0.8 %
	酒	0.3 %
	かたくり粉	0.6 %
	卵黄	3
涼拌海蜇	くらげ	15
	きゅうり	20
	にんじん	5
	もやし	20
	キャベツ	25
	かいわれだいこん	3
	酢	3 %
	しょうゆ	1.2 %塩分
	砂糖	0.5 %
	ごま油	0.3 %
豆沙麻球	白玉粉	10
	砂糖	17 %
	牛乳	13
	小豆あん	5
	白ごま	3
	揚げ油	10 %
栄養量	エネルギー (kcal)	605
	たんぱく質 (g)	26.8
	脂 質 (g)	16.5

問題点 ①献立名は中国名，日本語名どちらかに統一する.
②適正な分量にする.
③使用食品数が少ない.
④ごまだんごは，揚げるのに時間がかかるので (1 回に 10 個で 10 分)，食数によっては調理時間に注意を要する.

3・献立の評価の仕方

117

1. 学校給食の献立作成

1) 学校給食の目的と特徴

　学校給食法は 1954（昭和 29）年に制定され，第 1 条に "学校給食が児童及び生徒の心身の健全な発達に資するものであり，かつ，児童及び生徒の食に関する正しい理解と適切な判断力を養ううえで重要な役割を果たすものであることにかんがみ，学校給食及び学校給食を活用した食に関する指導の実施に関し必要な事項を定め，もって学校給食の普及充実及び学校における食育の推進を図ることを目的とする" と規定している．そして，さらに第 2 条には，"義務教育諸学校における教育の目的を実現するために" その努力目標として，

　　一　適切な栄養の摂取による健康の保持増進を図ること．
　　二　日常生活における食事について正しい理解を深め，健全な食生活を営むことができる判断力を培い，及び望ましい食習慣を養うこと．
　　三　学校生活を豊かにし，明るい社交性及び協同の精神を養うこと．
　　四　食生活が自然の恩恵の上に成り立つものであることについての理解を深め，生命及び自然を尊重する精神並びに環境の保全に寄与する態度を養うこと．
　　五　食生活が食にかかわる人々の様々な活動に支えられていることについての理解を深め，勤労を重んずる態度を養うこと．
　　六　我が国や各地域の優れた伝統的な食文化についての理解を深めること．
　　七　食料の生産，流通及び消費について，正しい理解に導くこと．

ということを掲げ，この "目標が達成されるように努めなければならない" と規定している．

　学校給食の対象者である児童生徒は，人生のうちで最も心身の発育が旺盛な時期にあたる．したがって給食は，良好な人間関係を育てるための集団におけるコミュニケーションの育成とともに，"食べる" という行動を通して食卓における礼儀作法などをはじめとした行動教育の場ともなる．給食の実践を通して豊かな人間性，社会性を育成していくためにも，その意義は大きい．

　給食は，対象者の発達段階に応じた提供の仕方をし，食事に対する認識をもたせ，健康増進への寄与と地域社会への食生活改善にも役立つものでなければならない．

　学校給食は，「小学校学習指導要領」，「中学校学習指導要領」では，"特別活動" のなかの "学級活動" として位置づけられ，児童生徒の心身の健全な発達に資することと，生涯にわたり健康で充実した生活を送ることのできる能力を養うことを目標として行われている．その実現のために学校主任，学級担任，学校給食栄養管理者，養護教諭をはじめ全職員が協力し，給食指導，生活習慣の指導をはじめ食事のマナー，栄養に関する知識の導入

による食生活改善への意識の高揚，自立してできるバランスのとれた栄養摂取の方法，給食時の勤労から得る奉仕の精神と感謝などについて広く効果的に教育・指導することである．文部科学省の指導書では次のような点に主眼を置くように示している．

小学校 ①食事の正しいあり方を体得させること，②食事を通して好ましい人間関係を育成すること

中学校 ①望ましい食習慣の形成，②好ましい人間関係の育成

　昨今の児童生徒数の減少から，使用していない教室などを多目的スペースとして利用しているが，給食時には，これをランチルームとして"食べる"行為などのマナーや話題の選び方などの教育の場としている学校も多い．

　このように学校給食は，児童生徒を通して望ましい食生活についての知識の普及と改善に寄与しているといえる．さらに学校内での食に対する教育を推進していくために，平成17年度から栄養教諭制度がスタートした．

2) 学校給食の種類

　学校給食を実施する学校と，それを規定する法律は，次のようである．
①学校教育法（昭22. 法26）で規定する義務教育諸学校（小学校，中学校，中等教育学校の前期課程又は特別支援学校の小学部若しくは中学部）……学校給食法（昭29. 法160）
②夜間定時制高等学校……夜間課程を置く高等学校における学校給食に関する法律（昭31. 法157）
③特別支援学校の幼稚部又は高等部……特別支援学校の幼稚部及び高等部における学校給食に関する法律（昭32. 法118）

3) 学校給食の運営

　学校給食の運営形態には，次の2つの方式がある．

（1）単独校調理方式

　各学校ごとに調理室を設け，その学校の給食だけを対象に調理を行う方法である．

（2）共同調理場方式

　ある区域の数校分の給食を一括調理し，これを配送専用のトラックを使用して受け持ちの学校に配送する方法である．

4) 献立作成の要点

　上記の学校給食の実施を規定する3つの法律に基づく各学校の食事摂取基準および食品構成は「学校給食実施基準」（平21 文科省告示61）および「学校給食実施基準の一部改正について」（令3.2.12 2文科初第1684号）などに示されている（❶，❷）．この概要を以下に示す．

（1）学校給食摂取基準について

　学校給食摂取基準についての基本的な考え方は次のとおりである．
①エネルギー：「学校給食摂取基準」の推定エネルギー必要量の算定にあたっては，文部科学省が毎年度実施する学校保健統計調査の平均身長から求めた標準体重と「日本人の食事摂取基準（以下「食事摂取基準」という）（2020年版）」で用いている身体活動レベルのレベルⅡ（ふつう）により算出した1日の必要量の3分の1とした．

❶学校給食摂取基準（幼児，児童，生徒 1 人 1 回当たり）

区　　分	基準値							食事摂取基準に対する学校給食の割合（参考）
	児童（6～7歳）の場合	児童（8～9歳）の場合	児童（10～11歳）の場合	生徒（12～14歳）の場合	夜間過程を置く高等学校の生徒の場合	特別支援学校の幼児の場合	特別支援学校の生徒の場合	
エネルギー　（kcal）	530	650	780	830	860	490	860	必要量の 3 分の 1
たんぱく質　（%）	学校給食による摂取エネルギー全体の 13～20%							
脂質　（%）	学校給食による摂取エネルギー全体の 20～30%							
ナトリウム（食塩相当量）（g）	1.5 未満	2 未満	2 未満	2.5 未満	2.5 未満	1.5 未満	2.5 未満	目標量の 3 分の 1 未満
カルシウム　（mg）	290	350	360	450	360	290	360	推奨量の 50%
マグネシウム（mg）	40	50	70	120	130	30	130	推奨量の 3 分の 1 程度（生徒は 40%）
鉄　（mg）	2	3	3.5	4.5	4	2	4	推奨量の 40% 程度（生徒は 3 分の 1 程度）
ビタミン A（μgRAE）	160	200	240	300	310	190	310	推奨量の 40% 程度
ビタミン B₁（mg）	0.3	0.4	0.5	0.5	0.5	0.3	0.5	推奨量の 40%
ビタミン B₂（mg）	0.4	0.4	0.5	0.6	0.6	0.3	0.6	推奨量の 40%
ビタミン C（mg）	20	25	30	35	35	15	35	推奨量の 3 分の 1
食物繊維　（g）	4 以上	4.5 以上	5 以上	7 以上	7.5 以上	3 以上	7.5 以上	目標量の 40% 以上

注：1. 表に掲げるもののほか，次に掲げるものについても示した摂取について配慮すること．
　　　亜鉛……児童（6～7 歳）2 mg，児童（8～9 歳）2 mg，児童（10～11 歳）2 mg，生徒（12～14 歳）3 mg，夜間過程を置く高等学校の生徒 3 mg，特別支援学校の幼児 1 mg，特別支援学校の生徒 3 mg
　　2. この摂取基準は全国的な平均値を示したものであるから，運用にあたっては，個々の健康および生活活動等の実態並びに地域の実情等を十分考慮し，弾力的に運用すること．
　　3. 献立の作成にあたっては，多用な食品を適切に組み合わせるよう配慮すること．

（文部科学省，2020）

②たんぱく質：「食事摂取基準」の目標量を用いることとし，学校給食による摂取エネルギー全体の 13 ～ 20% とした．

③脂質：「食事摂取基準」の目標量を用いることとし，学校給食による摂取エネルギー全体の 20 ～ 30% とした．

④ナトリウム（食塩相当量）：平成 26 年に行われた食事状況調査の結果より算出した，小学 3・5 年生および中学 2 年生が昼食において摂取が期待される栄養量（以下「昼食必要摂取量」という）は，小学生は 0.1 g 未満，中学生は 0.2 g 未満であり，これに基づくと献立作成上味付けが困難となることから，「食事摂取基準」の目標量の 3 分の 1 未満とした．

⑤カルシウム：「昼食必要摂取量」の中央値は，「食事摂取基準」の推奨量の 50% を超えているが，献立作成の実情に鑑み，「食事摂取基準」の推奨量の 50% とした．

⑥マグネシウム：「昼食必要摂取量」の中央値は，小学生は「食事摂取基準」の推奨量の 3 分の 1 以下であるが，中学生は約 40% である．このため，児童については，「食

❷（参考）学校給食の標準食品構成表（幼児，児童，生徒1人1回当たり）　　　　　（単位：g）

区分			幼児の場合	児童（6〜7歳）の場合	児童（8〜9歳）の場合	児童（10〜11歳）の場合	生徒（12〜14歳）の場合	夜間課程を置く高等学校および特別支援学校の生徒の場合
主食	米飯の場合	米	50	50	70	90	100	100
		強化米	0.15	0.15	0.21	0.27	0.3	0.3
	パンの場合	小麦	40	40	50	70	80	80
		イースト	1	1	1.25	1.75	2	2
		食塩	1	1	1.25	1.75	2	2
		ショートニング	1.4	1.4	1.75	2.45	2.8	2.8
		砂糖類	1.4	1.4	1.75	2.45	2.8	2.8
		脱脂粉乳	1.4	1.4	1.75	2.45	2.8	2.8
ミルク		牛乳	155	206	206	206	206	206
おかず		小麦粉およびその製品	4	4	5	7	9	9
		いもおよびでん粉	20	26	30	34	35	35
		砂糖類	3	3	3	3	4	4
		豆類	4	4.5	5	5.5	6	6
		豆製品類	12	14	16	18	18	18
		種実類	1.5	2	3	3.5	3.5	3.5
		緑黄色野菜類	18	19	23	27	35	35
		その他の野菜類	50	60	70	75	82	82
		果物類	30	30	32	35	40	40
		きのこ類	3	3	4	4	4	4
		藻類	2	2	2	3	4	4
		魚介類	13	13	16	19	21	21
		小魚類	2.5	3	3	3.5	3.5	4
		肉類	12	13	15	17	19	19
		卵類	5	5	6	8	12	12
		乳類	3	3	4	5	6	6
		油脂類	2	2	3	3	4	4

備考：1．1か月間の摂取目標量を1回当たりの数値に換算したものである．
　　　2．適用にあたっては，個々の児童生徒等の健康および生活活動等の実態ならびに地域の実情等に十分配慮し，弾力的に運用すること．
（学校給食摂取基準の策定について（報告）：学校給食における児童生徒の食事摂取基準策定に関する調査研究協力者会議，平成23年3月）

　　　事摂取基準」の推奨量の3分の1程度，生徒については40%とした．
　⑦鉄：「昼食必要摂取量」の中央値は，小学生は「食事摂取基準」の推奨量の約40%であるが，中学生は40%を超えている．献立作成の実情に鑑み，「食事摂取基準」の推奨量の40%程度とした．
　⑧ビタミンA：「昼食必要摂取量」の中央値は，「食事摂取基準」の推奨量の40%であることから，献立作成の実情に鑑み，「食事摂取基準」の推奨量の40%とした．
　⑨ビタミンB₁：「昼食必要摂取量」の中央値は，「食事摂取基準」の推奨量の約40%であることから，「食事摂取基準」の推奨量の40%とした．
　⑩ビタミンB₂：「昼食必要摂取量」の中央値は，「食事摂取基準」の推奨量の約40%で

あることから,「食事摂取基準」の推奨量の 40% とした.

⑪ビタミン C:「昼食必要摂取量」の中央値は,「食事摂取基準」の推奨量の 3 分の 1 以下であるが,望ましい献立としての栄養バランスの観点から,「食事摂取基準」の推奨量の 3 分の 1 とした.

⑫食物繊維:「昼食必要摂取量」の中央値は,小学 3 年生は「食事摂取基準」の目標量の約 40%,小学 5 年生は約 3 分の 1 であることから,「食事摂取基準」の目標量の 40% 以上とし,中学生は 40% を超えているが,献立作成の実情に鑑み,40% 以上とした.

⑬亜鉛:「昼食必要摂取量」の中央値は,「食事摂取基準」の推奨量の 3 分の 1 以下であるが,望ましい献立としての栄養バランスの観点から,「食事摂取基準」の推奨量の 3 分の 1 を学校給食において配慮すべき値とした.

(2) 学校給食における食品構成について

食品構成については,学校給食摂取基準を踏まえ,多様な食品を適切に組み合わせて,児童生徒が各栄養素をバランス良く摂取しつつ,様々な食に触れることができるようにすること.また,これらを活用した食に関する指導や食事内容の充実を図ること.また,各地域の実情や家庭における食生活の実態把握のうえ,日本型食生活の実践,わが国の伝統的な食文化の継承について十分配慮すること.

さらに,「食事状況調査」によれば,学校給食のない日はカルシウム不足が顕著であり,カルシウム摂取に効果的である牛乳等についての使用に配慮すること.なお,家庭の食事においてカルシウムの摂取が不足している地域にあっては,積極的に牛乳,調理用牛乳,乳製品,小魚等についての使用に配慮すること.

(3) 学校給食の食事内容の充実等について

1) 学校給食の食事内容については,学校における食育の推進を図る観点から,学級担任や教科担任と栄養教諭とが連携しつつ,給食時間はもとより,各教科等において,学校給食を活用した食に関する指導を効果的に行えるよう配慮すること.また,食に関する指導の全体計画と各教科等の年間指導計画等とを関連づけながら,指導が行われるよう留意すること.

①献立に使用する食品や献立のねらいを明確にした献立計画を示すこと.

②各教科等の食に関する指導と意図的に関連させた献立作成とすること.

③地場産物や郷土に伝わる料理を積極的に取り入れ,児童生徒が郷土に関心を寄せる心を育むとともに,地域の食文化の継承につながるよう配慮すること.

④児童生徒が学校給食を通して,日常または将来の食事作りにつなげることができるよう,献立名や食品名が明確な献立作成に努めること.

⑤食物アレルギー等のある児童生徒に対しては,校内において校長,学級担任,養護教諭,栄養教諭,学校栄養職員,養護教諭,学校医等による指導体制を整備し,保護者や主治医との連携を図りつつ,可能な限り,個々の児童生徒の状況に応じた対応に努めること.なお,実施にあたっては公益財団法人日本学校保健会で取りまとめられた「学校生活管理指導表(アレルギー疾患用)」および「学校のアレルギー疾患に対する取り組みガイドライン」並びに文部科学省が作成した「学校給食における食物アレルギー対応指針」を参考とすること.

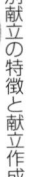

2）献立作成にあたっては，常に食品の組み合わせ，調理方法等の改善を図るとともに，児童生徒の嗜好の偏りをなくすよう配慮すること．

①魅力あるおいしい給食となるよう，調理技術の向上に努めること．

②食事は調理後できるだけ短時間に適温で提供すること．調理にあたっては，衛生・安全に十分配慮すること．

③家庭における日常の食生活の指標になるように配慮すること．

3）学校給食に使用する食品については，食品衛生法（昭和22年法律第233号）第11条第1項に基づく食品中の放射性物質の規格基準に適合していること．

4）食器具については，安全性が確保されたものであること．また，児童生徒の望ましい食習慣の形成に資するため，料理形態に即した食器具の使用に配慮するとともに，食文化の継承や地元で生産される食器具の使用に配慮すること．

5）喫食の場所については，食事にふさわしいものとなるよう改善工夫を行うこと．

6）望ましい生活習慣を形成するため，適度な運動，調和のとれた食事，十分な休養・睡眠という生活習慣全体を視野に入れた指導に配慮すること．

（4）特別支援学校における食事内容の改善について

1）特別支援学校の児童生徒については，障害の種類と程度が多様であり，身体活動レベルも様々であることから，学校給食摂取基準の適用にあたっては，児童生徒の個々の健康状態や生活活動の実態，地域の実情等に十分配慮し，弾力的に運用するとともに次の点に留意すること．

①障害のある児童生徒が無理なく食べられるような献立および調理について十分配慮すること．

②食に関する指導の教材として，学校給食が障害に応じた効果的な教材となるよう創意工夫に努めること．

2）特別支援学校における児童生徒に対する食事の管理については，家庭や寄宿舎における食生活や病院における食事と密接に関連していることから，学級担任，栄養教諭，学校栄養職員，養護教諭，学校医，主治医および保護者等の関係者が連携し，共通理解を図りながら，児童生徒の生活習慣全体を視野に入れた食事管理に努めること．

5) 献立の評価

①チェックポイント

〔健康的要因〕

1. 児童の健康と発育期との関係を考慮しているか．
2. 健康面について理解させ，食べ残しのないようにしているか．
3. 児童全体の健康の保持を考慮しているか．
4. 児童全体が献立に関心と理解をもつように努めているか．
5. 児童全体の疾病予防を考慮しているか．
6. 献立に地域性を盛り込んでいるか．
7. 児童の健康意識調査などをしているか．
8. 児童の年齢と希望献立などの調査をしているか．

　9.　栄養面から，児童の年齢差を考慮しているか.

　10.　栄養面から，激しい運動量に応じた献立を立てているか.

　11.　栄養のバランスを考慮しているか.

　12.　栄養面から，成長過程に応じた献立を立てているか.

　13.　栄養面から，食べ残しの出ないよう考慮しているか.

　14.　献立に創意・工夫を織り込んでいるか.

　15.　献立について話し合いをしているか.

　16.　栄養関係の研修会に参加し，それを参考にしているか.

〔心理的要因〕

　17.　児童の食欲の変動について考慮しているか.

　18.　嗜好についての指導を考慮しているか.

　19.　テレビ，コマーシャルなどの流行食品を取り入れて，児童の食意識を引き上げる努力をしているか.

　20.　食事への意識を高めるための考慮をしているか.

　21.　集団の団らんを引き出す考慮をしているか.

　22.　献立に行事食や季節感を出そうとする心理的な工夫をしているか.

　23.　児童の摂取傾向を考慮しているか.

　24.　献立を給食のできばえを通して比較検討し，次の参考にすることに努めているか.

〔経済的要因〕

　25.　献立に応じて経済的に食品を購入しているか.

　26.　予算（週または月単位）にかなうように献立を立てているか.

　27.　経済面から，食べ残しを出さないように献立を立てているか.

　28.　在庫食品も利用して献立を立てているか.

　29.　廃棄物を出さないように献立を立てているか.

　30.　経済面から食欲を考慮しているか.

　31.　物価資料をいつも手元に用意しているか.

　32.　給食に興味をもたせる工夫をしているか.

〔管理的要因〕

　33.　主食と副食の調和を考慮しているか.

　34.　料理形式を区別して献立を立てているか.

　35.　食品の融通性と組み合わせを考慮しているか.

　36.　食品の新鮮度を考慮しているか.

　37.　調理上の損失を考慮しているか.

　38.　つくる人の労働条件と調理時間を考慮しているか.

　39.　設備・器具などの管理を考慮しているか.

　40.　食品の衛生的取り扱いや，冷食・温食について考慮しているか.

②問題のある献立例と改善例（126頁，127頁参照）

小学校給食献立例（5月）

改善前

献立名	食品名	1人当たり可食量（g）		
		低学年 6〜7歳	中学年 8〜9歳	高学年 10〜11歳
パン	丸パン	65	70	75
牛乳	牛乳	206	206	206
ハンバーグ	豚ひき肉	45	50	60
	たまねぎ	25	30	35
	生パン粉	10	12	14
	卵	4	5	6
	塩	0.28	0.3	0.32
	こしょう	0.02	0.02	0.02
	ナツメグ	0.03	0.03	0.03
	バター	0.8	1	1.2
	牛乳	4	5	6
	ウスターソース	1.5	2	2.5
	トマトケチャップ	3.5	4	4.5
ジャーマン サラダ	じゃがいも	75	80	90
	ベーコン	4	5	6
	たまねぎ	5	10	15
	ホールコーン	8	10	12
	きゅうり	5	10	15
	サラダ油	0.8	1	1.2
	酢	3.5	4	4.5
	塩	0.48	0.5	0.52
プリン		78	78	78
栄養量	エネルギー（kcal）	665	716	784
	たんぱく質（g）	28.7	30.9	34.0
	脂質（g）	26.3	28.4	31.3
	カルシウム（mg）	338	346	355
	食物繊維（g）	3.4	3.9	4.5
	食塩（g）	2.5	2.7	2.9
栄養比率	たんぱく質エネルギー比	17.3 %	17.3 %	17.3 %
	脂肪エネルギー比	35.6 %	35.7 %	35.9 %
	炭水化物エネルギー比	47.1 %	47.0 %	46.8 %
	動物性たんぱく質比	55.4 %	55.3 %	56.2 %

改善後

献立名	食品名	1人当たり可食量（g）		
		低学年 6〜7歳	中学年 8〜9歳	高学年 10〜11歳
パン	丸パン	65	70	75
牛乳	牛乳	206	206	206
豆腐ハンバーグ	豚ひき肉	25	30	35
	豆腐	20	22	25
	たまねぎ	25	30	35
	生パン粉	10	12	14
	卵	4	5	6
	塩	0.28	0.3	0.32
	こしょう	0.02	0.02	0.02
	ナツメグ	0.03	0.03	0.03
	バター	0.8	1	1.2
	牛乳	4	5	6
	ウスターソース	1.5	2	2.5
	トマトケチャップ	3.5	4	4.5
茹でブロッコリー	ブロッコリー	20	25	30
ジャーマン サラダ	じゃがいも	75	80	90
	ベーコン	4	5	6
	たまねぎ	5	10	15
	ホールコーン	8	10	12
	きゅうり	5	10	15
	サラダ油	0.8	1	1.2
	酢	3.5	4	4.5
	塩	0.48	0.5	0.52
パインアップル		60	70	80
栄養量	エネルギー（kcal）	571	631	695
	たんぱく質（g）	23.4	26.0	28.7
	脂質（g）	19.9	22.1	24.4
	カルシウム（mg）	304	317	331
	食物繊維（g）	5.3	6.2	7.1
	食塩（g）	2.3	2.5	2.8
栄養比率	たんぱく質エネルギー比	16.4 %	16.5 %	16.5 %
	脂肪エネルギー比	31.4 %	31.5 %	31.6 %
	炭水化物エネルギー比	52.2 %	52.0 %	51.9 %
	動物性たんぱく質比	52.1 %	51.2 %	51.9 %

健康的要因　児童の満足感を誘う献立であるが，健康面ではマイナスに働くことを考える．

栄養的要因　脂質に問題あり．SMP比を考える．
緑黄色野菜が少ない．

126

第4章　施設別献立の特徴と献立作成

小学校給食献立例（11月）

改善前

献立名	食品名	1人当たり可食量 (g)		
		低学年 6〜7歳	中学年 8〜9歳	高学年 10〜11歳
白飯	こめ	70	80	100
牛乳	牛乳	206	206	206
さばの	さば	50	60	65
南蛮漬け	小麦粉	4.5	5	5.5
	たまねぎ	8	10	12
	にんじん	4	5	6
	ピーマン	4	5	6
	揚げ油	6	7	8
	しょうゆ	4	4.4	4.8
	砂糖	2	2.2	2.4
	酒	2	2.2	2.4
	酢	2	2.2	2.4
	赤とうがらし	0.1	0.11	0.12
野菜の旨煮	にんじん	12	15	18
	ごぼう	10	15	20
	れんこん	15	20	25
	さといも	15	20	25
	こんにゃく	10	15	20
	干ししいたけ	0.8	1	1.2
	さやえんどう	4	5	6
	砂糖	2.5	3	3.5
	みりん	0.8	1	1.2
	塩	0.2	0.3	0.4
	しょうゆ	3	4	5
大根ときゅうりの浅漬け	だいこん	20	25	30
	きゅうり	8	10	12
	塩	0.2	0.3	0.4
	レモン	3	3.3	3.6
栄養量	エネルギー (kcal)	655	746	859
	たんぱく質 (g)	23.7	27.0	29.8
	脂質 (g)	23.1	25.9	28.0
	カルシウム (mg)	266	278	289
	食物繊維 (g)	3.5	4.5	5.6
	食塩 (g)	1.8	2.2	2.7
栄養比率	たんぱく質エネルギー比	14.5 %	14.5 %	13.9 %
	脂肪エネルギー比	31.7 %	31.2 %	29.3 %
	炭水化物エネルギー比	53.8 %	54.3 %	56.8 %
	動物性たんぱく質比	72.2 %	71.1 %	67.8 %

改善後

献立名	食品名	1人当たり可食量 (g)		
		低学年 6〜7歳	中学年 8〜9歳	高学年 10〜11歳
白飯	こめ	70	80	100
牛乳	牛乳	206	206	206
鮭のムニエル	鮭5	06	06	5
	塩	0.4	0.44	0.48
	こしょう	0.02	0.02	0.02
	小麦粉	4.5	5	5.5
	サラダ油	2	3	3
	しめじ	15	18	20
	にんじん	8	10	12
	ピーマン	8	10	12
	バター	2	3	3
	塩	0.2	0.3	0.4
	こしょう	0.02	0.02	0.02
野菜の旨煮	にんじん	12	15	18
	ごぼう	10	15	20
	れんこん	15	20	25
	さといも	15	20	25
	こんにゃく	10	15	20
	干ししいたけ	0.8	1	1.2
	さやえんどう	4	5	6
	砂糖	2.5	3	3.5
	みりん	0.8	1	1.2
	塩	0.2	0.3	0.4
	しょうゆ	3	4	5
果物	りんご	45	50	55
栄養量	エネルギー (kcal)	585	671	770
	たんぱく質 (g)	24.5	27.9	30.9
	脂質 (g)	14.5	16.9	17.3
	カルシウム (mg)	262	272	282
	食物繊維 (g)	4.2	5.3	6.5
	食塩 (g)	1.6	2.0	2.4
栄養比率	たんぱく質エネルギー比	16.8 %	16.6 %	16.1 %
	脂肪エネルギー比	22.3 %	22.7 %	20.2 %
	炭水化物エネルギー比	60.9 %	60.7 %	63.7 %
	動物性たんぱく質比	73.5 %	72.4 %	68.9 %

健康的要因 地域性をもたせた献立であるが，児童の年齢と希望献立などの調査をする必要がある．

栄養的要因 煮物の栄養配分はよいが，南蛮漬けは脂質に問題あり．SMP比を考える．

心理的要因 視覚の満足度を考慮する．彩りを考える必要あり．

2. 事業所給食の献立作成

1) 事業所給食の目的

事業所給食とは工場，オフィスなどで働く人々を対象に行われる給食のことである．事業所給食の目的は，①適正に管理された食事を提供することにより，健康の保持・増進を図る．②仕事で疲れた心身をいやし，仕事への活力を与え，生産性の向上を図る．③食事を低価格で提供し，従業員の経済的負担を軽減する福利厚生の一環などがあげられる．

2) 事業所給食の特徴

(1) 対象者

事業所給食の対象者は 20 歳前後から 60 歳代まで広がり，年齢幅の大きいのが特徴といえる．また職種や就業状態もさまざまであり，食事への考え方も異なるため，幅広い対応が求められる．事業所給食は健康人を対象とした食事の提供が基本であるが，近頃では生活習慣病など健康上の問題を抱えて働く人が増加傾向にあり，指導性をもった質の高い食事の提供が求められる．

(2) 経営形態

経営形態別に分類すると直営方式，委託方式，準委託方式とあるが，事業所給食ではすでに 95 ％以上が給食専門会社へ委託化されている．

しかもそのほとんどが 1 年単位の契約となるため給食委託会社間の競争は激しい．さらに給食会社は利益を上げなければならないのでコスト感覚が必要である．提供する食事の一食当たりの費用を把握し，必要に応じ献立，食材料などを調整する技術が求められる．

(3) 給食形態

給食形態では，定食方式が多くを占めているがカフェテリア方式が着実に増えつつある．カフェテリア方式とは，数種類の主菜，副菜のなかから対象者が好むメニューを選択して喫食する方式であるが，定食方式に比べメニュー選択の幅が広がり，食事の楽しみは増すが，嗜好中心の食事に偏りやすく，適切な栄養教育が必要といえる．

提供者側にとって食事は少量多品種におよぶため効率的に提供しないと割高となる．

(4) 健康づくりへの取り組み

20 〜 30 歳代勤労者では朝食欠食，外食，中食，インスタント食品の偏重による食事内容の偏りや食生活簡便思考などによる食生活の乱れが問題となっており，生活全般にわたる健康づくりのための支援が求められている．

また働き盛りの世代では肥満，糖尿病，高血圧症など生活習慣病対策が重要であり，職場や家庭における食生活や運動習慣などの改善を行い，疾病の発症，進行を防ぐことが必要といえる．給食対象者個々のさまざまな健康状態，栄養状態の把握にもつとめ，対象者に応じた給食の提供と栄養指導が求められている．

3) 事業所給食の種類

(1) オフィス給食

官公庁，銀行，商社などで事務・営業などの仕事を行っている人を対象とした給食である．

全般的に対象者の身体活動レベルは低いが，ストレスの多い職種のため食事面からも配慮が求められる．

給食は昼食が中心となり，施設によっては夕食の提供も実施している．また，オフィス

街にあるため外食・中食などとの競争も厳しさを増している. "価格が安い" "おいしい" "栄養バランスのとれた食事の提供" "健康に配慮したメニューの提供" "食事が効率よくできる" "給食施設内が清潔でサービスが行き届いている" など利用者のさまざまな要望に応えられるものでなければならない. また利用者の嗜好に焦点を合わせたカフェテリア方式の給食施設が多い.

(2) 工場給食

工場などの製造・生産部門で働く人々を対象とした給食である.

以前は重労働で身体活動レベルの高い仕事が中心だったが, 現在では職場の機械化・省力化に伴いエネルギー消費量は低下し, 一般の事務系労働者とあまり差がみられなくなった. 交替勤務の工場では朝, 昼, 夜, 夜勤食など1日4回の食事の提供が行われており, 給食形態別にみると定食方式が多くみられる.

(3) 事業所付属施設給食

事業所付属の寮や研修所などでも各々の対象者に給食を提供している. 寮では若い独身者が多いが, 中高年の単身赴任者も増えており, 家庭的な雰囲気の感じられる食事の提供が求められる. 朝・夕2回の食事が一般的であり, 昼も事業所での食事となることが多いため, 温かみのある食事を工夫しなければならない.

また単身赴任の中高年齢層は仕事上の責任も重くストレスが増大する時期でもあり, 生活習慣病の予防にも注意をはらわなければならない.

研修所は利用者が研修期間中に限られるため比較的短期間の場合が多く, 対象者は入れ替わるが, 朝・昼・夕の1日3回食となる.

4) 献立作成の要点

(1) 給与栄養目標量の算定

事業所給食での給与栄養目標量は, 対象者の性別や年齢, 身体活動レベルからエネルギー必要量を決めていたが, 2015年度からの食事摂取基準では, 望ましいBMIの範囲を維持できる食事量が基準となった. 対象者のBMIなどを把握し, 肥満・やせの該当者が改善されるような栄養や食事への配慮 (量の調整やメニュー内容の変更, サンプル提示等) が必要となる.

(2) 食品構成

給与栄養目標量を満たすための食品構成を作成する. 栄養比率をもとに各食品群別の使用目標量を算出し食材料費のうえからも検討し, 標準的な食品構成とする.

炭水化物エネルギー比　　　50 〜 65 %
脂肪エネルギー比　　　　　20 〜 30 %
たんぱく質エネルギー比　　13 〜 20 %

(3) 献立作成にあたっての留意点

①対象者の性, 年齢, 身体活動レベルなど幅広い個人差を考慮し, 栄養量, 使用食品, 盛りつけ量, 味に変化をもたせ, 個々人に対応できるものとする.

②対象者の嗜好を満たすとともに飽きのこないよう毎食の献立に配慮し, 楽しみをもたらすもの.

③給与栄養目標量を満たすとともに, 食事が質・量ともに満足感のあるもの.

④ヘルシーメニューなど健康づくりを支援する献立の提案と提供.

⑤給食の目的に合っていること.

⑥食品衛生の面からも安心,安全であるもの.

⑦施設の能力（施設設備・調理従業員の人数・調理技術・調理時間など）に適していること.

⑧季節感があり,家庭的な雰囲気が盛り込まれていること.

⑨和洋中の統一がとれていること.

⑩適温で提供できるもの.

⑪決められた食材料費を超えないこと.

⑫バイキング給食,リクエスト給食,セレクト給食,イベント給食,サラダバー,ドリンクバーなどのメニュー対応も考慮に入れる.

5) 献立の評価

①チェックポイント

〔健康的要因〕

1. 対象者の健康と年齢と望ましいBMIの範囲等を考慮しているか.
2. 健康面について理解をもたせ,食塩摂取量を考慮しているか.
3. 対象者の健康増進を考慮しているか.
4. 対象者が献立に関心と理解をもてるように努めているか.
5. 対象者の疾病予防を考慮しているか.
6. 献立に地域性を盛り込んでいるか.
7. 対象者の健康意識調査などをしているか.
8. 対象者の年齢と希望献立などの調査をしているか.

〔栄養的要因〕

9. 栄養面から年齢・性別・職種・ライフスタイルなどを考慮しているか.
10. 栄養面から,労働の軽重に応じた献立を立てているか.
11. 栄養のバランスを考慮しているか.
12. 野菜の1日の摂取目標350gを考慮できているか.
13. 献立に創意・工夫を盛り込んでいるか.
14. 献立についての話し合いをしているか.
15. 栄養関係の研修会に参加し,それを参考にしているか.

〔心理的要因〕

16. 対象者の嗜好や食事に対する楽しみ,期待に応えているか.
17. 安全で安心して食べてもらえるよう,献立,食材料に配慮しているか.
18. 手づくり感や家庭的な味わいを取り入れた献立を立てているか.
19. 献立に行事食や季節感が伝わるような心理的工夫をしているか.
20. 疲労の予防や回復を考慮しているか.
21. 労働意欲を考慮しているか.
22. 嗜好を調査し考慮しているか.
23. 対象者の摂取傾向を考慮しているか.

24. 献立を給食のできばえを通して比較検討し，次の参考にすることに努めているか.

〔経済的要因〕

25. 献立に応じて経済的に食品を購入しているか.

26. 予算（週または月単位）にかなうように献立を立てているか.

27. 経済性から，食べ残しを出さないように献立を立てているか.

28. 在庫食品も利用して献立を立てているか.

29. 廃棄物を出さないように献立を立てているか.

30. 価格調査資料をいつも手元に用意しているか.

31. 給食に興味をもたせる工夫をしているか.

32. 行事食やイベントメニューなどにも予算が上手に配分されているか.

〔管理的要因〕

33. 主食と副食との調和を考慮しているか.

34. 料理形式を区別して献立を立てているか.

35. 食品の新鮮度を考慮しているか.

36. 調理上の損失を考えているか.

37. 施設・設備を考慮したうえで効率よく給食調理が行える献立であるか.

38. 調理作業時間の点からも効率よく給食調理が行える献立であるか.

39. 献立内容が調理に携わる人の技術，人数などに適しているか.

40. 食品の衛生的取り扱いや，冷食・温食について考慮しているか.

②問題のある献立例と改善例（p.132 〜 134 参照）

オフィス給食の給与栄養目標量と食品構成例および献立例（昼食・定食）

給与栄養目標量と食品構成例（昼食例）

<table>
<tr><td rowspan="14">栄養目標量</td><td colspan="2">エネルギー</td><td>(kcal)</td><td>750</td></tr>
<tr><td colspan="2">たんぱく質</td><td>(g)</td><td>23.0</td></tr>
<tr><td colspan="2">脂質</td><td>(g)</td><td>20.0</td></tr>
<tr><td colspan="2">カルシウム</td><td>(mg)</td><td>250</td></tr>
<tr><td colspan="2">鉄</td><td>(mg)</td><td>4.5</td></tr>
<tr><td colspan="2">ビタミンA（レチノール当量）</td><td>(μg)</td><td>230</td></tr>
<tr><td colspan="2">B₁</td><td>(mg)</td><td>0.30</td></tr>
</table>

		栄養目標量	
エネルギー	(kcal)	750
たんぱく質	(g)	23.0
脂質	(g)	20.0
カルシウム	(mg)	250
鉄	(mg)	4.5
ビタミンA（レチノール当量）	(μg)	230
B_1	(mg)	0.30
B_2	(mg)	0.40
C	(mg)	20
食物繊維	(g)	7.5
食塩	(g)	2.8

食品構成（g）

穀類	米	90
	パン類	
	めん類	10
	その他穀類・堅果類	
いも類	じゃがいも類	25
	こんにゃく類	
砂糖類		8
油脂類	動物性	
	植物性	7
豆類	みそ	12
	豆・大豆製品	15
魚介類	生物	30
	塩蔵・缶詰	
	水産ねり製品	
肉類	生物	15
	その他の加工品	
卵類		15
乳類	牛乳	75
	その他の乳類	
野菜類	緑黄色野菜	50
	漬物	
	その他の野菜	100
果実類		40〜50
海藻類		2

栄養量

エネルギー	752 kcal
たんぱく質	26.8 g
脂質	20.8 g
カルシウム	235 mg
食物繊維	7.3 g
食塩	2.8 g

栄養比率

たんぱく質エネルギー比	14.3 %
脂肪エネルギー比	24.9 %
炭水化物エネルギー比	60.8 %

改善前

献立名	食品名	数量* (g)
夏野菜の	スパゲッティ	90.0
スパゲッティ	玉ねぎ	30.0
	なす	40.0
	ベーコン	12.0
	トマト	80.0
	サラダ油	3.0
	にんにく	1.5
	塩	0.8
	こしょう	0.01
ビシソワーズ	じゃがいも	70.0
スープ（冷）	玉ねぎ	30.0
	バター	4.0
	コンソメ	0.8
	水	100.0
	牛乳	55.0
	塩	0.5
	こしょう	0.01
	パセリ	0.5
ミモザサラダ	レタス	20.0
	サラダ菜	15.0
	きゅうり	20.0
	パセリ	0.5
	卵	25.0
	サラダ油	3.0
	酢	2.0
	塩	0.5
	こしょう	0.01
ピーチ	ゼラチン	1.5
ババロア	水	10.0
	卵	7.0
	砂糖	8.0
	牛乳	40.0
	白桃	15.0
	生クリーム	4.0

栄養量

エネルギー	738 kcal
たんぱく質	24.9 g
脂質	21.4 g
カルシウム	191 mg
食物繊維	7.0 g
食塩	2.8 g

栄養比率

たんぱく質エネルギー比	13.5 %
脂肪エネルギー比	26.1 %
炭水化物エネルギー比	60.4 %
動物性たんぱく質比	42.6 %

改善後

献立名	食品名	数量* (g)
夏野菜の	スパゲッティ	90.0
スパゲッティ	玉ねぎ	30.0
	なす	40.0
	ズッキーニ	25.0
	ベーコン	12.0
	トマト	80.0
	サラダ油	3.0
	にんにく	1.5
	塩	0.6
	こしょう	0.01
ビシソワーズ	じゃがいも	70.0
スープ（冷）	玉ねぎ	30.0
	バター	2.0
	コンソメ	0.5
	水	100.0
	牛乳	55.0
	塩	0.3
	こしょう	0.01
	パセリ	0.5
ミックスサラダ	レタス	20.0
	サラダ菜	15.0
	きゅうり	20.0
	パセリ	0.5
	卵	15.0
	チーズ	15.0
	サラダ油	3.0
	酢	2.0
	塩	0.3
	こしょう	0.01
ぶどう	デラウェア	50.0

栄養量

エネルギー	689 kcal
たんぱく質	23.9 g
脂質	18.4 g
カルシウム	236 mg
食物繊維	7.4 g
食塩	2.3 g

栄養比率

たんぱく質エネルギー比	13.9 %
脂肪エネルギー比	24.0 %
炭水化物エネルギー比	62.1 %
動物性たんぱく質比	38.1 %

*：1人当たり分量

健康的要因　脂質からのエネルギー摂取が多く，健康面での配慮が必要.

栄養的要因　カルシウム，鉄など不足しがちな栄養素を考慮する.

経済的要因　季節の食材をとり入れ，安価で提供できるよう使用食材に工夫がほしい.

管理的要因　衛生面，作業量などの点からデザートをフルーツ類に変えることも検討.

工場給食の給与栄養目標量と食品構成例および献立例（昼食・定食）

給与栄養目標量と食品構成例（昼食例）

栄養目標量			
	エネルギー	(kcal)	800
	たんぱく質	(g)	25.0
	脂質	(g)	20.0
	カルシウム	(mg)	250
	鉄	(mg)	4.5
	ビタミンA（レチノール当量）	(μg)	230
	B1	(mg)	0.30
	B2	(mg)	0.40
	C	(mg)	20
	食物繊維	(g)	7.5
	食塩	(g)	3.0

食品構成（g）			
穀類	米		100
	パン類		
	めん類		} 10
	その他穀類・堅果類		
いも類	じゃがいも類		25
	こんにゃく類		
砂糖類			8
油脂類	動物性		
	植物性		8
豆類	みそ		12
	豆・大豆製品		15
魚介類	生物		30
	塩蔵・缶詰		
	水産ねり製品		
肉類	生物		15
	その他の加工品		
卵類			15
乳類	牛乳		75
	その他の乳類		
野菜類	緑黄色野菜		50
	漬物		
	その他の野菜		100
果実類			40～50
海藻類			2

栄養量		
	エネルギー	797 kcal
	たんぱく質	27.5 g
	脂質	21.8 g
	カルシウム	237 mg
	食物繊維	7.3 g
	食塩	3.0 g

栄養比率		
	たんぱく質エネルギー比	13.8%
	脂肪エネルギー比	24.6%
	炭水化物エネルギー比	61.6%

改善前

献立名	食品名	数量* (g)
ご飯	米	90.0
	水	110.0
みそ汁	生わかめ	5.0
	しめじ	12.0
	だし汁	180.0
	みそ	12.0
ヘルシー豆腐ハンバーグ	豚ひき肉	40.0
	豆腐	50.0
	卵	10.0
	玉ねぎ	20.0
	塩	0.3
	こしょう	0.01
	サラダ油	1.0
	だいこん	50.0
	あさつき	3.0
	しょうゆ	5.0
	レタス	20.0
	トマト	30.0
かぼちゃの甘煮	かぼちゃ	90.0
	だし汁	60.0
	しょうゆ	4.0
	砂糖	4.0
カスタードプリン	脱脂粉乳	8.0
	水	65.0
	卵	20.0
	砂糖	10.0
	バニラエッセンス	0.01
	バター	0.3
カラメル {	砂糖	6.0
	水	3.0

栄養量		
	エネルギー	761 kcal
	たんぱく質	28.6 g
	脂質	15.6 g
	カルシウム	214 mg
	食物繊維	6.4 g
	食塩	3.7 g

栄養比率		
	たんぱく質エネルギー比	15.0%
	脂肪エネルギー比	18.4%
	炭水化物エネルギー比	66.6%
	動物性たんぱく質比	47.2%

健康的要因 健康感を与える献立名だが，食塩摂取量を減らすなどの改善が必要．

栄養的要因 野菜類を増やし，日常の摂取目安量が理解できるようにする．また対象にふさわしい献立であるか．男性が多い場合には，サラダ，デザート類をおひたし，和え物，漬物などに変更するとよい．

心理的要因 ボリューム感に欠け，味や色彩が単調．食欲をそそるように変化をつける．

管理的要因 調理法を工夫し，対象者の期待に応える献立とする．

改善後

献立名	食品名	数量* (g)
ご飯	米	90.0
	水	110.0
すまし汁	生わかめ	5.0
	しめじ	12.0
	だし汁	180.0
	塩	0.3
	しょうゆ	2.0
ヘルシー豆腐ハンバーグ	豚ひき肉	40.0
	豆腐	50.0
	卵	7.0
	玉ねぎ	20.0
	塩	0.3
	こしょう	0.01
	サラダ油	3.0
和風サラダ	だいこん	50.0
	にんじん	10.0
	きゅうり	10.0
	レタス	10.0
	トマト	30.0
	サラダ油	3.0
	酢	2.0
	塩	0.3
	こしょう	0.01
かぼちゃの甘煮	かぼちゃ	90.0
	だし汁	60.0
	しょうゆ	4.0
	砂糖	4.0
カスタードプリン	脱脂粉乳	8.0
	水	65.0
	卵	20.0
	砂糖	10.0
	バニラエッセンス	0.01
	バター	0.3
カラメル {	砂糖	6.0
	水	3.0

栄養量		
	エネルギー	781 kcal
	たんぱく質	26.5 g
	脂質	19.6 g
	カルシウム	202 mg
	食物繊維	5.9 g
	食塩	2.4 g

栄養比率		
	たんぱく質エネルギー比	13.6%
	脂肪エネルギー比	22.6%
	炭水化物エネルギー比	63.8%
	動物性たんぱく質比	49.8%

*: 1人当たり分量

独身寮給食の給与栄養目標量と食品構成例および献立例（朝食・夕食・定食）

給与栄養目標量と食品構成例（朝食・夕食例）

栄養目標量		
エネルギー	(kcal)	1,250
たんぱく質	(g)	45.0
脂質	(g)	35.0
カルシウム	(mg)	400
鉄	(mg)	6.5
ビタミンA （レチノール当量）	(μg)	450
B$_1$	(mg)	0.60
B$_2$	(mg)	0.80
C	(mg)	30
食物繊維	(g)	15.0
食塩	(g)	5.5

食品構成 (g)		
穀類	米	90
	パン類	60
	その他穀類・堅果類	20
いも類	じゃがいも類	40
	こんにゃく類	
砂糖類		12
油脂類	動物性	
	植物性	10
豆類	みそ	12
	豆・大豆製品	30
魚介類	生物	15
	塩蔵・缶詰	
	水産ねり製品	
肉類	生物	30
	その他の加工品	
卵類		30
乳類	牛乳	200
	その他の乳類	
野菜類	緑黄色野菜	100
	漬物	
	その他の野菜	200
果実類		80〜100
海藻類		2

栄養量	
エネルギー	1,244 kcal
たんぱく質	46.4 g
脂質	36.6 g
カルシウム	432 mg
食物繊維	14.6 g
食塩	5.5 g

栄養比率	
たんぱく質エネルギー比	14.9 %
脂肪エネルギー比	26.5 %
炭水化物エネルギー比	58.6 %

健康的要因 献立に関心をもち，食欲をうながすものであるか．

栄養的要因 家庭的な味わいを盛り込みながら，豆・大豆製品，野菜類，海藻類などが積極的にとれるように考慮する．

心理的要因 朝食は単調にならないように気をつけ，米飯希望など対象者の要望にも対応できるよう配慮する．

改善前

献立名	食品名	数量* (g)
パン	ロールパン	60.0
	マーガリン	8.0
	イチゴジャム	12.0
野菜炒め	キャベツ	70.0
	にんじん	10.0
	玉ねぎ	30.0
	ロースハム	10.0
	サラダ油	3.0
	塩	0.5
ヨーグルト	ヨーグルト	100.0
フルーツ	りんご	100.0
カフェオーレ	コーヒー	80.0
	牛乳	50.0

（朝食）

栄養量	
エネルギー	513 kcal
たんぱく質	15.3 g
脂質	18.9 g
カルシウム	249 mg
食物繊維	4.7 g
食塩	1.8 g

献立名	食品名	数量* (g)
ごはん	米	90.0
	水	110.0
あさりの みそ汁	あさり	15.0
	みつば	5.0
	みそ	12.0
	水	180.0
卵と野菜の コロッケ	卵	50.0
	キャベツ	45.0
	玉ねぎ	30.0
	サラダ油	2.0
	じゃがいも	50.0
	塩	0.5
	こしょう	0.01
	小麦粉	5.0
	卵	5.0
	水	5.0
	パン粉	10.0
	サラダ油	8.0
	ケチャップ	5.0
	ウスターソース	5.0
フレッシュ サラダ	きゅうり	20.0
	キャベツ	40.0
	トマト	30.0
	サラダ油	3.0
	酢	1.5
	塩	0.8
	こしょう	0.01
漬物	野沢菜漬	15.0

（夕食）

栄養量	
エネルギー	692 kcal
たんぱく質	19.3 g
脂質	21.2 g
カルシウム	130 mg
食物繊維	5.3 g
食塩	4.4 g

栄養比率	
たんぱく質エネルギー比	11.5 %
脂肪エネルギー比	29.9 %
炭水化物エネルギー比	58.6 %
動物性たんぱく質比	44.5 %

改善後

献立名	食品名	数量* (g)
トースト	食パン	60.0
	マーガリン	5.0
	イチゴジャム	12.0
野菜炒め	キャベツ	70.0
	にんじん	10.0
	玉ねぎ	30.0
	サラダ油	2.0
	塩	0.5
ハムソテー	ショルダーハム	30.0
	サラダ油	0.5
ヨーグルト	ヨーグルト	100.0
フルーツ	りんご	100.0
カフェオーレ	コーヒー	80.0
	牛乳	50.0

（朝食）

栄養量	
エネルギー	504 kcal
たんぱく質	18.0 g
脂質	17.2 g
カルシウム	240 mg
食物繊維	4.9 g
食塩	2.1 g

献立名	食品名	数量* (g)
ごはん	米	90.0
	水	110.0
あさりの みそ汁	あさり	15.0
	みつば	5.0
	みそ	12.0
	水	180.0
卵と野菜の コロッケ	卵	50.0
	キャベツ	45.0
	玉ねぎ	30.0
	サラダ油	1.0
	じゃがいも	50.0
	塩	0.3
	こしょう	0.01
	小麦粉	5.0
	卵	5.0
	水	5.0
	パン粉	10.0
	サラダ油	8.0
	ケチャップ	5.0
	ウスターソース	5.0
豆腐とわかめ のサラダ	豆腐	50.0
	生わかめ	3.0
	レタス	10.0
	ブロッコリー	30.0
	トマト	30.0
	ごま	1.0
	ごま油	1.0
	しょうゆ	3.0
	砂糖	1.0
	酢	4.0

（夕食）

栄養量	
エネルギー	781 kcal
たんぱく質	24.7 g
脂質	21.0 g
カルシウム	165 mg
食物繊維	5.9 g
食塩	3.6 g

栄養比率	
たんぱく質エネルギー比	13.3 %
脂肪エネルギー比	26.8 %
炭水化物エネルギー比	59.9 %
動物性たんぱく質比	43.3 %

*：1人当たり分量

3.
社会福祉施設給食の献立作成

1)
社会福祉施設給食の目的と特徴

わが国は，憲法第25条の基本理念に基づき，生活保護法，児童福祉法，老人福祉法，身体障害者福祉法，知的障害者福祉法，母子及び父子並びに寡婦福祉法，精神保健及び精神障害者福祉に関する法律等の社会福祉関係法令を公布し，社会福祉の向上を図っている．

社会福祉施設には，保護施設，児童福祉施設，老人福祉施設，身体障害者社会参加支援施設，障害者支援施設，その他の社会福祉施設などがある．なお，社会福祉施設における在所者数（給食対象者）は，乳児，幼児，児童，少年，青年，壮年，高齢者の男性および女性で，すべての年齢階級である．さらに，発育・成長環境の差異による身体的・精神的状況，食生活習慣，嗜好，食や健康に対する価値観などは多種多様である．したがって，社会福祉施設ごとに給食対象者の属性を十分に把握し，対象者の状況に対応した適切な給食計画を立案する必要がある．

2)
献立作成の要点

社会福祉施設は種類が多く，給食対象者の性，年齢，身体活動レベル，身体状況，健康状態などは既述のごとく一様ではない．したがって，献立作成に際し，給与栄養目標量は「食事摂取基準」を準用する．

すなわち，社会福祉施設ごとに，給食対象者に対するアセスメントを行い，性，年齢，身体活動レベル等のデータを得る．その後，アセスメント結果に基づく給与栄養目標量を算出する．望ましい給食としては，推奨されている各種栄養素等の比率にも配慮し，福祉施設ごとの食品構成表を作成する．

なお，献立作成に際し，給与栄養目標量，栄養比率などの栄養性を追求すると同時に，嗜好性，機能性，経済性，調理性，利便性，審美性，季節性，地域性，行事性，快適性，社会性，安全性，新鮮度などについても考慮しなければならない．

（1）児童福祉施設における給食

児童福祉施設の給与栄養目標量は，「児童福祉施設における食事の提供に関する援助及び指導について」（令2.3.31 子発0331第1号，障発0331第8号）および「児童福祉施設における「食事摂取基準」を活用した食事計画について」（令2.3.31 子母発0331第1号）の規定に準ずる（❸，❹）．実践にあたっては，「児童福祉施設における食事の提供ガイド」（平成22年3月，厚生労働省）を参考にされたい．❺に保育所における給与栄養目標量の例を，❻に食品構成の例を示す．なお，不足しがちな鉄の摂取量を増やすにはさまざまな方法があるが，入所児童の嗜好など種々の条件を考慮することが必要で，全国一律に対応することは好ましくないと思われる．❼に鉄の摂取量を充足するための参考例を示す．

なお，児童は成長期にあり，年齢別の食事摂取基準に大きな差があるので，小学校低学年（適用年齢区分6～7歳），中学年（8～9歳），高学年（10～11歳），中学生（12～14歳），高校生等（15～17歳）の区分別に給与栄養目標量を設定することが望ましい．

（2）高齢者を対象とした社会福祉施設における給食

❽に65歳以上の食事摂取基準の一部を示した．❽に示された食事摂取基準をもとに給与栄養目標を設定する．高齢者は基礎代謝や身体活動レベルなどの個人差が大きいので，個々の栄養アセスメントに基づいた個人対応による給与栄養目標を設定することが望ましい．

❸児童福祉施設における給与栄養目標量（例）（年齢別・性別の食事摂取基準）

年齢	エネルギー（kcal/日）男 身体活動レベル I	II	III	女 身体活動レベル I	II	III	たんぱく質（g/日）男	女	脂質（%エネルギー）	カルシウム（mg/日）男	女	鉄（mg/日）男	女	ビタミンA（μgRE/日）男	女	ビタミンB₁（mg/日）男	女	ビタミンB₂（mg/日）男	女	ビタミンC（mg/日）	食塩相当量（g/日）男	女	食物繊維（g/日）男	女
0～5（月）	-	550	-	-	500	-	10[*1]	10[*1]	50[*1]	200[*1]	200[*1]	0.5[*1]	0.5[*1]	300[*1]	300[*1]	0.1[*1]	0.1[*1]	0.3[*1]	0.3[*1]	40[*1]	0.3[*1]	0.3[*1]		
6～11（月）									40[*1]	250[*1]	250[*1]	5.0	4.5	400[*1]	400[*1]	0.2[*1]	0.2[*1]	0.4[*1]	0.4[*1]	40[*1]	1.5[*1]	1.5[*1]		
6～8（月）	-	650	-	-	600	-	15[*1]	15[*1]																
9～11（月）	-	700	-	-	650	-	25[*1]	25[*1]																
1～2（歳）	-	950	-	-	900	-	20	20	20～30（25）	450	400	4.5	4.5	400	350	0.5	0.5	0.6	0.5	40	3.0 未満	3.0 未満		
3～5	-	1,300	-	-	1,250	-	25	25	20～30（25）	600	550	5.5	5.5	450	500	0.7	0.7	0.8	0.8	50	3.5 未満	3.5 未満	8 以上	8 以上
6～7	1,350	1,550	1,750	1,250	1,450	1,650	30	30	20～30（25）	600	550	5.5	5.5	400	400	0.8	0.8	0.9	0.9	60	4.5 未満	4.5 未満	10 以上	10 以上
8～9	1,600	1,850	2,100	1,500	1,700	1,900	40	40	20～30（25）	650	750	7.0	7.5	500	500	1.0	0.9	1.1	1.0	70	5.0 未満	5.0 未満	11 以上	11 以上
10～11	1,950	2,250	2,500	1,850	2,100	2,350	45	50	20～30（25）	700	750	8.5	8.5　12.0[*2]	600	600	1.2	1.1	1.4	1.3	85	6.0 未満	6.0 未満	13 以上	13 以上
12～14	2,300	2,600	2,900	2,150	2,400	2,700	60	55	20～30（25）	1,000	800	10.0	8.5　12.0[*2]	800	700	1.4	1.1	1.6	1.4	100	7.0 未満	6.5 未満	17 以上	17 以上
15～17	2,500	2,800	3,150	2,050	2,300	2,550	65	55	20～30（25）	800	650	10.0	7.0　10.5[*2]	900	650	1.5	1.2	1.7	1.4	100	7.5 未満	6.5 未満	19 以上	18 以上
18（～29）[*3]	2,300	2,650	3,050	1,700	2,000	2,300	65	50	20～30（25）	800	650	7.5	6.5　10.5[*2]	850	650	1.4	1.1	1.6	1.2	100	7.5 未満	6.5 未満	21 以上	18 以上
食事摂取基準の種別	推定エネルギー必要量						推奨量		目標量（中央値）	推奨量											目標量			

8 ～ 11 歳の身体活動レベル III は，部活動・クラブ等でスポーツを行っていて身体活動レベルが高い場合
[*1] 目安量（g/日）
[*2] 月経ありの対象者
[*3] 目標とする BMI（kg/m²）：18.5 ～ 24.9

❹児童福祉施設における「食事摂取基準」を活用した食事計画の策定にあたっての留意点

（1）子どもの性，年齢，発育・発達状況，栄養状態，生活状況等を把握・評価し，提供することが適当なエネルギー及び栄養素の量（以下「給与栄養量」という。）の目標を設定するよう努めること。なお，給与栄養量の目標は，子どもの発育・発達状況，栄養状態等の状況を踏まえ，定期的に見直すように努めること。

（2）エネルギー摂取量の計画に当たっては，参考として示される推定エネルギー必要量を用いても差し支えないが，健全な発育・発達を促すために必要なエネルギー量を摂取することが基本となることから，定期的に身長及び体重を計測し，成長曲線に照らし合わせるなど，個々人の成長の程度を観察し，評価すること。

（3）たんぱく質，脂質，炭水化物の総エネルギーに占める割合（エネルギー産生栄養素バランス）については，三大栄養素が適正な割合によって構成されることが求められることから，たんぱく質については 13％～ 20％，脂質については 20％～ 30％，炭水化物については 50％～ 65％の範囲を目安とすること。

（4）1 日のうち特定の食事（例えば昼食）を提供する場合は，対象となる子どもの生活状況や栄養摂取状況を把握，評価した上で，1 日全体の食事に占める特定の食事から摂取することが適当とされる給与栄養量の割合を勘案し，その目標を設定するよう努めること。

（5）給与栄養量が確保できるように，献立作成を行うこと。

（6）献立作成に当たっては，季節感や地域性等を考慮し，品質が良く，幅広い種類の食品を取り入れるように努めること。また，子どもの咀嚼や嚥下機能，食具使用の発達状況等を観察し，その発達を促すことができるよう，食品の種類や調理方法に配慮するとともに，子どもの食に関する嗜好や体験が広がりかつ深まるよう，多様な食品や料理の組み合わせにも配慮すること。また，特に，小規模グループケアやグループホーム化を実施している児童養護施設や乳児院においては留意すること。

資料）令和 2 年 3 月 31 日子母発 0331 第 1 号厚生労働省子ども家庭局母子保健課長通知「児童福祉施設における「食事摂取基準」を活用した食事計画について」

❺ある特定の保育所における給与栄養目標量（設定例）

Ⅰ　1〜2歳児の給与栄養目標量（男子）

	エネルギー (kcal)	たんぱく質 (g)	脂質 (g)	炭水化物 (g)	食物繊維 (g)	ビタミンA (μgRE)	ビタミンB₁ (mg)	ビタミンB₂ (mg)	ビタミンC (mg)	カルシウム (mg)	鉄 (mg)	食塩相当量 (g)
食事摂取基準（A）（1日当たり）	950	31〜48	22〜32	119〜155	7	400	0.5	0.6	40	450	4.5	3.0
昼食＋おやつの比率（B%）*	50%	50%	50%	50%	50%	50%	50%	50%	50%	50%	50%	50%
1日（昼食）の給与栄養目標量（C=A×B/100）	475	16〜24	11〜16	60〜77	3.5	200	0.25	0.30	20	225	2.3	1.5
保育所における給与栄養目標量（Cを丸めた値）	480	20	14	70	4	200	0.25	0.30	20	225	2.3	1.5

*：昼食および午前・午後のおやつで1日の給与栄養量の50%を給与することを前提とした.

Ⅱ　3〜5歳児の給与栄養目標量（男子）

	エネルギー (kcal)	たんぱく質 (g)	脂質 (g)	炭水化物 (g)	食物繊維 (g)	ビタミンA (μgRE)	ビタミンB₁ (mg)	ビタミンB₂ (mg)	ビタミンC (mg)	カルシウム (mg)	鉄 (mg)	食塩相当量 (g)
食事摂取基準（A）（1日当たり）	1,300	43〜65	29〜44	163〜212	8	500	0.7	0.8	50	600	5.5	3.5
昼食＋おやつの比率（B%）*¹	45%	45%	45%	45%	45%	45%	45%	45%	45%	45%	45%	45%
1日（昼食）の給与栄養目標量（C=A×B/100）	585	20〜29	13〜20	74〜96	3.6	225	0.32	0.36	23	270	2.5	1.5
家庭から持参する米飯110gの栄養量（D）*²	185	4	0	40	0.3	0	0.02	0.01	0	3	0.1	0
E=C−D	400	16〜25	13〜20	34〜56	3.3	225	0.30	0.35	23	267	2.4	1.5
保育所における給与栄養目標量（Eを丸めた値）	400	22	17	45	4	225	0.30	0.35	23	267	2.4	1.5

*¹：昼食（主食は家庭より持参）および午前・午後のおやつで1日の給与栄養量の45%を給与することを前提とした.
*²：家庭から持参する主食量は，主食調査結果（過去5年間の平均105g）から110gとした.

（日本人の食事摂取基準（2020年版）の実践・運用．第一出版，2020）

❻ 保育所の食品構成（例）　　　　　　　　　　　　　　　　　　　　　　　(g)

6つの基礎食品		1〜2歳	3〜5歳	6つの基礎食品		1〜2歳	3〜5歳
1類	肉	15	15	4類	その他の野菜	40	50
	魚	20	20		果実類	50	40
	卵	10	10	5類	穀類	58	15
	大豆食品	20	20		いも類	20	25
2類	牛乳	130	100		菓子類	6	6
	乳製品	10	10		砂糖類	4	5
	海藻	1.0	1.2	6類	油脂類（種実類・マヨネーズなどを含む	6	7
3類	緑黄色野菜	30	40				

❼鉄を充足するための食品

食　品	方法など
レバー	鉄の給源としては大変有用な食品であるが，衛生的な取り扱いが難しいこと，レバーを使用することにより食事摂取基準に示されている上限量を超えることになりかねないというビタミンAの過剰摂取も問題である
豆類	きな粉は多く使えないが，納豆，凍り豆腐，豆腐，おからを使用した料理の工夫，甘味を控えたあずきやいんげん豆を使用したおやつなどは鉄の給源になる
緑黄色野菜	すでに十分使用しているところもあると思うが，少ない地域では増量したい
海藻	ひじきなど，1回に使用する量は少ないが，副菜のみならず，炊き込みご飯，和風ハンバーグやコロッケ，お好み焼きに入れるなど工夫する
魚介類	魚一辺倒になって子どもの嗜好が偏ることは望ましくないが，赤身魚や背の青い魚，貝類を取り入れる
ごま，ピーナッツバター	使用量は多くないが，和え物，手づくりの和・洋菓子に使用する
黒砂糖，プルーン	黒砂糖は手づくりおやつに，プルーンは全脂無糖ヨーグルトなどの甘味調味に使えるが，調味がこれらのみにならないよう注意する
鉄強化食品	保護者や保育所の職員の理解を得たうえで利用する

❽65 歳以上の食事摂取基準

年齢	エネルギー（kcal/日） 男 身体活動レベル I	II	III	エネルギー（kcal/日） 女 身体活動レベル I	II	III	たんぱく質 (g/日) 男	女	脂質（脂肪エネルギー比率）（%エネルギー） 男	女	カルシウム (mg/日) 男	女	鉄 (mg/日) 男	女	ビタミンA (mRE/日) 男	女	ビタミンB₁ (mg/日) 男	女	ビタミンB₂ (mg/日) 男	女	ビタミンC (mg/日) 男	女	食塩相当量 (g/日) 男	女	食物繊維 (g/日) 男	女
65～74	2,050	2,400	2,750	1,550	1,850	2,100	60	50	20～30(25)	20～30(25)	750	650	7.5	6.0	850	700	1.3	1.1	1.5	1.2	100	100	7.5未満	6.5未満	20以上	17以上
75以上（歳）	1,800	2,100	—	1,400	1,650	—	60	50	20～30(25)	20～30(25)	700	600	7.0	6.0	800	650	1.2	0.9	1.3	1.0	100	100	7.5未満	6.5未満	20以上	17以上
食事摂取基準の種別	推定エネルギー必要量*						推奨量		目標量（中央値）		推奨量												目標量			

*目標とする BMI（kg/m²）の範囲：65～74 歳 21.5～24.9，75 歳以上 21.5～24.9

　高齢者を対象とした社会福祉施設の献立，調理方法，喫食介護方法などについては他の成書を参考にされたい．

　一方，入所者の病状に応じて主治医より食事療法の内容を明示した食事箋が発行される場合には，病状に合わせた特別食を提供する．

　なお，老人福祉施設における給与栄養目標量および食品群別摂取目標量（食品構成）は，1人1日当たりの数値で示されていることが多い．これらの数値を朝，昼，夕，間食別に適切に配分する必要がある．毎食のエネルギーの配分比率は，入所者の身体状況，健康状態，身体活動レベル，食習慣などを考慮し，また，国民健康・栄養調査成績などから類推すると，朝 1.0：昼 1.3：夕 1.4：間食 0.4 くらいが適当と考えられる．

　参考のために，❾に老人福祉施設における食品構成例を示した．

　献立例（143～145 ページ）から算出した1日分（朝・昼・夕・間食）の栄養素等の摂取量は❿の B 欄に示すとおりである．P：F：C 比はそれぞれ 16.1 %，19.4 %，64.5 % となった．穀類エネルギー比 38.7 %，動物性たんぱく質比 47.7 %，脂質比は動物性 31.7 %，植物

❾老人福祉施設における食品構成（例）

食品群		使用量 (g)	エネルギー 全量 (kcal)	エネルギー うち穀類 (kcal)	水分 (g)	たんぱく質 全量 (g)	たんぱく質 うち動物性 (g)	脂質 (g)	炭水化物 (g)	無機質 カルシウム (mg)	無機質 鉄 (mg)	ビタミン A (RAE) (μg)	ビタミン B_1 (mg)	ビタミン B_2 (mg)	ビタミン C (mg)	食物繊維 (g)	食塩相当量 (g)
1. 穀類	米	140	501	501	20.9	8.5		1.3	108.6	7	1.1	0	0.11	0.03	0	0.7	0.0
	パン	20	59	59	6.6	1.9		1.4	9.9	6	0.2	0	0.02	0.01	0	0.4	0.1
	めん	10	14	14	6.8	0.4		0.1	2.7	1	0.0	0	0.00	0.00	0	0.1	0.0
	小麦粉・その他の穀物	10	35	35	1.9	1.1		0.3	6.7	2	0.1	0	0.01	0.01	0	0.3	0.0
2. いも類	いも・生	50	41		39.3	0.8		0.1	9.4	7	0.2	1	0.05	0.02	13	0.9	0.0
	こんにゃく	10	1		9.7	0.0		0.0	0.3	6	0.1	0	0.00	0.00	0	0.3	0.0
	でん粉とその製品	5	17		0.8	0.0		0.0	4.1	1	0.0	0	0.00	0.00	0	0.0	0.0
3. 砂糖類		5	19		0.1	0.0		0.0	4.9	0	0.0	0	0.00	0.00	0	0.0	0.0
4. 豆類	大豆・大豆製品	10	17		7.1	1.3		1.1	0.4	16	0.3	0	0.01	0.01	0	0.2	0.0
	その他の豆・豆製品	50	103		24.5	5.2		0.5	19.1	19	1.6	0	0.04	0.03	0	0.0	0.0
5. 種実類		3	18		0.0	0.7		1.6	0.6	23	0.2	0	0.01	0.01	0	0.3	0.0
6. 野菜類	緑黄色野菜	100	28		90.9	1.4		0.3	5.9	57	0.9	267	0.00	0.10	28	2.3	0.0
	野菜漬物	20	14		15.6	0.5		0.0	3.1	8	0.2	2	0.01	0.01	4	0.6	0.7
	その他の野菜	200	62		181.4	2.6		0.0	14.4	80	0.8	14	0.08	0.04	34	4.2	0.0
7. 果実類	みかん	50	23		43.8	0.5		0.1	5.5	12	0.0	22	0.04	0.02	23	0.7	0.0
	その他の果実	50	30		41.4	0.3		0.1	8.1	3	0.1	6	0.03	0.01	6	0.5	0.0
	果実加工品	10	14		6.6	0.0		0.0	3.3	1	0.0	1	0.00	0.00	1	0.1	0.0
8. きのこ類		10	5		7.3	0.6		0.1	1.8	2	0.2	0	0.02	0.04	0	1.3	0.0
9. 藻類		10	12		2.5	1.5		0.1	4.0	59	0.9	49	0.03	0.07	4	2.7	0.8
10. 魚介類	魚介・生物	45	64		32.0	8.4	8.4	2.8	0.0	10	0.1	47	0.04	0.05	0	0.0	0.0
	魚介・干物と加工品	10	23		5.9	2.2	2.2	1.6	0.0	5	0.1	7	0.02	0.03	1	0.0	0.3
	水産練り製品	5	6		3.5	0.6	0.6	0.1	0.6	3	0.0	0	0.00	0.01	0	0.0	0.1
11. 肉類	肉・生物	40	72		27.6	8.0	8.0	4.0	0.0	2	0.5	6	0.10	0.08	0	0.1	0.0
	肉加工品	10	26		5.9	1.4	1.4	2.1	0.4	1	0.1	0	0.04	0.02	2	0.0	0.2
12. 卵類		30	45		22.9	3.6	3.6	3.1	0.2	15	0.5	52	0.02	0.12	0	0.0	0.1
13. 牛乳・乳製品類		120	132		92.0	9.2	9.2	5.2	11.5	299	0.1	50	0.07	0.37	2	0.0	0.4
14. 油脂類		10	88		0.4	0.0		9.5	0.0	0	0.0	32	0.00	0.00	0	0.0	0.0
15. 調味・香辛料類		25	46		12.1	1.3		2.2	4.5	13	0.5	2	0.01	0.02	0	0.4	4.1
合計 （P：F：C比）			1515	609	709.5	62.0 16.4%	33.4	37.7 22.4%	230.0 61.2%	658	8.8	558	0.75	1.11	118	16.1	6.8

第2章⓱-A に示された食品群別荷重平均成分表を用いて算出した.
穀類エネルギー比：40.2%，動物性たんぱく質比：53.9%

⓿給与栄養目標量と献立例から得られた栄養素など摂取量との比較

栄養素など（単位）		給与栄養目標量（A）	栄養素など摂取量（B）		充足率 B/A × 100（%）	
			改善前	改善後	改善前	改善後
エネルギー	（kcal）	1,400	1,444	1,455	103	104
たんぱく質	（g）	53	58.3	59.1	110	112
脂質	（g）	24〜39[*1]	31.2	29.6	80〜130	76〜123
炭水化物	（g）	210[*2]	224.9	232.0	107	110
カルシウム	（mg）	560	621	603	111	108
鉄	（mg）	6.1	9.6	9.1	157	149
ビタミン A	（μgRE）	575	1,015	1,018	177	177
ビタミン B_1	（mg）	0.85	0.76	0.56	89	66
ビタミン B_2	（mg）	0.87	0.84	0.98	97	113
ビタミン C	（mg）	100	108	106	108	106
食物繊維総量	（g）	15	16.9	17.4	113	116
食塩相当量	（g）	8.5	14.6	14.0	172	164

[*1]：脂肪エネルギー比率 20〜25 % から算出.
[*2]：炭水化物エネルギー比 60 % から算出.

性 62.5 %，魚介性 5.8 % である．また，朝・昼・夕・間食のエネルギーの日内配分は 1.0：1.1：0.9：0.4 である．

　1 日分の献立としてみると，栄養学的にバランスはほぼ適切と認められる．しかし，いくら高齢者の社会福祉施設とはいえ，朝“生揚煮”，昼“野菜の炒め煮”，夕“ひじきの炒め煮”のように和風中心では変化に乏しい．献立に変化をつけるには，料理様式（和風，洋風，中華風，エスニック風），調理操作法（生，焼く，煮る，炒める，揚げる，茹でる，蒸すなど），食品素材および部位，調味料などの諸種の要因を組み合わせる配慮が必要である．さらに，食品の切截方法，大きさ，かたさ（やわらかさ），食器，盛りつけ方法，料理温度などにも気を配り，対象者が楽しく，快適に食事ができるように演出することも大切である．

3）
献立の評価

　ここに紹介した老人福祉施設給食の献立例は，福祉施設入所者の性，年齢階級，身体活動レベルを考慮し，「食事摂取基準」に対応させたものである．

　しかし，高齢者の栄養素などの消費量および摂取量は個人差がはなはだ大きく，本項で取り上げた給与栄養目標量は，あくまでも「標準的な給与栄養目標量」であると理解していただきたい．実際の給食にあたっては，各施設ごとに，給食利用者である高齢者の特性を把握したうえで，給与栄養目標量を設定する必要がある．

　また，献立は朝・昼・夕（間食を含む）の給与栄養目標量を毎食充足させる必要はない．朝・昼・夕・間食の日内配分を考慮し，1 週間から 10 日間くらいの平均値が，利用者の給与栄養目標量を充足するように配慮する．

　今回紹介した献立例は，エネルギーは少なめに，たんぱく質は良質なもの，油脂類は植物性を多く，無機質類，ビタミン類，食物繊維も多めに，を基本理念とした．しかし，計算上は，⓿に示すとおり，ビタミン B_1 およびビタミン B_2 が目標量よりは低値であった．

　献立作成時に，エネルギー，たんぱく質，脂質，炭水化物などの大成分および栄養素の

強調成分であるカルシウム，鉄，食塩などを中心に計算をした場合，無機質類，ビタミン類が不足することがある．無機質類，ビタミン類は，食品の保管状態の良否，食品の切截・水洗条件，加熱調味中に損失が著しいことから，献立作成段階の給与栄養目標量は十分な数値を計上したいものである．

なお，利用者の食品（料理）の喫食量の多寡を調べ，給与栄養量を的確に評価する．評価に基づき，摂取量に過不足が生じた場合は，適宜食品（料理）量を減増する．不足が心配される場合は，利用者の嗜好特性に合わせ，おにぎり，いも類，果物類，菓子類，飲物類などを間食で補充することも有効である．さらに，食品（料理）量で給与栄養目標量が不足するような場合には，強化米や栄養補助食品の利用も考慮しておくことが望ましい．

①老人福祉施設給食献立評価のチェックポイント

〔健康的要因〕

1. 高年齢であること，平均余命などを考慮しているか．
2. 健康面について理解させ，食べ残しのないようにしているか．
3. 利用者全体の健康の保持を考慮しているか．
4. 利用者全体が献立への関心と理解をもつようにつとめているか．
5. 利用者全体の疾病予防を考慮しているか．
6. 地域の味を献立に盛り込んでいるか．
7. 高齢化と健康を考慮しているか．
8. 利用者の健康意識調査などをしているか．

〔栄養的要因〕

9. 栄養面から年齢・性別を考慮しているか．
10. 栄養面から，身体活動レベルを考慮しているか．
11. 栄養素等のバランスを考慮しているか．
12. 栄養面から，利用者の消化機能を考慮しているか．
13. 栄養面から，食べ残しの出ないよう考慮しているか．
14. 献立に創意・工夫を折り込んでいるか．
15. 献立について話し合いをしているか．
16. 栄養関係の研修会に参加し，それを参考にしているか．

〔心理的要因〕

17. 施設生活での食欲について考慮しているか．
18. 嗜好の個人差について考慮しているか．
19. 疲労の予防や回復を考慮しているか．
20. 食事への意欲につなげるように考慮しているか．
21. 集団の団らんを考慮しているか．
22. 献立に行事食や季節感を出しているか．
23. 利用者の摂取傾向を考慮しているか．
24. 給食のできばえを比較検討し，次回の献立作成の参考にしているか．

〔経済的要因〕

25. 献立に応じて，経済的に食品を購入しているか．

26.　予算（週または月単位）にかなうように献立を立てているか.

27.　経済面から，食べ残しを出さないようにしているか.

28.　在庫食品も利用しているか.

29.　廃棄物の減量化を考慮しているか.

30.　労働能率を考慮しているか.

31.　価格調査資料をいつも手元に用意しているか.

32.　食事に興味をもたせる工夫をしているか.

〔管理的要因〕

33.　主食と副食との調和を考慮しているか.

34.　料理形式を区別しているか.

35.　食品の融通性と組み合わせを考慮しているか.

36.　食品の新鮮度を考慮しているか.

37.　調理上の栄養成分の損失を考慮しているか.

38.　つくる人の労働条件と調理時間とを考慮しているか.

39.　設備・器具などの管理を考慮しているか.

40.　食品の衛生的取り扱いや，冷食・温食について考慮しているか.

②問題のある献立例と改善例（p.143 〜 145 参照）

老人福祉施設給食における献立例（冬）

朝食

改善前

献立名	食品名	1人当たり分量(g)
ご は ん	精 白 米 （ め し ）	100
み そ 汁	板　　　　　　　　　　ふ	1
	わ　　　　か　　　　め	5
	ね　　　　　　　　　ぎ	5
	み　　　　　　　　　そ	12
	風 味 調 味 料	1
生 揚 げ 煮	生　　　　揚　　　　げ	30
	上　　　白　　　糖	5
	し　　　ょ　　　う　　　ゆ	2
和 え 物	こ　　ま　　つ　　な	50
（こまつなのピーナ	ミ　ニ　ト　マ　ト	15
ッツ和え）	落　　花　　生	5
	上　　　白　　　糖	2
	し　　　ょ　　　う　　　ゆ	2
香 の も の	き ゅ う り （ ぬ か 漬 ）	15
牛 乳	普 通 牛 乳	150
果 物	キ ウ イ フ ル ー ツ	50
番 茶	番　　　　　　　　　茶	120

栄　　養　　量	エネルギー（kcal）	445
	たんぱく質（g）	16.1
	脂質（g）	12.7
	炭水化物（g）	67.2
	カルシウム（mg）	363
	鉄（mg）	2.9
	食塩相当量（g）	3.6
	食物繊維（g）	4.8

栄　養　比　率	P：F：C比（%）	14.5：25.7：59.8
	穀類エネルギー比（%）	38.7
	動物性たんぱく質比（%）	31.1
	脂質比（%）	
	動物性：植物性：魚介性	44.9：55.1：0

改善後

献立名	食品名	1人当たり分量(g)
ご は ん	精 白 米 （ め し ）	100
み そ 汁	板 ふ	1
	わかめ	5
	ねぎ	5
	みそ	12
	か つ お ・ 昆 布 だ し	1
だ て 巻 き	だて巻き	25
和 え 物	こまつな	50
	にら	15
	ミ ニ ト マ ト	15
	落花生	5
	上白糖	2
	しょうゆ	2
焼 き の り	焼きのり	1
香 の も の	き ゅ う り （ ぬ か 漬 ）	15
牛 乳	普通牛乳	200
果 物	キ ウ イ フ ル ー ツ	50
番 茶	番　　　　　　　　　茶	120

栄　　養　　量	エネルギー（kcal）	448
	たんぱく質（g）	19.0
	脂質（g）	13.3
	炭水化物（g）	74.9
	カルシウム（mg）	357
	鉄（mg）	2.4
	食塩相当量（g）	4.2
	食物繊維（g）	5.4

栄　養　比　率	P：F：C比（%）	17.0：26.7：56.3
	穀類エネルギー比（%）	35.3
	動物性たんぱく質比（%）	54.2
	脂質比（%）	
	動物性：植物性：魚介性	40.0：50.0：10.0

栄養的要因　PFC比のバランスは好ましい．動物性食品は "牛乳" だけなので，一工夫ほしい．ビタミン，食物繊維が不足しがちなので "にら" および "焼きのり" などを追加するとよい．

改善前

献立名	食品名	1人当たり分量(g)
煮込みうどん	うどん（ゆで）	150
	ぶた肉	20
	卵	25
	ねぎ	20
	なると	10
	しいたけ	10
	さやえんどう	5
	清酒	5
	めんつゆ（3倍）	50
野菜の炒め煮	だいこん	30
	さといも	30
	にんじん	20
	たけのこ	20
	板こんにゃく	20
	ごぼう	10
	みりん	10
	しょうゆ	10
	上白糖	5
	油	5
	風味調味料	1
菓子	くずまんじゅう	40
お茶	ほうじ茶	120

栄養量		
	エネルギー（kcal）	564
	たんぱく質（g）	20.9
	脂質（g）	10.3
	炭水化物（g）	91.8
	カルシウム（mg）	86
	鉄（mg）	2.5
	食塩相当量（g）	8.0
	食物繊維（g）	6.6

栄養比率		
	P：F：C比（%）	14.8：16.4：68.8
	穀類エネルギー比（%）	33.5
	動物性たんぱく質比（%）	46.9
	脂質比（%）	
	動物性：植物性：魚介性	40.8：59.2：0

改善後

献立名	食品名	1人当たり分量(g)
煮込みうどん	うどん（ゆで）	150
	若鶏，もも，皮なし（ゆで）	20
	卵	25
	ねぎ	20
	なると	5
	しいたけ	10
	さやえんどう	5
	清酒	5
	めんつゆ（3倍）*	50
野菜の炒め煮	だいこん	30
	さといも	30
	にんじん	20
	たけのこ	20
	板こんにゃく	20
	ごぼう	10
	みりん	10
	しょうゆ	10
	上白糖	5
	かつお・昆布だし	1
菓子	くずまんじゅう	40
お茶	ほうじ茶	120

栄養量		
	エネルギー（kcal）	547
	たんぱく質（g）	19.7
	脂質（g）	9.4
	炭水化物（g）	91.0
	カルシウム（mg）	88
	鉄（mg）	2.6
	食塩相当量*（g）	7.5
	食物繊維（g）	6.7

栄養比率		
	P：F：C比（%）	14.4：15.5：70.1
	穀類エネルギー比（%）	34.6
	動物性たんぱく質比（%）	27.4
	脂質比（%）	
	動物性：植物性：魚介性	36.2：63.8：0

栄養的要因 煮込みうどんの汁を全部飲むと，塩分の摂取過剰につながる．主食をめん類にする場合，主菜・副菜の栄養学的バランスに配慮する必要がある．

管理的要因 丼もの，土鍋などを使用する場合は，食器の大きさ，形状，補助具などの喫食環境を整える．

*：うどん汁を2/3残した場合の食塩相当量は昼食一食分で7.5gから4.2gに減少する．

第4章　施設別献立の特徴と献立作成

夕食

改善前

献立名	食品名	1人当たり分量(g)
ごはん	精白米（めし）	110
すまし汁	そうめん	10
	かいわれ大根	10
	食塩	1
	しょうゆ	1
	風味調味料	1
刺身の盛合せ	まぐろ	15
	まあじ	15
	ほたてがい	15
	するめいか（生）	15
	大根	40
	しその葉	5
	わさび	1
ひじきの炒め物	ひじき（乾）	3
	油揚げ	5
	大豆	5
	みりん	10
	しょうゆ	10
	油	3
	風味調味料	3
		0.3
果物	みかん	100

栄養量	
エネルギー （kcal）	435
たんぱく質 （g）	21.3
脂質 （g）	8.2
炭水化物 （g）	65.9
カルシウム （mg）	172
鉄 （mg）	4.2
食塩相当量 （g）	3.0
食物繊維 （g）	5.5

栄養比率	
P：F：C比 （%）	19.6：17.0：63.4
穀類エネルギー比 （%）	45.5
動物性たんぱく質比 （%）	61.0
脂質比 （%）	
動物性：植物性：魚介性	0：78.0：22.0

改善後

献立名	食品名	1人当たり分量(g)
ごはん	精白米（めし）	120
すまし汁	そうめん	10
	かいわれ大根	10
	食塩	1
	しょうゆ	1
	かつお・昆布だし	1
刺身の盛合せ	まぐろ	15
	まあじ	15
	ほたてがい	15
	するめいか（生）	15
	大根	40
	しその葉	2
	わさび	1
ひじきの炒め物	ひじき（乾）	3
	油揚げ	5
	大豆	5
	みりん	10
	しょうゆ	10
	油	3
	風味調味料	3
		0.3
果物	みかん（さじょう）	80

栄養量	
エネルギー （kcal）	420
たんぱく質 （g）	20.4
脂質 （g）	6.9
炭水化物 （g）	66.1
カルシウム （mg）	158
鉄 （mg）	4.1
食塩相当量 （g）	2.3
食物繊維 （g）	5.3

栄養比率	
P：F：C比 （%）	19.4：14.8：65.8
穀類エネルギー比 （%）	51.1
動物性たんぱく質比 （%）	60.8
脂質比 （%）	
動物性：植物性：魚介性	0：94.2：5.8

栄養的要因 しその葉5gは刺身の内容からみると多い．2gくらいが適当．

心理的要因 生もの（刺身）による食中毒の発生防止に配慮する（食品の衛生的取り扱いに注意する）．

経済的要因 "まだい"は比較的高価なので給食では頻用できない．

審美的要因 刺身皿には，審美性を強調するために"にんじん"の飾皿に"わさび"などを配置するのも一考である．

文　献

1) 社会福祉実務研究会（監）：問答式社会福祉の法律実務Ⅰ．新日本法規出版，2001．
2) 日本人の食事摂取基準（2015年版）．第一出版，2014．
3) 赤羽正之・他（編）：栄養指導技術の基礎と応用．学建書院，2001．
4) 健康・栄養情報研究会（編）：第六次改定日本人の栄養所要量—食事摂取基準—の活用．第一出版，2000．
5) 山本茂（編）：日本人の食事摂取基準（2005年版）の活用—特定給食施設における食事計画編．第一出版，2005．
6) 食事摂取基準の実践・運用を考える会（編）：日本人の食事摂取基準（2015年版）の実践・運用 特定給食施設における栄養・食事管理．第一出版，2015．

3・社会福祉施設給食の献立作成

145

4.
病院給食の献立作成

1)
病院給食の目的と献立作成の意義

病院給食は，入院している患者を対象に，疾病の治療，健康の早期回復を目的に医療の一環として行われるものである．そのためには，疾病治療に有効な食事で，入院患者個人の嗜好や食欲などを考慮した質の高い食事を提供しなければ，目的を達成することはできない．

したがって，献立作成においては，疾病の種類，病状，合併症の有無，安静度，摂食状況などをふまえ，疾病治療に適した栄養量の供給と使用食品や調理法への配慮が必要である．さらに，病院の食事は種類が多いので調理場の設備や調理能力などを考慮した献立作成が要求される．

2)
病院給食の特徴

(1) 入院時食事療養制度

病院は保険医療機関としての承認を受けて保険診療を行っているため，病院給食は医療保険制度のもとで，入院時食事療養制度によって実施されている．入院時食事療養の基準の要件を満たし，都道府県知事に届出をして受理された場合は，入院時食事療養（Ⅰ）が算定でき，要件を満たすことにより特別食加算，食堂加算などの適用が認められる．また，入院時食事療養（Ⅰ）の届出を行わない保険医療機関は，入院時食事療養（Ⅱ）が算定できる．詳細については厚生労働省告示，通知などを参照されたい．

(2) 食事の種類

病院給食は，一般治療食（普通食）と特別治療食に大別される．特別治療食は，入院時食事療養の特別食加算の対象になるものと，対象にならないものとに区分される．特別治療食の分類の例を❶に示す．

(3) 約束食事箋

病院給食は，疾病治療のひとつの方法として行われるため，治療効果の高い食事でなければならない．そのため本来ならば患者個人に対応した食事を提供すべきであるが，現実には労働力，設備条件などに限度がある．したがって，各病院では業務を合理化，標準化でき，かつ食事療法としての機能が備わった栄養食事基準（給与栄養基準と食品構成基準）を医師と栄養士が協議してつくっている．これが約束食事箋と呼ばれるもので，疾病別分類と栄養成分別分類がある．疾病別分類とは，糖尿病食，腎臓病食，肝臓病食というように疾患別に分類する方法である．栄養成分別分類とは，エネルギー・食塩コントロール食，脂質コントロール食，たんぱく質・食塩コントロール食というように，食事に含まれる栄養成分の特徴で治療食を分類し，これを糖尿病や腎臓病などの治療に適用させる方法であ

❶栄養成分における食事の種類（例）

栄養成分管理における食事の種類	対応する疾患別食事名
エネルギー・食塩コントロール食	糖尿病食，肥満症食，高血圧症食，心臓病食
脂質コントロール食	脂質異常症食，膵炎・胆石症食
たんぱく質・食塩コントロール食	腎臓病食，肝臓病食，妊娠高血圧症食
カリウム・水分コントロール食	血液透析食
鉄分コントロール食	貧血症食
易消化食	低残渣食，潰瘍食，胃切除食，炎症性腸疾患食

⓬身体活動レベル 1.3 を用いた推定エネルギー必要量の算出例（成人および高齢者）

性　別	男　性			女　性		
年齢（歳）	推定エネルギー必要量（kcal/ 日）			推定エネルギー必要量（kcal/ 日）		
	基礎代謝	基礎代謝量×1.3	丸め値	基礎代謝	基礎代謝量×1.3	丸め値
18〜29	1,530	1,989	2,000	1,110	1,443	1,450
30〜49	1,530	1,989	2,000	1,160	1,508	1,500
50〜64	1,480	1,924	1,900	1,110	1,443	1,450
65〜74	1,400	1,820	1,800	1,080	1,404	1,400
75 以上	1,280	1,664	1,700	1,010	1,313	1,300

（日本人の食事摂取基準（2020 年版）より算出）

⓭荷重平均エネルギー量
〈4 月〉

エネルギー階級（kcal/ 日）	男性（人）	女性（人）	合計（人）	合計エネルギー（kcal）
2,000	10		10	20,000
1,900	18		18	34,200
1,700	23		23	39,100
1,500		4	4	6,000
1,450		13	13	18,850
1,300		32	32	41,600
	51	49	100	159,750

荷重平均値＝ 159,750 kcal÷100 人≒1,600 kcal

る（⓫）.

3) 献立作成の要点

（1）給与栄養目標量と食品構成

①一般治療食

　一般治療食とは，エネルギーや各栄養素などについて特別な制限のない食事をいい，患者の栄養状態を良好に維持し回復力を高めることが目的で，日常食に近い食事である．主食の形態によって常食（ごはん），軟食（全がゆ，七分がゆ，五分がゆ，三分がゆ），流動食に分類される．

　一般治療食の給与栄養目標量は，「食事摂取基準」の数値を適切に用い，前月 15 日現在の利用者の性別・年代別人数構成から算出する．推定エネルギー必要量は治療方針に沿って身体活動レベルや体重の増減等を考慮して適宜増減する．また，この目標量はあくまで献立作成の目安であるが，食事の給与に際しては，病状，身体活動レベルなど個々の患者の特性を十分考慮して実施することが望ましい．

＜給与エネルギー目標量の設定＞

　一般治療食利用者の推定エネルギー必要量は，基礎代謝量（kcal/ 日）×身体活動レベル（平均1.3）として算出し，利用者の年齢構成の人数を用いて荷重平均エネルギー量を算出する（⓬，⓭）．この場合，利用者の 1 日当たりのエネルギー量が± 200 〜 300 kcal の許容範囲内に入るように給与エネルギー目標量を 3 〜 4 段階設定する．さらに入院患者の身体

活動レベルは，寝たきり 1.0，ベッド上安静 1.2，ベッド外活動あり 1.3 であるため，これらの対応もできるように設定する．

＜たんぱく質・脂質・炭水化物の給与目標量＞

たんぱく質：％エネルギー　13 ～ 20（中央値 16.5）

脂質：％エネルギー　　　　20 ～ 30（中央値 25）

炭水化物：％エネルギー　　50 ～ 65（中央値 57.5）

＜その他の栄養素の目標量＞

ビタミン A：推奨量（RDA）から耐容上限量（UL）の間

ビタミン B$_1$，B$_2$，C：推奨量（RDA）以上

カルシウム：推奨量（RDA）から耐容上限量（UL）の間

鉄：推奨量（RDA）から耐容上限量（UL）の間

食塩：目標量（DG）成人男性 8.0 g/日未満，女性 7.0 g/日未満

食物繊維：目標量（DG）成人男性 20 g/日以上，女性 18 g/日以上

　この給与栄養目標量をもとに食品構成表をつくり献立を作成する．食品構成表作成の際，必要となる荷重平均食品成分表は，各病院の給食実施における食品使用実績に基づいて，一般治療食の常食・軟食および特別治療食に分けて作成しておく．一般治療食の給与栄養目標量と食品構成例を⓮に示す．

　②**特別治療食**

　特別治療食とは，医師が発行する食事箋に基づいて提供され，患者の年齢や病状などに対応した栄養量および内容を有する治療食である．各病院の約束食事箋をもとに献立を作成する．約束食事箋の基準は，治療等の目的としている疾患でとくに対象とするエネルギーおよび栄養素摂取量については，食事摂取基準ではなく，その疾患に関連する治療ガイドライン等の栄養管理指針（⓯）を中心に用いることが望ましい．また，治療等の目的としている疾患でとくに対象と考えられていないエネルギーおよび栄養素摂取量や，治療等の目的としている疾患以外の予防を考える場合には，食事摂取基準を中心に用いることが望ましい．特別治療食の給与栄養目標量と食品構成例を⓰および⓱に示す．

(2) 献立作成にあたっての留意点

　患者は一般に食欲が減退し，嗜好も変化することがある．それに加えて，特別治療食は食品や調味料に厳重な使用制限があることなどから，ますます食事をとる意欲が減少しがちである．このような条件のなかで，できる限り患者の食欲を引き出す努力をしなければならない．次に献立作成の留意点をあげる．

①給与栄養量が適正であり，栄養のバランスがよいこと．約束食事箋によって指示されている給与栄養目標量は厳重に守ること．

②制限された範囲内で食品材料を有効に使用し，患者の嗜好を満足させるよう工夫すること．

③季節感のある食品の利用や行事食を取り入れるなど，変化に富む食事内容であること．

④食品衛生の面からみて確実に安全な食事であること．

⑤適温に提供できる食事内容であること（食器の形態や配膳車の形態を考慮する）．

⓮一般治療食の給与栄養目標量と食品構成（例）

		常食（成人）	軟食					流動食
	食種名							
	主食名	米飯	軟飯	全がゆ	七分がゆ	五分がゆ	三分がゆ	おもゆ
栄養基準	エネルギー	1,800	1,600	1,400	1,300	1,200	1,100	800
	たんぱく質	70	65	60	60	55	50	30
	脂質	50	50	45	45	30	35	30
	炭水化物	270	220	190	170	170	150	110
	食塩	10	10	10	10	10	10	3
表1	米飯	米飯 400	軟飯 400	全がゆ 700	七分がゆ 700	五分がゆ 900	三分がゆ 900	おもゆ 450
	パン	90	90	60	60			
	小麦粉類	10	10	10	10	20	20	
	いも類	50	50	50	50	70	70	
表2	果実	150	150	150	150	70	70	果汁 160
表3	卵類	30	40	40	40	100	100	50
	魚介類	60	60	60	60	白身魚 60	白身魚 60	
	肉類	50	50	50	50	ささみ 15	ささみ 15	
	大豆製品類	60	70	70	70	80	80	豆乳 100
表4	牛乳類	200	200	200	200	400	400	300
	乳製品					100		100
表5	マーガリン	8	8	8	8	バター 3	バター 3	3
	油脂類	10	8	8	8	0	0	
表6	緑黄色野菜	150	150	150	150	100	100	10
	その他野菜	200	200	200	200	100	100	15
	海藻類	1	1	1	1	0	0	
調味料等	砂糖	8	8	8	8	15	15	10
	ジャム類	15	15					
	みそ	8	8	8	8	15	15	10
その他								野菜ジュース 100
								濃厚流動食 125
栄養量	エネルギー	1,827	1,639	1,393	1,332	1,172	1,100	819
	たんぱく質	67.7	66.3	61.8	60.5	56.3	55.4	33.3
	脂質	47.5	47.2	44.1	43.9	32.2	32.2	31.9
	炭水化物	277.5	234.5	185.4	172.6	172.5	159.0	111.8
栄養比率	炭水化物エネルギー比	60.8	57.2	53.2	51.8	58.8	57.8	54.6
	たんぱく質エネルギー比	14.8	16.2	17.7	18.2	19.2	20.2	16.3
	脂肪エネルギー比	23.4	25.9	28.5	29.7	24.7	26.3	35.1

⓯治療ガイドライン例

動脈硬化性疾患予防のための食事療法

1. 過食に注意し，適正な体重を維持する
● 総エネルギー摂取量（kcal/日）は，一般に目標とする体重（kg）*×身体活動量（軽い労作で 25〜30，普通の労作で 30〜35，重い労作で 35〜）を目指す
2. 肉の脂身，動物脂，加工肉，鶏卵の大量摂取を控える
3. 魚の摂取を増やし，低脂肪乳製品を摂取する
● 脂肪エネルギー比率を 20〜25％，飽和脂肪酸エネルギー比率を 7％未満，コレステロール摂取量を 200 mg/日未満に抑える
● n-3 系多価不飽和脂肪酸の摂取を増やす
● トランス脂肪酸の摂取を控える
4. 未精製穀類，緑黄色野菜を含めた野菜，海藻，大豆および大豆製品，ナッツ類の摂取量を増やす
● 炭水化物エネルギー比率を 50〜60％とし，食物繊維は 25 g/日以上の摂取を目標とする
5. 糖質含有量の少ない果物を適度に摂取し，果糖を含む加工食品の大量摂取を控える
6. アルコールの過剰摂取を控え，25 g/日以下に抑える
7. 食塩の摂取は 6 g/日未満を目標にする

* 18 歳から 49 歳：[身長（m）]² × 18.5〜24.9 kg/m²，50 歳から 64 歳：[身長（m）]² × 20.0〜24.9 kg/m²，65 歳から 74 歳：[身長（m）]² × 21.5〜24.9 kg/m²，75 歳以上：[身長（m）]² × 21.5〜24.9 kg/m² とする

（日本動脈硬化学会「動脈硬化性疾患予防ガイドライン 2022 年版」）

⑯特別治療食の給与栄養目標量と食品構成（例）

	コントロール名	エネルギー・食塩コントロール				脂質コントロール		たんぱく質・食塩コントロール			
	食種名と対応疾患	E-12	E-14	E-16	E-18	F20-14	F30-18	P30-18	P35-21	P40-18	P50-21
		糖尿病, 肥満症, 高血圧症, 心臓病				膵臓病, 脂質異常症		CKD（ステージ3～5）		CKD（ステージ1～3）	
栄養基準	エネルギー	1200	1400	1600	1800	1400	1800	1800	2100	1800	2100
	たんぱく質	55	60	65	70	60	70	30	35	45	55
	脂質	35	40	45	50	20	30	45	65	45	50
	炭水化物	170	200	230	270	250	300	310	330	300	350
	食塩	0～10g未満までオーダー				10	10	0～6g未満までオーダー			
表1	米飯	200	250	300	400	300	400	低たんぱく米飯360	低たんぱく米飯440	300	400
	パン	30	60	90	90	60	90	低たんぱくパン100	低たんぱくパン100	90	120
	小麦粉類	10	10	10	10	10	10	10	10	10	10
	いも類	50	50	50	50	80	80	70	70	70	70
表2	果実	150	150	150	150	225	225	缶詰150	缶詰150	缶詰150	缶詰150
表3	卵類	25	25	50	50	25	25	25	25	25	25
	魚介類	50	50	50	50	60	60	50	50	50	50
	肉類	50	50	50	50	50	50	30	50	30	50
	大豆製品類	60	60	60	90	60	90	25	25	25	25
表4	牛乳類	200	200	200	200	低脂肪200	低脂肪200				
表5	マーガリン			8	8			8	8	8	8
	油脂類	8	8	8	8		8	20	20	20	20
表6	緑黄色野菜	150	150	150	150	150	150	100	100	100	100
	その他野菜	200	200	200	200	200	200	200	200	200	200
	海藻類	1	1	1	1	1	1				
調味料等	砂糖	8	8	8	8	10	10	15	15	15	15
	ジャム類					15	15	15	15	15	15
	みそ	8	8	8	8	8	8				
治療用特殊食品								高エネルギージュース 125	高エネルギージュース 125 特殊食品 50	高エネルギージュース 125 特殊食品 50	高エネルギージュース 125 特殊食品 50
栄養量	エネルギー	1186	1396	1619	1823	1399	1741	1817	2081	1809	2093
	たんぱく質	53.8	61.0	65.2	70.9	61.1	68.8	30.8	35.3	46	55.9
	脂質	33.5	38.4	46.1	49	17.7	28.2	43	45.4	43.3	46.8
	炭水化物	167.1	199.9	232.7	269.7	248.2	300.2	317.9	373.5	301.3	352.2
栄養比率	炭水化物エネルギー比	56.4	57.3	57.5	59.2	71	69	70	71.8	66.6	67.3
	たんぱく質エネルギー比	18.1	17.5	16.1	15.6	17.5	15.8	6.8	6.8	10.2	10.7
	脂肪エネルギー比	25.4	24.7	25.6	24.2	11.4	14.6	21.3	19.6	21.5	20.1

⑥献立の種類が多いので他の献立にも展開できるように工夫し，調理作業の省力化を図ること．

⑦規定の調理作業時間内に出来上がる内容であること．

⑧調理従事者の人数，技術水準，調理機器の能力からみて無理のない内容であること．

（3）献立展開の留意点

　病院の食事は種類が多いので，治療食ごとに別々の献立内容になっていると料理数や，購入する食品数が多くなり，検収や保管にも手間がかかり調理作業効率も悪くなる．また，価格的にも多種類の食品を少量ずつ買うことは，経済的でない．したがって，一般治療食（常食）の献立を軟食，特別治療食へ展開する場合，できるだけ同じ材料を使うようにし，重量や調理法をアレンジする．また同じ食品が使用不可能な場合は，魚の種類や野菜の種

⓱糖尿病指示エネルギーによる食品構成（単位配分）例 ※炭水化物 55% の場合（糖尿病食品交換表第 7 版）

	指示単位 指示エネルギー（kcal）	15 1,200	18 1,440	20 1,600	23 1,840
栄養目標量	たんぱく質（g）	55	65	75	85
	脂質（g）	35	40	45	50
	炭水化物（g）	170	200	230	260
食品交換表	表・食品群	単位・食品重量	単位・食品重量	単位・食品重量	単位・食品重量
	表1　米飯, 芋類	6（300 g）	8（400 g）	9（450 g）	11（550 g）
	表2　くだもの	1（150 g）	1（150 g）	1（150 g）	1（150 g）
	表3　魚介類	1 ⎫ ⎪ (50 g)	1.5 ⎫ (75 g)	1.5 ⎫ (75 g)	2 ⎫ (100 g)
	肉類	1 ⎬ 3.5 (50 g)	1 ⎬ 4.5 (50 g)	1.5 ⎬ 5 (75 g)	1.5 ⎬ 6 (75 g)
	鶏卵	0.5 ⎪ (25 g)	1 (50 g)	1 (50 g)	1 (50 g)
	大豆製品類	1 ⎭ (60 g)	1 ⎭ (60 g)	1 ⎭ (60 g)	1.5 ⎭ (90 g)
	表4　牛乳・乳製品	1.5（180 ml）	1.5（180 ml）	1.5（180 ml）	1.5（180 ml）
	表5　油脂類	1（10 g）	1（10 g）	1.5（15 g）	1.5（15 g）
	表6　野菜類	1.2（350 g）	1.2（350 g）	1.2（350 g）	1.2（350 g）
	調味料　みそ	0.2 ⎫ 0.8 (10 g)	0.2 ⎫ 0.8 (10 g)	0.2 ⎫ 0.8 (10 g)	0.2 ⎫ 0.8 (10 g)
	さとう他	0.6 ⎭ (8 g)	0.6 ⎭ (8 g)	0.6 ⎭ (8 g)	0.6 ⎭ (8 g)
栄養比率	たんぱく質エネルギー比（%）	18.0	18.3	18.0	18.2
	脂肪エネルギー比（%）	26.4	25.1	26.5	25.5
	炭水化物エネルギー比（%）	55.6	56.6	55.5	56.3
	動物性たんぱく質比（%）	62.7	63.4	63.7	64.1

類を変えて対応する．たとえば，一般治療食が魚のフライの場合，エネルギーコントロール食は，同じ魚を使った塩焼きに変える．また，一般治療食が生野菜のサラダの場合，軟菜は茹で野菜のサラダにし，さらに五分菜や三分菜にはポタージュへと変えていく．参考として⓭は常食から軟食への魚料理といも料理の展開例を示し，⓮は調理法の違いによるエネルギーと脂質量の変化を鶏肉料理と野菜の和え物例で示す．

4）献立の評価

　作成した献立は，それをもとに食材料を購入し，調理作業，盛りつけ・配食を経て"食事"という形で患者に給与される．その食事が，どれだけ食事摂取基準に合っているか，正確で誤差が少ないか，ということが治療効果に大きくかかわってくるといえる．また，給与された食事を患者が残さず食べてはじめて治療効果につながる．したがって，献立内容を常にチェックし，質の高い食事に近づけるとともに，食品購入や調理作業，盛りつけが献立どおりに行われているかもチェックすることが重要である．

①チェックポイント

〔健康的要因〕

　1. 入院患者の病態に適した献立になっているか．
　2. 入院患者の性，年齢を把握した献立になっているか．
　3. 患者の入院日数を把握した献立になっているか．
　4. 献立は入院患者の摂取量調査や嗜好調査を反映したものになっているか．
　5. 患者に病状や健康面について理解させ，食べ残しのないようにしているか．
　6. 患者の栄養教育として適切な献立内容になっているか．

4・病院給食の献立作成

⑱**常食から軟食への展開例**―魚料理といも料理の場合

常食			全がゆ食			五分がゆ食			三分がゆ食		
料理名	食品名	重量(g)	料理名	食品名	重量(g)	料理名	食品名	重量(g)	料理名	食品名	重量(g)
魚の フライ	鮭	70	魚の 塩焼き	鮭	70	魚の 煮付け	白身魚	70	魚の ほぐし煮	白身魚	70
	塩	0.5		塩	0.7		砂糖	2		砂糖	2
	こしょう						しょうゆ	5		しょうゆ	5
	小麦粉	7					酒	3		酒	3
	卵	4					だし汁	25		だし汁	25
	パン粉	7									
	油	7									
	レモン	5									
変更点			揚げ物を焼き物に			鮭を白身魚にして煮物に			白身魚をほぐして煮る		
さといも の含め煮	さといも	50	さといも の含め煮	さといも	50	さといも やわらか煮	さといも	50	かぼちゃの やわらか煮	かぼちゃ （皮なし）	50
	高野豆腐	5		高野豆腐	5		豆腐	50		豆腐	50
	にんじん	10		にんじん	10		にんじん	10		砂糖	3
	こんにゃく	20		きぬさや	5		砂糖	3		しょうゆ	4
	きぬさや	5		砂糖	3		しょうゆ	4		だし汁	30
	砂糖	3		しょうゆ	4		だし汁	30			
	しょうゆ	4		だし汁	30						
	だし汁	30									
変更点			こんにゃくを除く			高野豆腐を豆腐に変えてやわらか煮に			さといもを皮をむいたかぼちゃに変えてやわらか煮に		

⑲**調理法によるエネルギー量・脂質量の変化一例**

鶏肉（もも皮付き）の場合

鶏肉のつけ焼き		鶏肉のソテー		鶏肉のから揚げ		鶏肉のフライ	
エネルギー	158 kcal	エネルギー	170 kcal	エネルギー	221 kcal	エネルギー	265 kcal
脂質	9.9 g	脂質	12.9 g	脂質	14.0 g	脂質	17.9 g
鶏肉	70 g	鶏肉	70 g	鶏肉	70 g	鶏肉	70 g
みりん	5 g	塩	0.7 g	みりん	5 g	塩	0.5 g
しょうゆ	5 g	こしょう		しょうゆ	5 g	こしょう	
		油	3 g	小麦粉	7 g	小麦粉	7 g
				油	4 g	卵	4 g
						パン粉	7 g
						油	7 g

野菜の和え物の場合

野菜のレモン和え		野菜の酢の物		フレンチサラダ		マヨネーズサラダ	
エネルギー	22 kcal	エネルギー	34 kcal	エネルギー	54 kcal	エネルギー	75 kcal
脂質	0.2 g	脂質	0.2 g	脂質	3.5 g	脂質	5.9 g
キャベツ	50 g	キャベツ	50 g	キャベツ	50 g	キャベツ	50 g
にんじん	20 g	にんじん	20 g	にんじん	20 g	にんじん	20 g
乾燥わかめ	2 g	乾燥わかめ	2 g	乾燥わかめ	2 g	乾燥わかめ	2 g
塩	0.2 g	酢	6 g	ドレッシング	8 g	マヨネーズ	8 g
レモン汁	5 g	砂糖	3 g				
		塩	0.2 g				

7. 主治医とよく話し合い，継続して患者の病態や治療が考慮されているか．

〔栄養的要因〕

8. 栄養のバランスを考慮しているか．

9. 1日のエネルギー量や栄養量を3食にバランスよく配分しているか．

10. 食品構成どおり食品を正しく使用しているか．

11. 食品構成どおりたんぱく質源食品を1日3食の中に配分しているか．

12. 食品構成どおり緑黄色野菜やその他の野菜を1日3食の中に配分しているか．

13. 食品構成どおり海藻類やきのこ類，いも類を毎日使っているか．

14. 食品構成どおりに牛乳・乳製品を毎日使っているか．

15. 食事箋の栄養量と献立表の栄養量との間に差を生じていないか．

16. 3食とも料理の組み合わせの形（主菜，副菜，汁など）が整っているか．

17. 油を多く使う料理を同じ日に何種類も入れていないか．

〔心理的要因〕

18. 入院生活の楽しみとなり，精神面でよい効果をもたらす献立になっているか．

19. 盛りつけたときの色彩が食欲をそそる美しいものになるよう配慮しているか．

20. 食品のもち味を生かした料理になっているか．

21. 食器の種類や大きさを配慮した献立になっているか．

22. 季節感のある献立になっているか．

23. 郷土の食生活の特徴や食習慣などを取り入れた献立になっているか．

24. 年間を通して行事食が計画的に盛り込まれているか．

25. 患者の嗜好について調査しているか．

〔経済的要因〕

26. 経済的に食品購入ができるような献立になっているか．

27. 食品の個々について廃棄率を実測しているか．

28. 下処理作業を一定にして，廃棄率のばらつきが少なくなるようにしているか．

29. 献立は予算単価内で有効に計画されているか．

30. 食品の流通・出回り状況を把握した献立になっているか．

31. 価格調査資料をいつも手元に用意しているか．

〔管理的要因〕

32. 盛りつけ時に分配，配食ミスがないようにチェックしているか．

33. 調理師の調理技術を十分配慮した献立になっているか．

34. 3食における調理時間や労働力を配慮した献立になっているか．

35. 調理設備，調理機器，食器の種類・性能などを把握した献立になっているか．

36. 衛生的で安全な食品選択がなされているか．

37. 適温給食を考慮しているか．

38. 調理システム（クックサーブ，クックチルなど）に合った献立になっているか．

39. 配膳システム（中央配膳，病棟配膳）に合った献立になっているか．

40. 献立表は調理手順にそって食材料を記入しているか．

41. 献立表に調味料をすべて記入しているか．

②問題のある献立例と改善例

常食と糖尿病食の問題のある献立例とその改善例を示す.

常食の献立例

改善前

	献立名	食品名	1人当たり分量(g)
朝食	パン	食パン	120
		マーガリン	8
		ブルーベリージャム	15
	牛乳	牛乳	200
	果物	みかん	100
昼食	ごはん	米	100
	魚の煮付け	ぶり	80
		しょうが	2
		上白糖	2
		こいくちしょうゆ	6
		みりん	4
	おでん風煮物	大根	60
		じゃがいも	60
		こんにゃく	40
		昆布	2
		こいくちしょうゆ	8
		上白糖	4
	清汁	わかめ	1
		だし	150
		食塩	0.5
		こいくちしょうゆ	3
	漬物	きゅうりしょうゆ漬	10
夕食	ごはん	米	100
	鶏肉のソテー	鶏肉（若鶏もも皮つき）	100
		たまねぎ	50
		こいくちしょうゆ	8
		みりん	6
		油	3
	きんぴらごぼう	ごぼう	70
		にんじん	10
		しらたき	10
		こいくちしょうゆ	6
		上白糖	3
		みりん	3
		油	2
	みそ汁	巻き麩	1
		ねぎ	3
		だし	150
		みそ	12
	漬物	野沢菜漬	10
栄養量	エネルギー (kcal)		2,011
	たんぱく質 (g)		72.6
	脂質 (g)		55.9
	炭水化物 (g)		294.3
	食塩 (g)		9.5
栄養比率	たんぱく質エネルギー比 (%)		14.4
	脂肪エネルギー比 (%)		25.0
	炭水化物エネルギー比 (%)		60.6
	動物性たんぱく質比 (%)		54.8

要因	内容
栄養的要因	食品数や野菜の使い方に問題がある．食品構成どおり食品を正しく使用しているかを検討し，たんぱく源食品や野菜を3食のなかに配分するようにする．また，組み合わせの形（主菜，副菜，汁など）にも検討を要する．
心理的要因	入院生活の楽しみとなる献立で，さらに盛りつけたときの色彩が食欲をそそる美しいものになるような配慮が必要．
管理的要因	調理手順にそった食材料の記入がなされているかを検討し，また，調味料はすべて記入する．

改善後

	献立名	食品名	1人当たり分量(g)
朝食	パン	食パン	120
		マーガリン	8
	牛乳	牛乳	200
	オムレツ	鶏卵	50
		食塩	0.2
		こしょう	0.01
		油	2
		ケチャップ	6
	付合せ	ブロッコリー	30
		トマト	30
	果物	みかん	100
昼食	ごはん	米	100
	魚の照り焼き	ぶり	70
		上白糖	1
		こいくちしょうゆ	4
		みりん	3
		しょうが甘酢漬	10
	おでん風煮物	大根	30
		じゃがいも	40
		こんにゃく	30
		昆布	2
		生揚げ	30
		にんじん	10
		こいくちしょうゆ	6
		みりん	3
	お浸し	ほうれんそう	70
		かつお節	0.3
		こいくちしょうゆ	2.5
	りんごのサラダ	りんご	30
		セロリー	15
		レタス	5
		マヨネーズ	6
		レモン汁	1
夕食	ごはん	米	100
	鶏肉のソテー	鶏肉（若鶏もも皮なし）	80
		たまねぎ	40
		青ピーマン	5
		赤ピーマン	5
		食塩	0.8
		こしょう	0.01
		油	2
	きんぴらごぼう	ごぼう	60
		さやいんげん	10
		こいくちしょうゆ	5
		上白糖	2
		みりん	2
		油	1
	キャベツの酢の物	キャベツ	30
		きゅうり	10
		酢	4
		上白糖	2
		食塩	0.2
	みそ汁	巻き麩	1
		ねぎ	3
		だし	150
		みそ	10
栄養量	エネルギー (kcal)		2,012
	たんぱく質 (g)		80.1
	脂質 (g)		57.2
	炭水化物 (g)		287.1
	食塩 (g)		8.1
栄養比率	たんぱく質エネルギー比 (%)		15.9
	脂肪エネルギー比 (%)		25.6
	炭水化物エネルギー比 (%)		58.5
	動物性たんぱく質比 (%)		54.2

糖尿病食（1,600 kcal）の献立例

改善前

献立名	食品名	1人当たり分量(g)
朝食 パン	食パン	90
	マーガリン	8
牛乳	牛乳	200
果物	みかん	100
トマト	トマト	60
昼食 ごはん	米	70
魚の煮付け	ぶり	70
	しょうが	2
	上白糖	2
	こいくちしょうゆ	6
	みりん	4
おでん風煮物	大根	60
	じゃがいも	60
	こんにゃく	40
	昆布	2
	こいくちしょうゆ	8
	上白糖	4
清汁	わかめ	1
	だし	150
	食塩	0.5
	こいくちしょうゆ	3
漬物	きゅうりしょうゆ漬	10
夕食 ごはん	米	70
鶏肉のソテー	鶏肉（若鶏もも皮つき）	80
	たまねぎ	50
	こいくちしょうゆ	8
	みりん	5
	油	3
きんぴらごぼう	ごぼう	70
	にんじん	10
	しらたき	10
	こいくちしょうゆ	6
	上白糖	3
	みりん	3
	油	2
みそ汁	巻き麩	1
	ねぎ	3
	だし	130
	みそ	12
漬物	野沢菜漬	10
栄養量 エネルギー（kcal）		1,632
たんぱく質（g）		61.0
脂質（g）		49.4
炭水化物（g）		229.5
食塩（g）		9.1
栄養比率 たんぱく質エネルギー比（%）		15.0
脂肪エネルギー比（%）		27.2
炭水化物エネルギー比（%）		57.8
動物性たんぱく質比（%）		57.2

改善後

献立名	食品名	1人当たり分量(g)
朝食 食パン	食パン	90
牛乳	牛乳	200
オムレツ	鶏卵	50
	食塩	0.2
	こしょう	0.01
	油	2
	トマトケチャップ	6
付合せ	ブロッコリー	30
	トマト	30
果物	みかん	100
昼食 ごはん	米	70
魚の照り焼き	ぶり	60
	上白糖	1
	こいくちしょうゆ	4
	みりん	2
	しょうが甘酢漬	10
おでん風煮物	大根	30
	じゃがいも	30
	こんにゃく	30
	昆布	2
	生揚げ	30
	にんじん	10
	こいくちしょうゆ	5
	みりん	3
お浸し	ほうれんそう	70
	かつお節	0.3
	こいくちしょうゆ	2.5
りんごのサラダ	りんご	30
	セロリー	15
	レタス	5
	マヨネーズ	6
	レモン汁	1
夕食 ごはん	米	70
鶏肉のソテー	鶏肉（若鶏もも皮なし）	80
	たまねぎ	40
	青ピーマン	5
	赤ピーマン	5
	食塩	0.8
	こしょう	0.01
	油	2
きんぴらごぼう	ごぼう	40
	さやいんげん	10
	こいくちしょうゆ	5
	上白糖	2
	みりん	2
	油	1
キャベツの酢の物	キャベツ	30
	きゅうり	10
	酢	4
	上白糖	1
	食塩	0.2
みそ汁	巻き麩	1
	ねぎ	3
	だし	150
	みそ	10
栄養量 エネルギー（kcal）		1,604
たんぱく質（g）		70.9
脂質（g）		46.9
炭水化物（g）		220.1
食塩（g）		7.5
栄養比率 たんぱく質エネルギー比（%）		17.7
脂肪エネルギー比（%）		26.3
炭水化物エネルギー比（%）		56.0
動物性たんぱく質比（%）		58.1

栄養的要因 　朝食に表3（魚介・肉・卵・チーズ・大豆とその製品）の食品が入っていないこと，使用食品数が少ないことが問題．1日のエネルギー量や栄養量を3食にバランスよく配分するようにし，また1日30種類以上の食品を使用するよう考慮する．

心理的要因 　入院生活の楽しみとなる献立で，さらに盛りつけたときの色彩が食欲をそそる美しいものになるような配慮が必要．

第4章　施設別献立の特徴と献立作成

栄養士の実力は，まず献立作成能力により評価される

　この本を手にして最初のページから読み，そして献立作成の練習をした感想はどうであろうか．献立作成の手順や要領を理解されたことと思うが，それとともに献立作成の難しさを感じられたのではないだろうか．

　栄養士法の第1条（栄養士及び管理栄養士の定義）に，栄養士・管理栄養士（以下「栄養士」という）の専門業務が，それぞれに示されているが，共通する業務として栄養指導が規定されている．これについては，職務に励んでいる栄養士，また栄養士の資格を得る目的で学習に励んでいる学生は十分に承知していることである．すなわち，栄養指導とは，日本国民の健康を保つこと，改善や向上をはかることについて，日常的な食生活のあり方，とくに栄養に基づいた食事の計画や食事のとり方などを，個人または集団である対象者に言葉による説明や食事の提供により，具体的に教えることである．

　本書では「給食施設」という特定多数人を対象にした，直接的な栄養教育に関係する献立作成の要領について説明してきたが，これには，個人の栄養指導の基礎である食事計画の作成要領にも関係することが含まれている．

　献立作成の実力を身につけることは栄養士の絶対条件で，栄養士の実力評価を行ううえで重要な基準のひとつである．この実力がなければ十分な栄養士活動ができないことになる．献立作成の練習は好き嫌いの問題ではなく，また理論だけではよい献立ができないので，練習の積み重ねが必要である．栄養士の採用試験において，条件を示して限られた時間のなかで献立を作成させることにより栄養士としての適性度を判断することもある．

苦労せずに上達する方法はあるか

　昔，ある国の王様が，高名な学者に"もっと勉強したいが忙しいので，時間をかけずに楽に勉強をする方法はないか"と質問したところ，その学者は"残念ながら，学問には王様のための特別な方法はありません．この国の人民と同じように，初歩のことから時間をかけ，そして努力を重ねることだけです"と答えたという．勉強というものは，すべてこのように努力を積み重ねる以外の方法は見当たらないが，とくに技術的なことは時間をかけ，汗を流して少しでも多く練習し，たとえば階段を登るように一段ずつ前進をする努力が大切である．"天才は，一分の魂九分の汗"ということわざがあるが，世間一般の人より優れた素質に加えて，他人の数倍も数十倍も努力をすることによってはじめて天才といわれる人が誕生するのである．これは，一流といわれる芸術家やスポーツマンに共通していわれることであるが，献立作成も一つの技術であるから，一流の栄養士といわれるようになるためには，日ごろのたゆみない努力が望まれる．これが上達のための唯一の方法である．

献立作成にあたってこのことに注意しよう

　栄養士のつくった献立について，ときおり調理師や給食対象者から，あまりよくない評価を耳にすることがある．これをすべて，それらの人たちの身勝手として無視してしまうことはできない．集団を対象とした給食での栄養指導の効果は，調理師や対象者との対人

関係や感情に左右される部分が比較的大きいからである．したがって，栄養士が一所懸命に考えた献立であっても，調理師の意見，対象者の気持ちを考慮しない献立では栄養士の自己満足にすぎず，お互いの心が通い合わない冷たいものになってしまい，これが原因で前に述べたような評価が出てくることにもなる．

　献立作成の要領などについては，すでに詳細に説明されているから理解されたことと思うが，次に述べることも併せて参考にしてほしい．

調理従事者の人数に見合っているか　一般の飲食店では，毎日同じ献立を客の注文に応じて調理するので，調理従事者の最適必要人数を決めやすく，特別な事情のない限り無理な負担がかかることはないはずである．しかし，給食施設では毎日食事ごとに献立の内容が変わるから，当然そのつど手数のかかる度合が一定しないのに調理従事者の数は変わらないから，これを考慮しないで手数のかかる調理が集中すると，労働負担が過重になって粗雑な食事になってしまう．これらのことに注意して，手数のかかるものとかからないものを組み合わせ，労働負担がいつもできるだけ平均化するように計画することである．

調理従事者の技術水準に合っているか　献立作成には，いろいろな料理書や献立カード，あるいは給食施設の献立集などを参考にすることが多いと思う．この場合，書いてある料理の珍しさ，その写真の彩り，盛りつけの形だけではなく，調理の難しさの程度はどうか，そして，調理従事者の技術水準で十分にこなすことができるかどうかを考えに入れる必要がある．あまり手が込み，高度の技術を要求されるものは，技術水準が低いと調理に時間がかかるだけでなく，本来の料理と比較してみてもまったく別物で，味も外観も劣るものができあがることになる．さらに食品材料の無駄，あるいは食品衛生事故を起こしやすくなるから注意をしなければならない．このようなことから，いつも調理技術向上のための研修を計画的に行い，技術水準の向上に努めるのは当然のことである．

調理時間に無理がないか　給食施設の調理時間は，朝食，昼食，夕食によって違いはあるが，せいぜい2時間30分から3時間くらいであるから，この時間内でできあがるような献立の組み合わせを考えなければならない．この時間内に収まらないときは，早出や残業をすることになるが，時間外手当などの人件費がかかるばかりでなく，時間外勤務が多くなると，調理従事者には主婦が多いので，家事の都合から残業を拒否する傾向がみられる．

　食事は，どのようなことがあっても所定の調理作業の時間内に必ずできあがり，そして食事時間に間に合わせなければならない．このようにスムーズに進行しないことについては，調理従事者の不足とか技術水準が低いなど，他の理由との関連が考えられる．この最も基本的な理由は，献立を作成するときに，この献立を構成するそれぞれの料理をつくるのにどのくらいの時間が必要なのか，また，その過程のなかでとくに忙しい時間帯はどのあたりにあるのか，ということの見当をつけないところにあると思われる．このとくに忙しい時間帯はそれぞれの料理により違うが，調理作業時間の始めから終わりまで忙しいもの（ポテトコロッケ，メンチカツなど），始めのほうが忙しいもの（ゼリー，水ようかんなど寄せ物類に多い），終わりのほうが忙しいもの（みそ汁など汁物に多い．ただし，汁の実によっても違いがある．実の多い汁物は煮物と同じ）というようなパターンがある．

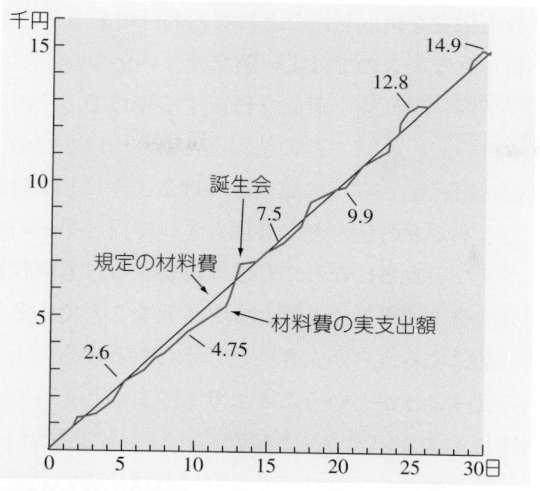

千円

月間給食材料費累計表　　　　（1日1人当たり 500 円）

グラフ内ラベル：
14.9
12.8
誕生会
7.5　9.9
規定の材料費
材料費の実支出額
2.6　4.75

このほかにも，いろいろなパターンがあるが，おおよそでよいから，それぞれの料理の調理作業の過程を分析して，1回の食事を構成する料理の選択と組み合わせを考えれば，定められた食事の時間までに無理なく食事ができあがるはずである．要するに，献立作成の段階で調理作業の工程を考えてほしいということである．

材料費は予算の枠内に納まっているか

給食施設の献立作成では，給与栄養量に注意するのは当然のことであるが，併せて材料費の支出状態に留意し，許された枠内で，できるだけ有効に活用する努力が望まれる．この場合に，毎日あるいは毎食の食材費を必ず予算額に一致させることはきわめて難しく，その内容は変化の少ないものになってしまう．そこで，毎日または毎食の材料費は，その単位当たりの予算額を標準に，事前に決めてある上限，下限の範囲内で献立を作成し，1か月程度の期間のなかで予算額に一致するように計画すると献立に変化をつけやすく，また献立作成が比較的たやすくなる．これを“予算および実績の累積比較表”にすると，より一層わかりやすい．その一例をグラフに示した．

1食の食器の使用数はどうか

1食に何種類の食器を使用するか，つまり朝食・昼食・夕食別に，それぞれの基準料理数はいくつにするかということである．料理数が1品増減することは，給食数に相当する食器の数が増減することになる．これによって，食器の後始末の作業能率に大きな影響を与えるから，基準料理数を決め，行事食などの特別献立のほかは基準に従って献立を作成するとよい．ただし，1回の食器使用数を少なくして食器洗いの手間を省く意味で，いつもランチ皿などを使用して一皿に盛り合わせるのでは変化に乏しく，非常に味気ない食事になってしまうから，ランチ皿を含めていろいろ食器の組み合わせを考え，変化をつけるようにするとよい．

食事の分量は適当か

集団を対象とした給食の献立は，ややもすると給与する栄養量だけにこだわり，ほかのことは軽く見過ごすことがあるが，そのなかに1回の食事の分量がある．病人の特別治療食は別として，健康人を対象にした食事の場合，適度の満腹感は精神的な栄養摂取として大切なことであり，これによって心身

ともに十分な栄養を摂取したことになるわけである．いくら給与栄養量が適切であっても，満腹感を得られないものではよい献立とはいえない．

色彩感（色の組み合わせ）と盛りつけの感じはどうなるか献立を作成する時点で，その献立が調理されてできあがったときの色彩感と盛りつけがどのようになるかを想像し，だいたいの見当をつけるようにしなければならない．これがしっかりしないと，できあがりの色がどの料理もすべて同じ系統のものに偏り，色彩感に乏しく，食欲を起こさせない食事になってしまう．盛りつけも同様に，変化があって食欲を起こさせるような方法を工夫することはとても重要なことである．その理由は，食欲は見た目，つまり視覚に関係する割合が大きいと考えられるからである．したがって，この食事は栄養があるから食べようかということよりも，おいしそうだから食べようということによって食事が選ばれるように思う．とにかく，いくら栄養が十分でよい食事だといってみても，対象者が食欲を起こして食べてくれなければ栄養の効果のない食事になってしまう．色彩感のある，盛りつけのきれいな食事をつくるように，献立作成の段階から最も留意しなければならないのである．色は人工着色ではなく，食品のもっている自然の色を活用することと，一つの料理を一つの食器に盛るのではなく，場合によっては盛り合わせをすることによって，かえって色彩感が増し，そして盛りつけがきれいで，全体が引き締った構成になることがあるから，いろいろと工夫をしてみるとよい．

献立のなかに重複や偏りがないか献立のなかに，いろいろな重複や偏りがあると，献立の質が下がるだけでなく，調理作業の能率にも影響があり，食事についての対象者の評価も，好ましい結果が得られないことになる．これについて注意をしなければならないことを，次に箇条書きでまとめてみる．

●同じ献立のなかに一つの食品が重複して使用されていないか：たとえば，にんじんが同じ献立の「ちらしずし」と，「鶏肉と野菜のうま煮」のなかに使われているなど．

●同じ食品や料理が短期間のなかでたびたび使用されていないか：たとえば，1週間のうちに，さんまの塩焼，さんまのフライ，さんまの煮魚，さんまの南蛮漬など頻繁に同じ食品が使用されている場合，ほかの魚に変えれば問題はない．また，一品料理としてのものは別として，3日おきにカレーライスが出てくるような献立計画は非常に問題がある．

●同じ献立のなかに同じ系統の料理が重複していないか：たとえば，コロッケと魚のフライまたはてんぷら，カツ丼とてんぷら，すしと酢の物などの組み合わせ，野菜のうま煮と煮魚など．

●同じ献立のなかに手が込んだ料理，または野菜類の刻みなど手数のかかる料理が多すぎないか．

●同じ献立のなかで，火を使う料理，火を使わない料理のどちらかに極端な偏りがないか．また，火を使うことが多い料理の場合，一度に集中しないか．

料理をよく知りレパートリーをふやす努力をしよう

ここまでに説明したとおり，献立作成が上手になるには，その練習をできるだけたくさん行う以外に方法はないが，まず料理をよく知り，レパートリーを数多くもつことが，最も重要な基本条件のひとつであろう．その練習方法として，次のことを提案したい．

料理を数多くつくること　昔は家族の人数が多く，家庭内の調理設備も現在ほど便利ではなく，またスーパーやコンビニなどもなかったので，家庭での食事づくり作業は負担が大きかった．子どもたちは，それぞれの年齢に見合った家事労働を分担し，小学校高学年から中学生の女の子は，母親のつくる食事の簡単な仕事を手伝ったが，この経験が料理の勉強として重要な意味をもっていた．ところが現在では，子どもの数の少ない家庭が多くなり，子どもの時間は，塾や習い事，宿題や受験勉強などに費やされ，家事を手伝うことは少なくなったようである．また，職業をもつ主婦が増加し，食事はスーパーやコンビニなどの既製品を利用する傾向が多く見られるようになった．このようなことから，調理経験の少ない若い女性が多くなったようである．若い女性に料理をつくらせ，本物とは似ても似つかない失敗料理を笑いのタネにする，というようなテレビ番組が成り立つような現状である．

そこで，①まず手始めに調理実習や給食管理実習などで学習した料理を復習の意味を込めて家庭でつくり，家族に試食してもらう，②家族の食事づくりの手伝いを積極的に行い，その際に，料理書に載っている興味のある料理をつくってみる，③経済的な問題はあるが，おいしいと評判の飲食店の料理を味わい，自分の得意料理をもつように数多く料理をつくるなど，経験を積むことが大切である．

料理に関係することをたくさん見ること　この"見る"ということの内容は，さらに分けると，
●料理の専門書の材料分量や料理の手順や要領に注意して見る（読む）．
●テレビの料理番組，できれば直接に料理専門家の手さばきを見て，要領（コツ）を覚える．
●季節の出回り食品や興味のある食品を見つけたら，自分なりにそれを材料にした料理と料理法を考える．もしもわからないときは料理書を参考にする．
などがあげられる．

定評のある専門店の料理により調理法，盛りつけ，味つけの感覚を養う　どこでもよいから食べてみればよい，ということではない．定評のある専門店を十分に吟味し，選択をすることが大切である．現在は食べ歩きがブームで，これに関連するガイドブックは数多く出版されており，新聞，雑誌やテレビなどにもいろいろの専門店が紹介されているので，情報にはことかかない．このときに注意すべきことは，マスコミで紹介されるようになると，たくさんの人が押しかけるので，その負担に耐えきれずに調理が荒れて料理の質も味も落ちてしまい，客扱いも悪くなり，反対に値段ばかり高くなるということがある．料理はデリケートなもので，そのときの温度や湿度，調理人の気持ち，食べる場所のふんいき，食べる人の気分などによっておいしさが変わってしまうという．したがって，ガイドブックにおいしいと書いてあっても，それはこの記事を書いた人の好みに合ったということかもしれない．

とにかく，これらのことに注意して，できるだけ数多く食べて料理についての知識を吸収し，味覚を鍛練してほしい．

特定多数人を対象とした給食施設では，これまでに述べたように，ある限られた短い時間のなかで大量の調理をしなければならない．そして，その食事はていねいにつくられて見た感じが美しく，食べておいしいものでなければならない．しかし，この限られた時間内にこのような要求に応えられる調理作業を行うには，調理担当者の給食の重要性についての意識，調理技術の水準や調理作業に対する意欲の程度にもよるが，最も基本になるのは栄養士の作成する献立である．すなわち，栄養士の献立作成の能力の程度や献立作成についての意欲が，この問題の解決に大きく作用している．そこで栄養士は，次のいくつかのことを理解する必要があると思う．

給食の献立の基本は，家庭における家族のための食事である

もともと給食の献立という特別な献立はない．大量の調理であっても，その基本になっているのは家族のためにつくられる小量調理の献立である．それが大量調理のなかに取り込まれて，給食の献立という独特な献立があるように誤って受けとられているだけである．この誤解に，調理時間の制限，職業的意識のマンネリ化が作用して，食べる者にとって愛情の感じられない不満足な食事になってしまうのである．そこで，まず献立作成にあたっては，栄養士が食べる者の立場に立って家庭での家族のための食事であると考え，このことを基本に心のこもった食事であるように献立作成に取り組むこと，そして，栄養士と調理担当者は，常に心を合わせて給食の業務を行うことである．

給食の調理方法は，家庭と同じとは限らない．調理方法を工夫すること．

前項に，給食の献立の基本は家庭の食事と同じであると述べた．しかし，給食の調理は大量の食事を限られた時間内につくりあげなければならない．したがって，同じ料理をつくるにしても，料理によって給食と家庭では調理方法が異なる場合がある．家庭向き料理の参考書を利用するときは，調理手順や作業能率を判断して，大量調理向きの調理方法を決めなければならない．その場合に，家庭向きのような，おいしさ，美しさ，そして心のこもった食事であることはいうまでもない．

　チキンライスを例に説明しよう．チキンライスの調理法には次の3つの方法がある．
①炒める方法：家庭向きの一般的な調理方法．鶏肉は薄くそぎ切りにする．次に，たまねぎをバターで炒め，頃合いをみて鶏肉を加えて炒める．さらに冷たいご飯を加えて炒め，トマトケチャップ，塩，こしょうなどで調味する．この方法は家庭であるからこそできることで，給食の大量調理では冷たいご飯を用意することは困難であり，仮に用意できたとしても，炒める作業は時間がかかり，作業負担も容易ではない．
②炊き込む方法：米を炒め，別に炒めた鶏肉やたまねぎを加え，それにスープストック，トマトケチャップや調味料を加えて炊きあげるが，食感がそれほどよいとは思われない．
③混ぜ込む方法：すなわち混ぜご飯の要領だが，給食には最も適しているようである．鶏肉やたまねぎなどの材料をバターで炒め，トマトケチャップ，塩，こしょうで調味し，よく炒めた後に汁気を絞る．別に研ぎあげた米を，絞り汁と別につくったスープストック，塩，こしょうなどを加えて，普通のご飯よりやや固めに炊きあげる．なお，固形スープを使用したスープストックの場合は塩を加減すること．ご飯が炊きあがったならば，蒸らした後に，前に炒めて味付けしてある鶏肉やたまねぎをご飯に混ぜ込む．このときにトマト

ケチャップを適度に色がつく程度にそのまま加え，全体的に色むらがなくなるまで十分にかき混ぜること．ご飯は粘りを出さないようにかきたてること．炒飯のスープの塩分は，スープの水分重量の 1.2 % 程度にする．この方法は，ドライカレーなどにも応用される．

　このように，大量調理に向く調理方法の例はほかにもあるが，いろいろと工夫してみることである．

一つの基本的な調理の方法は，工夫によっていくつかの料理に発展できる 前に述べたチキンライスは，グラタン皿（またはアルミホイルで器をつくる）に入れ，ホワイトソースをかけ，粉チーズをふって天火で焼くとチキンドリアになる．また，卵を使ってオムライス，鶏肉の代わりにえびを使い，それにホワイトソースをかけ，粉チーズをかけて焼くとえびのドリアができる．トマトケチャップの代わりにカレー味にすれば，ドライカレー，このドライカレーの肉の代わりにウインナーソーセージを使用するとウインナーライスということになる．このほかにも工夫次第でいろいろな料理が考えられる．

材料（とくに調味料）の使用量は，重量のほかに % で把握すること 家庭向きの料理書では，材料を目安量（たとえば，じゃがいも中 1 個，塩少々というような表現）で書いてあること，また塩少々という記載が多い．4 人や 6 人程度の調理ならば使用量や味つけの見当をつけやすいのでそれでもよいだろうが，大量調理の場合は 1 人当たりじゃがいも中 1 個，塩少々という感覚では調理作業を能率的に進行できない．したがって，材料の使用量は正確に重量でとらえると同時に，中心になる材料に対して他の材料は何パーセント必要であるのかを把握すると，給食数がどのように動いても，また鍋の大きさがどのように変わっても容易に対応することができる．このことが調理時間を節約し，能率的に調理作業を行うためのポイントのひとつである．

食中毒に注意すること 集団を対象とした給食は常に食中毒発生の危険性にさらされている．これは，O - 157 事件をはじめ給食に関係する数多くの食中毒事故で明らかである．食中毒事故の発生は給食数の多い少ないに関係ない．食中毒を防ぐには，調理関係者，食材料納入業者，対象者全員が協力して，その対策を確実に実行しなければならない．それには食品衛生対策として国で推奨している，HACCP（Hazard Analysis Critical Control Point：1960 年代にアメリカの宇宙開発計画で宇宙食の 100 % の安全性確保を目的に開発された）システムの概念に基づいて行うこととされている．

HACCP 7 つの基本原則
ステップ 1：危険を分析，評価する
ステップ 2：重要管理事項（CCP）をみつける
ステップ 3：重要管理事項（CCP）の管理基準を作成する
ステップ 4：重要管理事項（CCP）の実施状況を監視する
ステップ 5：作業を修正する
ステップ 6：記録システムをつくる
ステップ 7：HACCP システムの実施状況を検証する

食品番号	食品名	重量変化率(%)
1 穀類		
	おおむぎ	
01009	大麦めん，ゆで	260
	こむぎ	
	[うどん・そうめん類]	
01039	うどん，ゆで	180
01042	干しうどん，ゆで	240
01044	そうめん・ひやむぎ，ゆで	270
01046	手延そうめん・手延ひやむぎ，ゆで	290
	[中華めん類]	
01048	中華めん，ゆで	190
01051	干し中華めん，ゆで	250
01053	沖縄そば，ゆで	170
01055	干し沖縄そば，ゆで	230
	[マカロニ・スパゲッティ類]	
01064	マカロニ・スパゲッティ，ゆで	220
	こめ	
	[水稲めし]	
01085	玄米	210
01086	半つき米	210
01087	七分つき米	210
01088	精白米，うるち米	210
01154	精白米，もち米	180
01089	はいが精米	210
01155	発芽玄米	210
	[水稲全かゆ]	
01090	玄米	500
01091	半つき米	500
01092	七分つき米	500
01093	精白米	500
	[水稲五分かゆ]	
01094	玄米	1000
01095	半つき米	1000
01096	七分つき米	1000
01097	精白米	1000
	[水稲おもゆ]	
01098	玄米	1700
01099	半つき米	1700
01100	七分つき米	1700
01101	精白米	1700
	[陸稲めし]	
01106	玄米	210
01107	半つき米	210
01108	七分つき米	210
01109	精白米	210
	そば	
01128	そば，ゆで	190
01130	干しそば，ゆで	260
2 いも及びでん粉類		
	＜いも類＞	
	きくいも	
02041	塊根，水煮	92
	こんにゃく	
02044	凍みこんにゃく，ゆで	430
	（さつまいも類）	
	さつまいも	
02007	塊根，皮むき，蒸し	98
02046	塊根，皮つき，蒸し	99
02047	塊根，皮つき，天ぷら	83
	むらさきいも	
02049	塊根，皮むき，蒸し	99
	（さといも類）	
	さといも	
02011	球茎，水煮	95
	セレベス	
02051	球茎，水煮	100
	たけのこいも	
02053	球茎，水煮	100
	みずいも	
02014	球茎，水煮	97
	やつがしら	
02016	球茎，水煮	110
	じゃがいも	
02018	塊茎，蒸し	97
02019	塊茎，水煮	98
02020	フライドポテト	52
	ヤーコン	
02055	塊根，水煮	94
	（やまのいも類）	
	ながいも	
02024	塊根，水煮	81
	＜でん粉・でん粉製品＞	
	（でん粉製品）	
	くずきり	
02037	ゆで	250
	タピオカパール	
02057	ゆで	410
	でん粉めん	
02060	乾，ゆで	440
	はるさめ	
02061	緑豆はるさめ，ゆで	440
02062	普通はるさめ，ゆで	410
4 豆類		
	あずき	
04002	全粒，ゆで	230
	いんげんまめ	
04008	全粒，ゆで	220
	えんどう	
04013	全粒，青えんどう，ゆで	220
04075	全粒，赤えんどう，ゆで	220
	ささげ	
04018	全粒，ゆで	230
	だいず	
	[全粒・全粒製品]	
04024	全粒，国産，黄大豆，ゆで	220
	[豆腐・油揚げ類]	
04084	油揚げ，油抜き，生	140
04085	油揚げ，油抜き，焼き	99
04086	油揚げ，油抜き，ゆで	210
04087	凍り豆腐，水煮	430
	[その他]	
04091	湯葉，干し，湯戻し	320
	つるあずき	
04092	全粒，ゆで	210
	ひよこまめ	
04066	全粒，ゆで	220
	べにばないんげん	
04069	全粒，ゆで	260
	らいまめ	
04093	全粒，ゆで	210
	りょくとう	
04072	全粒，ゆで	240
	レンズまめ	
04094	全粒，ゆで	200
5 種実類		
	アーモンド	
05040	いり，無塩	96
	ぎんなん	
05009	ゆで	99
	（くり類）	
	日本ぐり	
05011	ゆで	97
	はす	
05043	成熟，ゆで	230
6 野菜類		
	アーティチョーク	
06002	花らい，ゆで	110
	あさつき	
06004	葉，ゆで	96
	あしたば	
06006	茎葉，ゆで	100
	アスパラガス	
06008	若茎，ゆで	96
06327	若茎，油いため	90
	いんげんまめ	
06011	さやいんげん，若ざや，ゆで	94
	（うど類）	
	うど	
06013	茎，水さらし	100
	えだまめ	
06016	ゆで	96
	（えんどう類）	
	トウミョウ	
06330	芽ばえ，ゆで	65
06331	芽ばえ，油いため	72
	さやえんどう	
06021	若ざや，ゆで	98
	グリンピース	
06024	ゆで	88
	おおさかしろな	
06028	葉，ゆで	81
06029	塩漬	59
	おかひじき	
06031	茎葉，ゆで	93
	オクラ	
06033	果実，ゆで	97
	かぶ	
06035	葉，ゆで	93
06037	根，皮つき，ゆで	87
06039	根，皮むき，ゆで	89
06040	漬物，塩漬，葉	82
06041	漬物，塩漬，根，皮つき	80
06042	漬物，塩漬，根，皮むき	70
06043	漬物，ぬかみそ漬，葉	74
06044	漬物，ぬかみそ漬，根，皮つき	77
06045	漬物，ぬかみそ漬，根，皮むき	71
	（かぼちゃ類）	
	日本かぼちゃ	
06047	果実，ゆで	94
	西洋かぼちゃ	
06049	果実，ゆで	98
06332	果実，焼き	79
	からしな	
06053	塩漬	76
	カリフラワー	
06055	花序，ゆで	99
	かんぴょう	
06057	ゆで	530
	きく	
06059	花びら，ゆで	96
	（キャベツ類）	
	キャベツ	
06062	結球葉，ゆで	89
06333	結球葉，油いため	80
	きゅうり	
06066	漬物，塩漬	85
06068	漬物，ぬかみそ漬	83
	キンサイ	
06076	茎葉，ゆで	84

付表 1・重量変化率

165

食品番号	食品名	重量変化率(%)
	くわい	
06079	塊茎，ゆで	97
	コールラビ	
06082	球茎，ゆで	86
	ごぼう	
06085	根，ゆで	91
	こまつな	
06087	葉，ゆで	88
	さんとうさい	
06090	葉，ゆで	75
06091	塩漬	63
	ししとう	
06094	果実，油いため	99
	じゅうろくささげ	
06098	若ざや，ゆで	96
	しゅんぎく	
06100	葉，ゆで	79
	しろうり	
06107	漬物，塩漬	76
	ずいき	
06110	生ずいき，ゆで	60
06112	干しずいき，ゆで	760
	せり	
06118	茎葉，ゆで	92
	ぜんまい	
06121	生ぜんまい，若芽，ゆで	100
06123	干しぜんまい，干し若芽，ゆで	630
	そらまめ	
06125	未熟豆，ゆで	100
	タアサイ	
06127	葉，ゆで	90
	（だいこん類）	
	だいこん	
06131	葉，ゆで	79
06133	根，皮つき，ゆで	86
06135	根，皮むき，ゆで	86
	切干しだいこん	
06334	ゆで	560
06335	油いため	350
	漬物	
06137	ぬかみそ漬	73
	（たいさい類）	
	たいさい	
06146	塩漬	68
	たけのこ	
06150	若茎，ゆで	90
06152	めんま，塩蔵，塩抜き	140
	（たまねぎ類）	
	たまねぎ	
06154	りん茎，水さらし	100
06155	りん茎，ゆで	89
06336	りん茎，油いため	70
	たらのめ	
06158	若芽，ゆで	96
	チンゲンサイ	
06161	葉，ゆで	71
06338	葉，油いため	87
	つくし	
06163	胞子茎，ゆで	86
	つるむらさき	
06166	茎葉，ゆで	73
	つわぶき	
06168	葉柄，ゆで	99
	とうがらし	
06170	葉・果実，油いため	91
	とうがん	
06174	果実，ゆで	91

食品番号	食品名	重量変化率(%)
	（とうもろこし類）	
	スイートコーン	
06176	未熟種子，ゆで	110
06339	未熟種子，電子レンジ調理	88
	ながさきはくさい	
06190	葉，ゆで	78
	（なす類）	
	なす	
06192	果実，ゆで	100
06342	果実，油いため	76
06343	果実，天ぷら	79
	べいなす	
06194	果実，素揚げ	93
	漬物	
06195	塩漬	82
06196	ぬかみそ漬	84
	（なばな類）	
	和種なばな	
06202	花らい・茎，ゆで	98
	洋種なばな	
06204	茎葉，ゆで	96
	にがうり	
06206	果実，油いため	91
	（にら類）	
	にら	
06208	葉，ゆで	63
06344	葉，油いため	83
	（にんじん類）	
	にんじん	
06213	根，皮つき，ゆで	90
06215	根，皮むき，ゆで	87
06345	根，皮むき，油いため	69
06346	根，皮むき，素揚げ	72
06348	グラッセ	86
	きんとき	
06219	根，皮つき，ゆで	88
06221	根，皮むき，ゆで	88
	（にんにく類）	
	にんにく	
06349	りん茎，油いため	83
	茎にんにく	
06225	花茎，ゆで	99
	（ねぎ類）	
	根深ねぎ	
06350	葉，軟白，ゆで	100
06351	葉，軟白，油いため	94
	葉ねぎ	
06352	葉，油いため	84
	はくさい	
06234	結球葉，ゆで	72
06235	漬物，塩漬	73
	はやとうり	
06242	果実，白色種，塩漬	89
	ビーツ	
06244	根，ゆで	94
	（ピーマン類）	
	青ピーマン	
06246	果実，油いため	96
	赤ピーマン	
06248	果実，油いため	96
	黄ピーマン	
06250	果実，油いため	96
	（ふき類）	
	ふき	
06257	葉柄，ゆで	98
	ふきのとう	
06259	花序，ゆで	140

食品番号	食品名	重量変化率(%)
	ふだんそう	
06262	葉，ゆで	77
	ブロッコリー	
06264	花序，ゆで	110
	へちま	
06266	果実，ゆで	54
	ほうれんそう	
06268	葉，通年平均，ゆで	70
06357	葉，夏採り，ゆで	70
06358	葉，冬採り，ゆで	70
06359	葉，通年平均，油いため	58
	みずな	
06073	葉，ゆで	83
06074	塩漬	85
	（みつば類）	
	切りみつば	
06275	葉，ゆで	81
	根みつば	
06277	葉，ゆで	82
	糸みつば	
06279	葉，ゆで	72
	めキャベツ	
06284	結球葉，ゆで	100
	（もやし類）	
	だいずもやし	
06288	ゆで	85
	ブラックマッペもやし	
06290	油いため	83
	りょくとうもやし	
06292	ゆで	84
	モロヘイヤ	
06294	茎葉，ゆで	150
	ゆりね	
06297	りん茎，ゆで	96
	ようさい	
06299	茎葉，ゆで	91
	よもぎ	
06302	葉，ゆで	89
	らっかせい	
06304	未熟豆，ゆで	97
	リーキ	
06309	りん茎葉，ゆで	98
	ルバーブ	
06311	葉柄，ゆで	78
	れんこん	
06318	根茎，ゆで	91
	わけぎ	
06321	葉，ゆで	91
	わらび	
06325	生わらび，ゆで	110
8	**きのこ類**	
	えのきたけ	
08002	ゆで	86
08037	油いため	90
	（きくらげ類）	
	あらげきくらげ	
08005	ゆで	490
08038	油いため	290
	きくらげ	
08007	ゆで	1000
	しろきくらげ	
08009	ゆで	1500
	しいたけ	
08040	生しいたけ，菌床栽培，ゆで	110
08041	生しいたけ，菌床栽培，油いため	92
08043	生しいたけ，原木栽培，ゆで	110
08044	生しいたけ，原木栽培，油いため	84

食品番号	食品名	重量変化率(%)
08014	乾しいたけ，ゆで	570
	(しめじ類)	
	はたけしめじ	
08045	ゆで	77
	ぶなしめじ	
08017	ゆで	88
08046	油いため	93
	ほんしめじ	
08047	ゆで	69
	なめこ	
08021	ゆで	100
	(ひらたけ類)	
	エリンギ	
08048	ゆで	76
08049	焼き	65
08050	油いため	89
	ひらたけ	
08027	ゆで	94
	まいたけ	
08029	ゆで	86
08051	油いため	73
	マッシュルーム	
08032	ゆで	69
08052	油いため	79
9 藻類		
	ひじき	
09051	ほしひじき，ステンレス釜，ゆで	990
09052	ほしひじき，ステンレス釜，油いため	870
09054	ほしひじき，鉄釜，ゆで	990
09055	ほしひじき，鉄釜，油いため	870
	わかめ	
09041	乾燥わかめ，素干し，水戻し	590
10 魚介類		
	<魚類>	
	(あじ類)	
	まあじ	
10004	皮つき，水煮	87
10005	皮つき，焼き	72
10390	皮つき，フライ	120
10007	開き干し，焼き	80
10392	小型，骨付き，から揚げ	76
	まるあじ	
10394	焼き	72
	にしまあじ	
10009	水煮	90
10010	焼き	78
	むろあじ	
10012	焼き	73
	あなご	
10016	蒸し	87
	あまだい	
10019	水煮	80
10020	焼き	74
	あゆ	
10022	天然，焼き	67
10024	天然，内臓，焼き	73
10026	養殖，焼き	71
10028	養殖，内臓，焼き	76
	(いわし類)	
	まいわし	
10048	水煮	81
10049	焼き	75
10395	フライ	120
	めざし	
10054	焼き	75
	かじか	
10081	水煮	83

食品番号	食品名	重量変化率(%)
	(かじき類)	
	めかじき	
10398	焼き	65
	かます	
10099	焼き	78
	(かれい類)	
	まがれい	
10101	水煮	91
10102	焼き	81
	まこがれい	
10399	焼き	61
	子持ちがれい	
10105	水煮	83
	きす	
10400	天ぷら	79
	ぎんだら	
10401	水煮	81
	ぐち	
10118	焼き	77
	こい	
10120	養殖，水煮	90
	(さけ・ます類)	
	からふとます	
10127	焼き	76
	ぎんざけ	
10131	養殖，焼き	78
	さくらます	
10133	焼き	71
	しろさけ	
10135	水煮	83
10136	焼き	74
10138	新巻き，焼き	74
	たいせいようさけ	
10145	養殖，焼き	76
	にじます	
10147	海面養殖，皮つき，焼き	74
	べにざけ	
10150	焼き	78
	ますのすけ	
10153	焼き	73
	(さば類)	
	まさば	
10155	水煮	84
10156	焼き	77
10403	フライ	110
	ごまさば	
10405	水煮	88
10406	焼き	73
	たいせいようさば	
10159	水煮	90
10160	焼き	77
	さわら	
10172	焼き	79
	さんま	
10174	皮つき，焼き	78
	(ししゃも類)	
	ししゃも	
10181	生干し，焼き	81
	からふとししゃも	
10183	生干し，焼き	81
	(たい類)	
	まだい	
10194	養殖，皮つき，水煮	85
10195	養殖，皮つき，焼き	82
	(たら類)	
	すけとうだら	
10409	フライ	110

食品番号	食品名	重量変化率(%)
10203	たらこ，焼き	86
	まだら	
10206	焼き	65
	どじょう	
10214	水煮	90
	ふな	
10239	水煮	83
	ぶり	
10242	成魚，焼き	82
	ほっけ	
10412	開き干し，焼き	89
	むつ	
10269	水煮	77
	<貝類>	
	かき	
10293	養殖，水煮	64
	さざえ	
10296	焼き	88
	しじみ	
10413	水煮	78
	(はまぐり類)	
	はまぐり	
10307	水煮	64
10308	焼き	65
	ほたてがい	
10312	水煮	82
10414	貝柱，焼き	66
	<えび・かに類>	
	(えび類)	
	くるまえび	
10322	養殖，ゆで	95
10323	養殖，焼き	73
	バナメイエビ	
10416	養殖，天ぷら	77
	(かに類)	
	毛がに	
10334	ゆで	82
	ずわいがに	
10336	ゆで	74
	たらばがに	
10339	ゆで	74
	<いか・たこ類>	
	(いか類)	
	するめいか	
10346	水煮	76
10347	焼き	70
10419	胴，皮なし，天ぷら	93
	ほたるいか	
10349	ゆで	46
	(たこ類)	
	まだこ	
10362	ゆで	81
11 肉類		
	<畜肉類>	
	うし	
	[和牛肉]	
11248	リブロース，脂身つき，焼き	78
11249	リブロース，脂身つき，ゆで	79
11250	もも，皮下脂肪なし，焼き	66
11251	もも，皮下脂肪なし，ゆで	65
	[乳用肥育牛肉]	
11038	リブロース，脂身つき，焼き	70
11039	リブロース，脂身つき，ゆで	78
11252	ばら，脂身つき，焼き	81
11049	もも，皮下脂肪なし，焼き	71
11050	もも，皮下脂肪なし，ゆで	66
11253	ヒレ，赤肉，焼き	71

食品番号	食品名	重量変化率(%)
	[交雑牛肉]	
11255	リブロース，脂身つき，焼き	79
11256	リブロース，脂身つき，ゆで	78
11263	もも，皮下脂肪なし，焼き	72
11264	もも，皮下脂肪なし，ゆで	66
	[輸入牛肉]	
11268	リブロース，脂身つき，焼き	72
11269	リブロース，脂身つき，ゆで	66
11270	もも，皮下脂肪なし，焼き	67
11271	もも，皮下脂肪なし，ゆで	58
	[ひき肉]	
11272	焼き	65
	[副生物]	
11273	舌，焼き	71
	ぶた	
	[大型種肉]	
11124	ロース，脂身つき，焼き	72
11125	ロース，脂身つき，ゆで	77

食品番号	食品名	重量変化率(%)
11276	ロース，脂身つき，とんかつ	75
11277	ばら，脂身つき，焼き	74
11278	ヒレ，赤肉，焼き	58
11279	ヒレ，赤肉，とんかつ	75
11132	もも，皮下脂肪なし，焼き	71
11133	もも，皮下脂肪なし，ゆで	71
	[ひき肉]	
11280	焼き	69
	めんよう	
	[マトン]	
11281	ロース，脂身つき，焼き	67
	[ラム]	
11282	ロース，脂身つき，焼き	73
11283	もも，脂身つき，焼き	66
	＜鳥肉類＞	
	にわとり	
	[若鶏肉]	
11287	むね，皮つき，焼き	62

食品番号	食品名	重量変化率(%)
11288	むね，皮なし，焼き	61
11222	もも，皮つき，焼き	61
11223	もも，皮つき，ゆで	70
11289	もも，皮つき，から揚げ	65
11225	もも，皮なし，焼き	72
11226	もも，皮なし，ゆで	70
11290	もも，皮なし，から揚げ	70
11228	ささ身，焼き	82
11229	ささ身，ゆで	80
	[ひき肉]	
11291	焼き	62
12 卵 類		
	鶏卵	
12005	全卵，ゆで	100
12006	全卵，ポーチドエッグ	95
12017	たまご豆腐	99
12018	たまご焼，厚焼きたまご	80
12019	たまご焼，だし巻きたまご	86

食品番号	食品名	調理法	下ごしらえ廃棄部位	調理形態	調理に用いた水,植物油,食塩等の量	調理後廃棄部位	調理課程
1 穀類							
	おおむぎ						
01009	大麦めん，ゆで	ゆで	－	そのまま	10 倍	－	ゆで→湯切り→水洗い→水切り
	こむぎ						
	[うどん・そうめん類]						
01039	うどん，ゆで	ゆで	－	そのまま	10 倍	－	ゆで→湯切り
01042	干しうどん，ゆで	ゆで	－	そのまま	10 倍	－	ゆで→湯切り
01044	そうめん・ひやむぎ，ゆで	ゆで	－	そのまま	10 倍	－	ゆで→湯切り→水冷→水切り
01046	手延そうめん・手延ひやむぎ，ゆで	ゆで	－	そのまま	10 倍	－	ゆで→湯切り→水冷→水切り
	[中華めん類]						
01048	中華めん，ゆで	ゆで	－	そのまま	10 倍	－	ゆで→湯切り
01051	干し中華めん，ゆで	ゆで	－	そのまま	10 倍	－	ゆで→湯切り
01053	沖縄そば，ゆで	ゆで	－	そのまま	10 倍	－	ゆで→湯切り
01055	干し沖縄そば，ゆで	ゆで	－	そのまま	10 倍	－	ゆで→湯切り
	[マカロニ・スパゲッティ類]						
01064	マカロニ・スパゲッティ，ゆで	ゆで		そのまま	20 倍（1.5%食塩水）		ゆで→湯切り
	こめ						
	[水稲めし]						
01085	玄米	炊き	－	そのまま	1.8 倍	－	洗米→炊飯（IH ジャー炊飯器）→冷却
01086	半つき米	炊き	－	そのまま	1.5 倍	－	洗米→炊飯（IH ジャー炊飯器）→冷却
01087	七分つき米	炊き	－	そのまま	1.5 倍	－	洗米→炊飯（IH ジャー炊飯器）→冷却
01088	精白米，うるち米	炊き	－	そのまま	1.4 倍	－	洗米→炊飯（IH ジャー炊飯器）→冷却
01154	精白米，もち米	炊き	－	そのまま	0.8 倍1.0 倍	－	洗米→炊飯（IH ジャー炊飯器）→冷却ガス釜
01089	はいが精米	炊き	－	そのまま	1.5 倍	－	洗米→炊飯（IH ジャー炊飯器）→冷却
01155	発芽玄米	炊き	－	そのまま	1.4 倍	－	洗米→炊飯（IH ジャー炊飯器）→冷却
	そば						
01128	そば，ゆで	ゆで	－	そのまま	10 倍	－	ゆで→湯切り→水冷→水切り
01130	干しそば，ゆで	ゆで	－	そのまま	10 倍	－	ゆで→湯切り→水冷→水切り
2 いも及びでん粉類							
	＜いも類＞						
	きくいも						
02041	塊根，水煮	水煮	皮，表層	厚さ 1cm	2 倍*1	－	下ごしらえ→水煮→湯切り
	こんにゃく						
02044	凍みこんにゃく，ゆで	ゆで	－	そのまま	水戻し：50 倍ゆで：3 倍（水戻し後の凍みこんにゃくに対し）	－	浸漬→水洗い・水切り→ゆで→搾り
	（さつまいも類）						
	さつまいも						
02007	塊根，皮むき，蒸し	蒸し	－	2 分割（100g 程度）	－	表皮，両端	蒸し
02046	塊根，皮つき，蒸し	蒸し	－	2 分割（100g 程度）	－	両端	蒸し→廃棄部位除去
02047	塊根，皮つき，天ぷら	天ぷら	両端	1cm 輪切り	植物油 5 倍衣（天ぷら粉）	－	下ごしらえ→油揚げ→油切り
	むらさきいも						
02049	塊根，皮むき，蒸し	蒸し	－	2 分割（100g 程度）	－	表皮，両端	蒸し→廃棄部位除去
	（さといも類）						
	さといも						
02011	球茎，水煮	水煮	表層	厚さ 1cm半月切り	2 倍*1	－	下ごしらえ→水煮→湯切り
	セレベス						
02051	球茎，水煮	水煮	表層	一口大	2 倍*1	－	下ごしらえ→水煮→湯切り
	たけのこいも						
02053	球茎，水煮	水煮	表層	一口大	2 倍*1	－	下ごしらえ→水煮→湯切り
	みずいも						
02014	球茎，水煮	水煮	表層，両端	一口大	2 倍*1	－	下ごしらえ→水煮→湯切り
	やつがしら						
02016	球茎，水煮	水煮	表層	一口大	2 倍*1	－	下ごしらえ→水煮→湯切り
	じゃがいも						
02018	塊茎，蒸し	蒸し	－	そのまま	－	表皮	蒸し
02019	塊茎，水煮	水煮	表層	2 分割（75g 程度）	2 倍*1	－	下ごしらえ→水煮→湯切り

食品番号	食品名	調理法	下ごしらえ廃棄部位	調理形態	調理に用いた水,植物油,食塩等の量	調理後廃棄部位	調理課程
02020	フライドポテト	油揚げ	-	細切り	-	-	油揚げ
	ヤーコン						
02055	塊根,水煮	水煮	表層,両端	一口大	2倍*1	-	下ごしらえ→水煮→湯切り
	(やまのいも類)						
	ながいも						
02024	ながいも,塊根,水煮	水煮	表層,ひげ根,切り口	厚さ3~5cm半月切り	2倍*1	-	下ごしらえ→水煮→湯切り
	<でん粉・でん粉製品>						
	(でん粉製品)						
	くずきり						
02037	ゆで	ゆで	-	そのまま	10~15倍*2	-	ゆで→湯切り→水冷→水切り
	タピオカパール						
02057	ゆで	ゆで	-	そのまま	15倍*2	-	ゆで→湯切り→水冷→水切り
	でん粉めん						
02060	乾,ゆで	ゆで	-	そのまま	10倍*2	-	ゆで→湯切り→水冷→水切り
	はるさめ						
02061	緑豆はるさめ,ゆで	ゆで	-	そのまま	15倍*2	-	ゆで→湯切り→水冷→水切り
02062	普通はるさめ,ゆで	ゆで	-	そのまま	15倍*2	-	ゆで→湯切り→水冷→水切り
4 豆類							
	あずき						
04002	全粒,ゆで	ゆで	-	そのまま	浸漬:3倍 ゆで:2倍(浸漬後の豆に対し)	-	浸漬(12~16時間)→ゆで→湯切り
	いんげんまめ						
04008	全粒,ゆで	ゆで	-	そのまま	浸漬:3倍 ゆで:2倍(浸漬後の豆に対し)	-	浸漬(12~16時間)→ゆで→湯切り
	えんどう						
04013	全粒,青えんどう,ゆで	ゆで	-	そのまま	浸漬:3倍 ゆで:2倍(浸漬後の豆に対し)	-	浸漬(12~16時間)→ゆで→湯切り
04075	全粒,赤えんどう,ゆで	ゆで	-	そのまま	浸漬:3倍 ゆで:2倍(浸漬後の豆に対し)	-	浸漬(12~16時間)→ゆで→湯切り
	ささげ						
04018	全粒,ゆで	ゆで	-	そのまま	浸漬:3倍 ゆで:2倍(浸漬後の豆に対し)	-	浸漬(12~16時間)→ゆで→湯切り
	だいず						
	[全粒・全粒製品]						
04024	全粒,国産,黄大豆,ゆで	ゆで	-	そのまま	浸漬:3倍 ゆで:2倍(浸漬後の豆に対し)	-	浸漬(12~16時間)→ゆで→湯切り
	[豆腐・油揚げ類]						
04084	油揚げ,油抜き,生	油抜き	-	そのまま	10倍	-	油抜き→手搾り
04085	油揚げ,油抜き,焼き	焼き	-	そのまま	10倍	-	油抜き→手搾り→焼き(電気ロースター)
04086	油揚げ,油抜き,ゆで	ゆで	-	そのまま	油抜き:10倍 ゆで:5倍	-	油抜き→手搾り→切る→ゆで→湯切り
04087	凍り豆腐,水煮	水煮	-	そのまま	浸漬:5倍*2 水煮:3倍*2(浸漬後の凍み豆腐に対し)	-	浸漬(40~50℃)→手搾り
	[その他]						
04091	湯葉,干し,湯戻し	湯戻し	-	そのまま	10倍	-	沸騰水かけ→水切り(ペーパータオル)
	つるあずき						
04092	全粒,ゆで	ゆで	-	そのまま	浸漬:3倍 ゆで:2倍(浸漬後の豆に対し)	-	浸漬(12~16時間)→ゆで→湯切り
	ひよこまめ						
04066	全粒,ゆで	ゆで	-	そのまま	浸漬:3倍 ゆで:2倍(浸漬後の豆に対し)	-	浸漬(12~16時間)→ゆで→湯切り
	べにばないんげん						
04069	全粒,ゆで	ゆで	-	そのまま	浸漬:3倍 ゆで:2倍(浸漬後の豆に対し)	-	浸漬(12~16時間)→ゆで→湯切り

食品番号	食品名	調理法	下ごしらえ廃棄部位	調理形態	調理に用いた水,植物油,食塩等の量	調理後廃棄部位	調理課程
	らいまめ						
04093	全粒，ゆで	ゆで	–	そのまま	浸漬：3倍 ゆで：2倍（浸漬後の豆に対し）	–	浸漬（12〜16時間）→ゆで→湯切り
	りょくとう						
04072	全粒，ゆで	ゆで	–	そのまま	浸漬：3倍 ゆで：2倍（浸漬後の豆に対し）	–	浸漬（12〜16時間）→ゆで→湯切り
	レンズまめ						
04094	全粒，ゆで	ゆで	–	そのまま	6倍	–	ゆで→湯切り
5 種実類							
	ぎんなん						
05009	ゆで	ゆで	殻，薄皮	そのまま	6倍	–	ゆで→湯切り
	（くり類）						
	日本ぐり						
05011	ゆで	ゆで	–	そのまま	2〜4倍*1	殻，渋皮	ゆで→湯切り
	はす						
05043	成熟，ゆで	ゆで	–	そのまま	浸漬：3倍 ゆで：2倍（浸漬後の豆に対し）	幼芽	浸漬（12〜16時間）→ゆで→湯切り
6 野菜類							
	アーティチョーク						
06002	花らい，ゆで	ゆで	–	そのまま	2.5倍	花床の基部，総包の一部	ゆで→湯切り
	あさつき						
06004	葉，ゆで	ゆで	–	そのまま	5倍	–	ゆで→湯切り
	あしたば						
06006	茎葉，ゆで	ゆで	基部	そのまま	3倍	–	下ごしらえ→ゆで→湯切り→水さらし→水切り→手搾り
	アスパラガス						
06008	若茎，ゆで	ゆで	株元	2分割	5倍	–	下ごしらえ→ゆで→湯切り
06327	若茎，油いため	油いため	株元	長さ3cm	植物油5%	–	下ごしらえ→油いため
	いんげんまめ						
06011	さやいんげん，若ざや，ゆで	ゆで	すじ，両端	そのまま	5倍	–	下ごしらえ→ゆで→湯切り
	（うど類）						
	うど						
06013	茎，水さらし	水さらし	株元，葉，表皮	長さ5cm，厚さ2〜3mm短冊切り	12倍	–	下ごしらえ→水さらし→短冊切り→水さらし→水切り
	えだまめ						
06016	ゆで	ゆで	–	そのまま	5倍	さや	ゆで→湯切り
	（えんどう類）						
	トウミョウ						
06330	芽ばえ，ゆで	ゆで	根部	そのまま	8〜10倍	–	下ごしらえ→ゆで→水冷→手搾り
06331	芽ばえ，油いため	油いため	すじ，両端	長さ3cm	植物油5%	–	下ごしらえ→油いため
	さやえんどう						
06021	若ざや，ゆで	ゆで	すじ，両端	そのまま	5倍	–	下ごしらえ→ゆで→湯切り
	グリンピース						
06024	ゆで	ゆで	さや	そのまま	5倍	–	下ごしらえ→ゆで→湯切り
	おおさかしろな						
06028	葉，ゆで	ゆで	–	そのまま	5倍	株元	ゆで→湯切り→水冷→手搾り
06029	塩漬	塩漬け	–	そのまま	食塩4%	株元	塩漬け→水洗い→手搾り
	おかひじき						
06031	茎葉，ゆで	ゆで	茎基部	そのまま	6倍	–	下ごしらえ→ゆで→湯切り
	オクラ						
06033	果実，ゆで	ゆで	–	そのまま	5倍	へた	ゆで→湯切り
	かぶ						
06035	葉，ゆで	ゆで	–	葉全体	2倍*1	葉柄基部	ゆで→湯切り→水冷→水切り→手搾り
06037	根，皮つき，ゆで	ゆで	根端，葉柄基部	2分割（75g程度）	2倍*1	–	下ごしらえ→ゆで→湯切り
06039	根，皮むき，ゆで	ゆで	根端，葉柄基部，皮	2分割（40g程度）	同量	–	下ごしらえ→ゆで→湯切り
06040	漬物，塩漬，葉	塩漬け	–	葉全体	食塩4%	葉柄基部	塩漬け→水洗い→水切り→手搾り
06041	漬物，塩漬，根，皮つき	塩漬け	–	2分割（60g程度）	食塩4%	–	塩漬け→水洗い→水切り→手搾り

食品番号	食品名	調理法	下ごしらえ廃棄部位	調理形態	調理に用いた水,植物油,食塩等の量	調理後廃棄部位	調理課程
06042	漬物，塩漬，根，皮むき	塩漬け	–	2分割(60g 程度)	食塩 4%	–	塩漬け→水洗い→水切り→手搾り
06043	漬物，ぬかみそ漬，葉	ぬかみそ漬け	–	葉全体	いりぬか 35%食塩 10%	葉柄基部	ぬかみそ漬け→水洗い→水切り→手搾り
06044	漬物，ぬかみそ漬，根，皮つき	ぬかみそ漬け	–	2分割(60g 程度)	いりぬか 35%食塩 10%	–	ぬかみそ漬け→水洗い→水切り
06045	漬物，ぬかみそ漬け，根，皮むき	ぬかみそ漬け	–	2分割(60g 程度)	いりぬか 35%食塩 10%	–	ぬかみそ漬け→水洗い→水切り
	(かぼちゃ類)						
	日本かぼちゃ						
06047	果実，ゆで	ゆで	わた，種子，両端	40g 程度に分割	2 倍*1	–	下ごしらえ→ゆで→湯切り
	西洋かぼちゃ						
06049	果実，ゆで	ゆで	わた，種子，両端	40g 程度に分割	2 倍*1	–	下ごしらえ→ゆで→湯切り
06332	果実，焼き	焼き	わた，種子，両端	長さ 5cm厚さ 1cm櫛形	–	–	下ごしらえ→焼き
	からしな						
06053	塩漬	塩漬け	株元	そのまま	食塩 4%	–	塩漬け→水洗い→手搾り
	カリフラワー						
06055	花序，ゆで	ゆで	茎葉	2分割(380g 程度)	5 倍	–	下ごしらえ→ゆで→湯切り
	かんぴょう						
06057	ゆで	ゆで	–	そのまま	15 倍	–	ゆで→湯切り
	きく						
06059	花びら，ゆで	ゆで	花床	そのまま	25 倍	–	下ごしらえ→ゆで→湯切り→水冷→手搾り
	(キャベツ類)						
	キャベツ						
06062	結球葉，ゆで	ゆで	しん	200g 程度に分割	5 倍	–	下ごしらえ→ゆで→湯切り
06333	結球葉，油いため	油いため	しん	長さ 3cm幅 0.5cm粗い千切り	植物油 5%	–	下ごしらえ→油いため
	きゅうり						
06066	漬物，塩漬	塩漬け	–	そのまま	食塩 3～4%	両端	塩漬け→水洗い→水切り
06068	漬物，ぬかみそ漬	ぬかみそ漬け	–	そのまま	いりぬか 37%食塩 11%	両端	ぬかみそ漬け→水洗い→水切り
	キンサイ						
06076	茎葉，ゆで	ゆで	株元	そのまま	5 倍	–	下ごしらえ→ゆで→水冷→水切り
	くわい						
06079	塊茎，ゆで	ゆで	皮，芽	そのまま	2 倍*1	–	下ごしらえ→ゆで→湯切り
	コールラビ						
06082	球茎，ゆで	ゆで	根元，葉柄基部	40g 程度に分割	3 倍	–	下ごしらえ→ゆで→湯切り
	ごぼう						
06085	根，ゆで	ゆで	表皮，葉柄基部，先端	長さ 5cm，4 分割	2 倍*1	–	下ごしらえ→ゆで→湯切り
	こまつな						
06087	葉，ゆで	ゆで	–	そのまま	5 倍	株元	ゆで→湯切り→水冷→水切り→手搾り
	さんとうさい						
06090	葉，ゆで	ゆで	根	そのまま	5 倍	株元	下ごしらえ→ゆで→湯切り→手搾り
06091	塩漬	塩漬け	–	そのまま	食塩 4%	株元	塩漬け→水洗い→手搾り
	ししとう						
06094	果実，油いため	油いため	へた	2分割(2g 程度)	植物油 5%	–	下ごしらえ→油いため
	じゅうろくささげ						
06098	若ざや，ゆで	ゆで	へた	長さ 10cm	5 倍	–	下ごしらえ→ゆで→湯切り
	しゅんぎく						
06100	葉，ゆで	ゆで	–	そのまま	5 倍	–	ゆで→湯切り→水冷→水切り→手搾り
	しろうり						
06107	漬物，塩漬	塩漬け	–	2分割(150g 程度)	食塩 3～4%	両端	塩漬け→水洗い→手搾り

食品番号	食品名	調理法	下ごしらえ廃棄部位	調理形態	調理に用いた水,植物油,食塩等の量	調理後廃棄部位	調理課程
	ずいき						
06110	生ずいき, ゆで	ゆで	株元, 表皮	長さ1cm	5倍	–	下ごしらえ→水さらし→ゆで→湯切り→水冷→手搾り
06112	干しずいき, ゆで	ゆで	–	長さ1cm	50倍	–	浸漬→水切り→手搾り→ゆで→湯切り→水洗い→水切り→手搾り
	せり						
06118	茎葉, ゆで	ゆで	根	そのまま	5倍	株元	下ごしらえ→ゆで→湯切り→水冷→手搾り
	ぜんまい						
06121	生ぜんまい, 若芽, ゆで	ゆで	株元, 裸葉	そのまま	5倍	–	下ごしらえ→ゆで→湯切り→水さらし→水切り
06123	干しぜんまい, 干し若芽, ゆで	ゆで	–	そのまま	浸漬:15倍ゆで:25倍	–	浸漬(12〜13時間)→水切り→ゆで→湯切り
	そらまめ						
06125	未熟豆, ゆで	ゆで	–	そのまま	5倍	種皮	ゆで→湯切り
	タアサイ						
06127	葉, ゆで	ゆで	–	そのまま	5倍	株元	ゆで→湯切り→水冷→水切り→手搾り
	(だいこん類)						
	だいこん						
06131	葉, ゆで	ゆで	葉柄基部	そのまま	5倍	–	下ごしらえ→ゆで→湯切り→水冷→手搾り
06133	根, 皮つき, ゆで	ゆで	根端, 葉柄基部	厚さ3cm半月切り	2倍*1	–	下ごしらえ→ゆで→湯切り
06135	根, 皮むき, ゆで	ゆで	根端, 葉柄基部, 皮	厚さ3cm半月切り	2倍*1	–	下ごしらえ→ゆで→湯切り
	切干しだいこん						
06334	ゆで	ゆで	–	長さ3cm	5倍	–	水洗い→浸漬(20℃で15分)→手搾り→ゆで→手搾り
06335	油いため	油いため	–	長さ3cm	浸漬:20倍植物油5%(水戻し後重量に対し)	–	水洗い→浸漬(20℃で15分)→手搾り→油いため
	漬物						
06137	ぬかみそ漬	ぬかみそ漬け	–	縦半分, 4分割(125g程度)	いりぬか40%食塩12%	–	ぬかみそ漬け→水洗い→水切り
	(たいさい類)						
	たいさい						
06146	塩漬	塩漬け	–	そのまま	食塩4%	–	塩漬け→水洗い→手搾り
	たけのこ						
06150	若茎, ゆで	ゆで	竹皮, 基部	縦2分割(400g程度)	5倍	–	下ごしらえ→ゆで→湯切り
06152	めんま, 塩蔵, 塩抜き	ゆで	–	そのまま	10倍	–	下ごしらえ→ゆで→湯切り→水洗い
	(たまねぎ類)						
	たまねぎ						
06154	りん茎, 水さらし	水さらし	皮(保護葉), 底盤部, 頭部	薄切り	12倍	–	下ごしらえ→水さらし→水ふき
06155	りん茎, ゆで	ゆで	皮(保護葉), 底盤部, 頭部	20g程度に分割	2倍*1	–	下ごしらえ→ゆで→湯切り
06336	りん茎, 油いため	油いため	皮(保護葉), 底盤部, 頭部	縦2分割1mm程度の薄切り	植物油5%	–	下ごしらえ→油いため
	たらのめ						
06158	若芽, ゆで	ゆで	木質部, りん片	そのまま	5倍	–	下ごしらえ→ゆで→湯切り→手搾り
	チンゲンサイ						
06161	葉, ゆで	ゆで	–	2分割	5倍	しん	ゆで→湯切り→水冷→手搾り
06338	葉, 油いため	油いため	–	長さ3cmの薄切り	5倍熱湯植物油5%	–	ゆで→湯切り→手搾り→油いため
	つくし						
06163	胞子茎, ゆで	ゆで	基部, はかま	そのまま	2倍*1	–	下ごしらえ→ゆで→湯切り→水冷→水切り
	つるむらさき						
06166	茎葉, ゆで	ゆで	–	そのまま	5倍	–	ゆで→湯切り→水冷→手搾り
	つわぶき						
06168	葉柄, ゆで	ゆで	–	長さ6〜7cm	5倍	–	ゆで→湯切り→水さらし→水切り
	とうがらし						
06170	葉・果実, 油いため	油いため	硬い茎, へた	2分割(2g程度)	植物油5%	–	下ごしらえ→油いため

食品番号	食品名	調理法	下ごしらえ廃棄部位	調理形態	調理に用いた水,植物油,食塩等の量	調理後廃棄部位	調理課程
	とうがん						
06174	果実, ゆで	ゆで	果皮, わた, へた	80g 程度に分割	3 倍	–	下ごしらえ→ゆで→湯切り
	(とうもろこし類)						
	スイートコーン						
06176	未熟種子, ゆで	ゆで	包葉, めしべ	そのまま	2 倍*1	穂軸	下ごしらえ→ゆで→湯切り
06339	未熟種子, 電子レンジ調理	電子レンジ調理	包葉, めしべ, 手元部分の穂軸	そのまま	–	穂軸	下ごしらえ→電子レンジ調理（600Wで5分）
	ながさきはくさい						
06190	葉, ゆで	ゆで	–	4 分割	3.5 倍	株元	ゆで→湯切り→手搾り
	(なす類)						
	なす						
06192	果実, ゆで	ゆで	へた	2 分割	5 倍	–	下ごしらえ→ゆで→湯切り
06342	果実, 油いため	油いため	へた, 先端	幅 3cm 輪切り	植物油 5%	–	下ごしらえ→油いため
06343	果実, 天ぷら	天ぷら	へた	長さ 10cm 幅 3cm 厚さ 1cm	植物油 5 倍 衣（天ぷら粉）	–	下ごしらえ→油揚げ→油切り
	べいなす						
06194	果実, 素揚げ	油揚げ	へた, 果皮	2 分割（250g 程度）	植物油 5 倍	–	下ごしらえ→油揚げ
	漬物						
06195	塩漬	塩漬け	–	そのまま	食塩 4%	–	塩漬け→水洗い→水切り
06196	ぬかみそ漬	ぬかみそ漬け	–	そのまま	いりぬか 40% 食塩 12%	–	ぬかみそ漬け→水洗い→水切り
	(なばな類)						
	和種なばな						
06202	花らい・茎, ゆで	ゆで	–	そのまま	5 倍	–	ゆで→湯切り→水冷→水切り→手搾り
	洋種なばな						
06204	茎葉, ゆで	ゆで	–	そのまま	5 倍	–	ゆで→湯切り→水冷→水切り→手搾り
	にがうり						
06206	果実, 油いため	油いため	両端, わた, 種子	縦半分, 厚さ 5mm	植物油 5%	–	下ごしらえ→油いため
	(にら類)						
	にら						
06208	葉, ゆで	ゆで	株元	そのまま	5 倍	–	下ごしらえ→ゆで→湯切り→水冷→手搾り
06344	葉, 油いため	油いため	株元	長さ 3cm	植物油 5%	–	下ごしらえ→油いため
	(にんじん類)						
	にんじん						
06213	根, 皮つき, ゆで	ゆで	根端, 葉柄基部	長さ 5cm 2 分割, 又は 4 分割	2 倍*1	–	下ごしらえ→ゆで→湯切り
06215	根, 皮むき, ゆで	ゆで	根端, 葉柄基部, 皮	長さ 5cm 2 分割, 又は 4 分割	2 倍*1	–	下ごしらえ→ゆで→湯切り
06345	根, 皮むき, 油いため	油いため	根端, 葉柄基部, 皮	長さ 3cm 幅 2mm 厚さ 2mm	植物油 5%	–	下ごしらえ→油いため
06346	根, 皮むき, 素揚げ	素揚げ	根端, 葉柄基部, 皮	長さ 4cm 幅 1mm 厚さ 1mm	植物油 5 倍	–	下ごしらえ→油揚げ→油切り
06348	グラッセ	甘煮	根端, 葉柄基部, 皮	長さ 4cm 幅 1mm 厚さ 1mm	バター 10% 砂糖 2% 食塩 0.7%	–	下ごしらえ→調味液煮（グラッセ）
	きんとき						
06219	根, 皮つき, ゆで	ゆで	根端, 葉柄基部	長さ 5cm 2 分割, 又は 4 分割	2 倍*1	–	下ごしらえ→ゆで→湯切り
06221	根, 皮むき, ゆで	ゆで	根端, 葉柄基部, 皮	長さ 5cm 2 分割, 又は 4 分割	2 倍*1	–	下ごしらえ→ゆで→湯切り

付表 2・調理方法の概要

食品番号	食品名	調理法	下ごしらえ廃棄部位	調理形態	調理に用いた水,植物油,食塩等の量	調理後廃棄部位	調理課程
	（にんにく類）						
	にんにく						
06349	りん茎，油いため	油いため	りん皮，頭部	縦2分割1mm薄切り	植物油5%	－	下ごしらえ→油いため
	茎にんにく						
06225	花茎，ゆで	ゆで	－	そのまま	5倍	－	ゆで→湯切り→水冷→水切り
	（ねぎ類）						
	根深ねぎ						
06350	葉，軟白，ゆで	ゆで	株元，緑部分	長さ3cm厚さ5mm斜め切り	5倍	－	下ごしらえ→ゆで→湯切り
06351	葉，軟白，油いため	油いため	緑部分	長さ3cm厚さ5mm斜め切り	植物油5%	－	下ごしらえ→油いため
	葉ねぎ						
06352	葉，油いため	油いため	株元	厚さ1mm斜め切り	植物油5%	－	下ごしらえ→油いため
	はくさい						
06234	結球葉，ゆで	ゆで	－	8分割（200g程度）	3倍	株元	ゆで→湯切り→水冷→手搾り
06235	漬物，塩漬	塩漬け	－	4分割（400g程度）	食塩4%	株元	塩漬け→水洗い→手搾り
	はやとうり						
06242	果実，白色種，塩漬	塩漬け	－	4分割（75g程度）	食塩4%	－	塩漬け→水洗い→水ふき
	ビーツ						
06244	根，ゆで	ゆで	根端，葉柄基部	2分割（100g程度）	2.5倍	皮	下ごしらえ→ゆで→湯切り
	（ピーマン類）						
	青ピーマン						
06246	果実，油いため	油いため	へた，しん，種子	8分割（4g程度）	植物油5%	－	下ごしらえ→油いため
	赤ピーマン						
06248	果実，油いため	油いため	へた，しん，種子	縦半分，8分割（20g程度）	植物油5%	－	下ごしらえ→油いため
	黄ピーマン						
06250	果実，油いため	油いため	へた，しん，種子	縦半分，8分割（20g程度）	植物油5%	－	下ごしらえ→油いため
	（ふき類）						
	ふき						
06257	葉柄，ゆで	ゆで	葉，葉柄基部	長さ約20cm	5倍	表皮	下ごしらえ→ゆで→湯切り→水さらし→水切り
	ふきのとう						
06259	花序，ゆで	ゆで	花茎	そのまま	5倍	－	下ごしらえ→ゆで→湯切り
	ふだんそう						
06262	葉，ゆで	ゆで	－	そのまま	5倍	－	ゆで→湯切り→水冷→手搾り
	ブロッコリー						
06264	花序，ゆで	ゆで	茎葉	小房に分ける	5倍	－	下ごしらえ→ゆで→湯切り
	へちま						
06266	果実，ゆで	ゆで	両端，皮	厚さ1cm半月切り	5倍	－	下ごしらえ→ゆで→湯切り
	ほうれんそう						
06268	葉，通年平均，ゆで	ゆで	－	そのまま	5倍	株元	ゆで→湯切り→水冷→手搾り
06357	葉，夏採り，ゆで	ゆで	－	そのまま	5倍	株元	ゆで→湯切り→水冷→手搾り
06358	葉，冬採り，ゆで	ゆで	－	そのまま	5倍	株元	ゆで→湯切り→水冷→手搾り
06359	葉，通年平均，油いため	油いため	株元	長さ3cm	5倍	株元	下ごしらえ→ゆで→水冷→手搾り→油いため
	みずな						
06073	葉，ゆで	ゆで	株元	200g程度	3倍	－	下ごしらえ→ゆで→湯切り→水冷→手搾り
06074	塩漬	塩漬け	－	10g程度に分割	食塩4%	株元	塩漬け→水洗い→手搾り
	（みつば類）						
	切りみつば						
06275	葉，ゆで	ゆで	－	そのまま	5倍	－	ゆで→湯切り→水冷→手搾り

付表 2 ・調理方法の概要

食品番号	食品名	調理法	下ごしらえ廃棄部位	調理形態	調理に用いた水,植物油,食塩等の量	調理後廃棄部位	調理課程
	根みつば						
06277	葉,ゆで	ゆで	根,株元	そのまま	5倍	–	下ごしらえ→ゆで→湯切り→水冷→手搾り
	糸みつば						
06279	葉,ゆで	ゆで	株元	そのまま	5倍	–	下ごしらえ→ゆで→湯切り→水冷→手搾り
	めキャベツ						
06284	結球葉,ゆで	ゆで	–	そのまま	5倍	–	ゆで→湯切り
	(もやし類)						
	だいずもやし						
06288	ゆで	ゆで	種皮	そのまま	5倍	–	下ごしらえ→ゆで→水冷→水切り
	ブラックマッペもやし						
06290	ゆで	ゆで	種皮	そのまま	5倍	–	下ごしらえ→ゆで→水冷→水切り
	りょくとうもやし						
06292	ゆで	ゆで	種皮	そのまま	5倍	–	下ごしらえ→ゆで→水冷→水切り
	モロヘイヤ						
06294	茎葉,ゆで	ゆで	–	そのまま	5倍	–	ゆで→湯切り→水冷→手搾り
	ゆりね						
06297	りん茎,ゆで	ゆで	根,根盤部	小片	2倍*1	–	下ごしらえ→ゆで→湯切り
	ようさい						
06299	茎葉,ゆで	ゆで	–	そのまま	5倍	–	ゆで→湯切り→水冷→手搾り
	よもぎ						
06302	葉,ゆで	ゆで	–	そのまま	5倍	–	ゆで→湯切り→水冷→手搾り
	らっかせい						
06304	未熟豆,ゆで	ゆで	–	そのまま	2倍*1	さや	ゆで→湯切り
	リーキ						
06309	りん茎葉,ゆで	ゆで	株元,緑葉部	縦半分,長さ5cm	5倍	–	下ごしらえ→ゆで→湯切り
	ルバーブ						
06311	葉柄,ゆで	ゆで	表皮,両端	厚さ1.5cm輪切り	5倍	–	下ごしらえ→ゆで→湯切り
	れんこん						
06318	根茎,ゆで	ゆで	節部,皮	厚さ1cm輪切り	2倍*1	–	下ごしらえ→ゆで→湯切り
	わけぎ						
06321	葉,ゆで	ゆで	株元	そのまま	2倍*1	–	下ごしらえ→ゆで→湯切り
	わらび						
06325	生わらび,ゆで	ゆで	基部	そのまま	5倍	–	下ごしらえ→ゆで→湯切り→水さらし→水切り
8 きのこ類							
	えのきたけ						
08002	ゆで	ゆで	基部	1束を8分割	2倍	–	下ごしらえ→ゆで→湯切り
08037	油いため	油いため	基部	長さ3cm	植物油5%	–	下ごしらえ→油いため
	(きくらげ類)						
	あらげきくらげ						
08005	ゆで	ゆで	–	そのまま	水戻し:80倍ゆで:水戻し後重量の同量	–	水戻し(30分)→水洗い・水切り→ゆで→湯切り
08038	油いため	油いため	基部	そのまま	水戻し:80倍水戻し後重量の5%植物油	–	水戻し(30分)→水切り→油いため
	きくらげ						
08007	ゆで	ゆで	–	そのまま	水戻し:80倍ゆで:水戻し後重量の同量	–	水戻し→水洗い・水切り→ゆで→湯切り
	しろきくらげ						
08009	ゆで	ゆで	–	そのまま	水戻し:100倍ゆで:水戻し後重量の10倍	–	水戻し→水洗い・水切り→ゆで→湯切り
	しいたけ						
08040	生しいたけ,菌床栽培,ゆで	ゆで	基部	そのまま(直径5cm以上の場合は2分割)	3倍	–	下ごしらえ→ゆで→湯切り→水冷→水切り
08041	生しいたけ,菌床栽培,油いため	油いため	基部	そのまま(直径5cm以上の場合は2分割)	植物油5%	–	下ごしらえ→油いため

食品番号	食品名	調理法	下ごしらえ廃棄部位	調理形態	調理に用いた水,植物油,食塩等の量	調理後廃棄部位	調理課程
08043	生しいたけ, 原木栽培, ゆで	ゆで	基部	そのまま（直径 5cm 以上の場合は 2 分割）	3 倍	－	下ごしらえ→ゆで→湯切り→水冷→水切り
08044	生しいたけ, 原木栽培, 油いため	油いため	基部	そのまま（直径 5cm 以上の場合は 2 分割）	植物油 5%	－	下ごしらえ→油いため
08014	乾しいたけ, ゆで	ゆで	柄	そのまま	水戻し：10～20 倍 ゆで：水戻し後重量の同量	－	水戻し→ゆで→湯切り
	（しめじ類）						
	はたけしめじ						
08045	ゆで	ゆで	基部	子房分け	3 倍	－	下ごしらえ→ゆで→湯切り
	ぶなしめじ						
08017	ゆで	ゆで	基部	そのまま	3 倍	－	下ごしらえ→ゆで→湯切り
08046	油いため	油いため	基部	子房分け	植物油 5%	－	下ごしらえ→油いため
	ほんしめじ						
08047	ゆで	ゆで	基部	子房分け	3 倍	－	下ごしらえ→ゆで→湯切り
	なめこ						
08021	ゆで	ゆで	基部	子房分け	3～5 倍	－	下ごしらえ→ゆで→湯切り
	（ひらたけ類）						
	エリンギ						
08048	ゆで	ゆで	基部	長さ 3cm 幅 1cm 厚さ 0.3mm	3 倍	－	下ごしらえ→ゆで→湯切り→水冷→水切り
08049	焼き	焼き	基部	長さ 3cm 幅 1cm 厚さ 0.3mm	－	－	下ごしらえ→焼き
08050	油いため	油いため	基部	長さ 3cm 幅 1cm 厚さ 0.3mm	植物油 5%	－	下ごしらえ→油いため
	ひらたけ						
08027	ゆで	ゆで	基部	子房分け	3 倍～5 倍	－	下ごしらえ→ゆで→湯切り
	まいたけ						
08029	ゆで	ゆで	基部	子房分け	2 倍	－	下ごしらえ→ゆで→湯切り
08051	油いため	油いため	基部	子房分け	植物油 5%	－	下ごしらえ→油いため
	マッシュルーム						
08032	ゆで	ゆで	基部	そのまま	3 倍	－	下ごしらえ→ゆで→湯切り
08052	油いため	油いため	基部	厚さ 2mm 薄切り	植物油 5%	－	下ごしらえ→油いため
9 藻 類							
	おごのり						
09010	塩蔵, 塩抜き	水戻し	－	そのまま	10 倍	－	浸漬→水洗い→水切り
	すいぜんじのり						
09024	素干し, 水戻し	水戻し	－	そのまま	30 倍	－	浸漬（一昼夜）→水切り
	てんぐさ						
09028	寒天	水煮, 凝固	－	そのまま	160 倍	－	水戻し（角寒天）→水切り→水煮→こす→凝固
	とさかのり						
09029	赤とさか, 塩蔵, 塩抜き	塩抜き	－	そのまま	－	－	水洗い→水切り
09030	青とさか, 塩蔵, 塩抜き	塩抜き	－	そのまま	－	－	水洗い→水切り
	ひじき						
09051	ほしひじき, ステンレス釜, ゆで	ゆで	－	そのまま（長いものは 3cm 程度に切る）	浸漬：20 倍 ゆで：10 倍	－	浸漬（30 分）→水洗い→手搾り→ゆで→水切り
09052	ほしひじき, ステンレス釜, 油いため	油いため		そのまま（長いものは 3cm 程度に切る）	浸漬：20 倍 ゆで：10 倍 植物油 5%		浸漬（30 分）→水洗い→手搾り→ゆで→水切り→油いため
09054	ほしひじき, 鉄釜, ゆで	ゆで		そのまま（長いものは 3cm 程度に切る）	浸漬：20 倍 ゆで：10 倍		浸漬（30 分）→水洗い→手搾り→ゆで→水切り
09055	ほしひじき, 鉄釜, 油いため	油いため		そのまま（長いものは 3cm 程度に切る）	浸漬：20 倍 ゆで：10 倍 植物油 5%		浸漬（30 分）→水洗い→手搾り→ゆで→水切り→油いため
	むかでのり						
09036	塩蔵, 塩抜き	塩抜き	－	そのまま	10 倍	－	浸漬（10 分）→水洗い→水切り
	（もずく類）						
	おきなわもずく						
09037	塩蔵, 塩抜き	塩抜き	－	そのまま	10 倍	－	浸漬（10 分）→水洗い→水切り

食品番号	食品名	調理法	下ごしらえ廃棄部位	調理形態	調理に用いた水,植物油,食塩等の量	調理後廃棄部位	調理課程
	もずく						
09038	塩蔵，塩抜き	塩抜き	－	そのまま	10 倍	－	水洗い→水切り
	わかめ						
09041	乾燥わかめ，素干し，水戻し	水戻し	－	そのまま	100 倍	－	浸漬（8 分）→水切り
09043	乾燥わかめ，灰干し，水戻し	水戻し	－	そのまま		－	水洗い→水戻し
09045	湯通し塩蔵わかめ，塩抜き	塩抜き	－	そのまま	10 倍量×4 回	－	浸漬（5 分）→水洗い→水切り
09046	くきわかめ，湯通し塩蔵，塩抜き	塩抜き	－	そのまま	10 倍	－	浸漬（5 分）→水洗い→水切り
10 魚介類							
	＜魚類＞						
	（あじ類）						
	まあじ						
10004	皮つき，水煮	水煮	内臓等	全体	2 倍	頭部，骨，ひれ等	下ごしらえ→水煮→湯切り
10005	皮つき，焼き	焼き	内臓等	全体		頭部，骨，ひれ等	下ごしらえ→焼き（電気ロースター）
10390	皮つき，フライ	フライ	－	三枚おろし	植物油 5 倍衣（小麦粉，卵液，パン粉）	骨等	下ごしらえ→油揚げ→油切り
10007	開き干し，焼き	焼き	－	全体	－	頭部，骨，ひれ等	焼き（電気ロースター）
10392	小型，骨付き，から揚げ	素揚げ	内臓等	全体	植物油 5 倍衣（から揚げ粉）		下ごしらえ→油揚げ→油切り
	まるあじ						
10394	焼き	焼き	内臓等	全体	－	頭部，骨，ひれ等	下ごしらえ→焼き（電気ロースター）
	にしまあじ						
10009	水煮	水煮	内臓等	全体	2 倍	頭部，骨，ひれ等	下ごしらえ→水煮→湯切り
10010	焼き	焼き	内臓等	全体		頭部，骨，ひれ等	下ごしらえ→焼き（電気ロースター）
	むろあじ						
10012	焼き	焼き	内臓等	全体		頭部，骨，ひれ等	下ごしらえ→焼き（電気ロースター）
	あなご						
10016	蒸し	蒸し	－	切り身	－	－	蒸し
	あまだい						
10019	水煮	水煮	－	切り身	3 倍	－	水煮→湯切り
10020	焼き	焼き	－	切り身		－	焼き（電気ロースター）
	あゆ						
10022	天然，焼き	焼き	－	全魚体		頭部，内臓，骨，ひれ等	焼き（電気ロースター）
10024	天然，内臓，焼き	焼き	－	全魚体		内臓以外全て	焼き（電気ロースター）
10026	養殖，焼き	焼き	－	全魚体		頭部，内臓，骨，ひれ等	焼き（電気ロースター）
10028	養殖，内臓，焼き	焼き	－	全魚体		内臓以外全て	焼き（電気ロースター）
	（いわし類）						
	まいわし						
10048	水煮	水煮	頭部，内臓等	全体	2 倍	骨，ひれ等	下ごしらえ→水煮→湯切り
10049	焼き	焼き	内臓等	全体	－	頭部，骨，ひれ等	下ごしらえ→焼き（電気ロースター）
10395	フライ	フライ	－	三枚下ろし	植物油 5 倍衣（小麦粉，卵液，パン粉）	骨等	下ごしらえ→油揚げ→油切り
	めざし						
10054	焼き	焼き	－	全魚体	－	頭部，ひれ等	焼き（電気ロースター）
	かじか						
10081	水煮	水煮	－	全魚体	1.5 倍	－	水煮→湯切り
	（かじき類）						
	めかじき						
10398	焼き	焼き	－	切り身	－	－	焼き（電気ロースター）
	かます						
10099	焼き	焼き	内臓等	全体	－	頭部，骨，ひれ等	下ごしらえ→焼き（電気ロースター）

食品番号	食品名	調理法	下ごしらえ廃棄部位	調理形態	調理に用いた水,植物油,食塩等の量	調理後廃棄部位	調理課程
	（かれい類）						
	まがれい						
10101	水煮	水煮	内臓等	全体	1.5 倍	頭部, 骨,ひれ等	下ごしらえ→水煮→湯切り
10102	焼き	焼き	内臓等	全体	－	頭部, 骨,ひれ等	下ごしらえ→焼き（電気ロースター）
	まこがれい						
10399	焼き	焼き	内臓等	全体	－	頭部, 骨,ひれ等	下ごしらえ→焼き（電気ロースター）
	子持ちがれい						
10105	水煮	水煮	頭部, 内臓等	全体	1.3 倍	骨	下ごしらえ→水煮→湯切り
	きす						
10400	天ぷら	天ぷら	鱗, 内臓等	背開き	植物油 5 倍衣（天ぷら粉）	尾	下ごしらえ→油揚げ→油切り
	ぎんだら						
10401	水煮	水煮	－	切り身	2 倍	骨等	水煮→湯切り
	ぐち						
10118	焼き	焼き	内臓等	全体	－	頭部, 骨,ひれ等	下ごしらえ→焼き（電気ロースター）
	こい						
10120	養殖, 水煮	水煮	頭部, 尾,内臓等	輪切り	3 倍	骨, ひれ等	下ごしらえ→水煮→湯切り
	（さけ・ます類）						
	からふとます						
10127	焼き	焼き	－	切り身	－	－	焼き（電気ロースター）
	ぎんざけ						
10131	養殖, 焼き	焼き	－	切り身	－	－	焼き（電気ロースター）
	さくらます						
10133	焼き	焼き	－	切り身	－	－	焼き（電気ロースター）
	しろさけ						
10135	水煮	水煮	－	切り身	3 倍	－	水煮→湯切り
10136	焼き	焼き	－	切り身	－	－	焼き（電気ロースター）
10138	新巻, 焼き	焼き	－	切り身	－	－	焼き（電気ロースター）
	たいせいようさけ						
10145	養殖, 焼き	焼き	－	切り身	－	－	焼き（電気ロースター）
	にじます						
10147	海面養殖, 皮つき, 焼き	焼き	－	切り身	－	－	焼き（電気ロースター）
	べにざけ						
10150	焼き	焼き	－	切り身	－	－	焼き（電気ロースター）
	ますのすけ						
10153	焼き	焼き	－	切り身	－	－	焼き（電気ロースター）
	（さば類）						
	まさば						
10155	水煮	水煮	－	切り身	3 倍	－	水煮→湯切り
10156	焼き	焼き	－	切り身	－	－	焼き（電気ロースター）
10403	フライ	フライ	－	切り身	植物油 5 倍衣（小麦粉,卵液, パン粉）	－	下ごしらえ→油揚げ→油切り
	ごまさば						
10405	水煮	水煮	－	切り身	3 倍	－	水煮→湯切り
10406	焼き	焼き	－	切り身	－	－	焼き（電気ロースター）
	たいせいようさば						
10159	水煮	水煮	－	切り身	3 倍	－	水煮→湯切り
10160	焼き	焼き	－	切り身	－	－	焼き（電気ロースター）
	さわら						
10172	焼き	焼き	－	切り身	－	－	焼き（電気ロースター）
	さんま						
10174	皮つき, 焼き	焼き	*3内臓等	全魚体	－	頭部, 内臓,骨, ひれ等*3頭部, 骨,ひれ等	下ごしらえ→焼き（電気ロースター）
	（ししゃも類）						
	ししゃも						
10181	生干し, 焼き	焼き	－	全魚体	－	頭部, 尾	焼き（電気ロースター）
	からふとししゃも						
10183	生干し, 焼き	焼き	－	全魚体	－	－	焼き（電気ロースター）

食品番号	食品名	調理法	下ごしらえ廃棄部位	調理形態	調理に用いた水,植物油,食塩等の量	調理後廃棄部位	調理課程
	(たい類)						
	まだい						
10194	養殖，皮つき，水煮	水煮	頭部, 内臓等	輪切り	3.3倍	骨, ひれ等	下ごしらえ→水煮→湯切り
10195	養殖，皮つき，焼き	焼き	内臓等	輪切り	−	頭部, 骨,ひれ等	下ごしらえ→焼き（電気ロースター）
	(たら類)						
	すけとうだら						
10409	フライ	フライ	−	切り身	植物油5倍衣 (小麦粉, 卵液, パン粉)	骨等	下ごしらえ→油揚げ
10203	たらこ，焼き	焼き	−	そのまま	−	−	焼き（電気ロースター）
	まだら						
10206	焼き	焼き	−	切り身	−	−	焼き（電気ロースター）
	どじょう						
10214	水煮	水煮	−	全魚体	2倍*1	−	水煮→湯切り
	ふな						
10239	水煮	水煮	内臓等	全体	2倍*1	頭部, 骨,ひれ等	下ごしらえ→水煮→湯切り
	ぶり						
10242	成魚，焼き	焼き	−	切り身	−	−	焼き（電気ロースター）
	ほっけ						
10412	開き干し，焼き	焼き	−	開き干し	−	頭部, 骨,ひれ等	焼き（フィッシュロースター）
	むつ						
10269	水煮	水煮	−	切り身	2倍	−	水煮→湯切り
	＜貝類＞						
	かき						
10293	養殖，水煮	水煮	−	むき身	2倍	−	水煮→湯切り
	さざえ						
10296	焼き	焼き	−	全体	−	貝殻, 内臓	焼き（電気ロースター）
	しじみ						
10413	水煮	水煮	−	全体	2倍	貝殻	水煮→湯切り
	(はまぐり類)						
	はまぐり						
10307	水煮	水煮	−	全体	2倍	貝殻	水煮→湯切り
10308	焼き	焼き	−	全体	−	貝殻	焼き（電気ロースター）
	ほたてがい						
10312	水煮	水煮	−	全体	2.5倍	貝殻	水煮→湯切り
10414	貝柱，焼き	焼き	−	全体	−	貝殻, 内臓	焼き（電気ロースター）
	＜えび・かに類＞						
	(えび類)						
	くるまえび						
10322	養殖，ゆで	水煮	−	全体	2倍	頭部, 殻, 内臓, 尾部等	水煮→湯切り
10323	養殖，焼き	焼き	−	全体	−	頭部, 殻, 内臓, 尾部等	焼き（電気ロースター）
	バナメイエビ						
10416	養殖，天ぷら	天ぷら	殻, 背腸等	全体	植物油5倍衣 (天ぷら粉)	尾	下ごしらえ→油揚げ→油切り
	(かに類)						
	毛がに						
10334	ゆで	ゆで	−	全体	2倍	殻, 内臓等	ゆで→湯切り
	ずわいがに						
10336	ゆで	ゆで	−	全体	2倍*1	殻, 内臓等	ゆで→湯切り
	たらばがに						
10339	ゆで	ゆで	−	全体	2倍	殻, 内臓等	ゆで→湯切り
	＜いか・たこ類＞						
	(いか類)						
	するめいか						
10346	水煮	水煮	内臓等	胴と足	3倍	−	下ごしらえ→水煮→湯切り
10347	焼き	焼き	内臓等	胴と足	−	−	焼き（電気ロースター）
10419	胴，皮なし，天ぷら	天ぷら	胴体以外	胴体部分	植物油5倍衣 (天ぷら粉)	−	下ごしらえ→油揚げ→油切り
	ほたるいか						
10349	ゆで	ゆで	−	全体	2.5倍	−	ゆで→湯切り

食品番号	食品名	調理法	下ごしらえ廃棄部位	調理形態	調理に用いた水,植物油,食塩等の量	調理後廃棄部位	調理課程
	(たこ類)						
	まだこ						
10362	ゆで	ゆで	内臓等	全体	2倍	-	ゆで→湯切り
11 肉 類							
	<畜肉類>						
	うし						
	[和牛肉]						
11248	リブロース，脂身つき，焼き	焼き	-	厚さ 0.2cm 薄切り	-	-	焼き（電気ロースター）
11249	リブロース，脂身つき，ゆで	ゆで	-	厚さ 0.2cm 薄切り	10倍	-	ゆで→湯切り
11250	もも，皮下脂肪なし，焼き	焼き	-	厚さ 0.2cm 薄切り	-	-	焼き（電気ロースター）
11251	もも，皮下脂肪なし，ゆで	ゆで	-	厚さ 0.2cm 薄切り	10倍	-	ゆで→湯切り
	[乳用肥育牛肉]						
11038	リブロース，脂身つき，焼き	焼き	-	厚さ 0.2cm 薄切り	-	-	焼き（電気ロースター）
11039	リブロース，脂身つき，ゆで	ゆで	-	厚さ 0.2cm 薄切り	10倍	-	ゆで→湯切り
11252	ばら，脂身つき，焼き	焼き	-	厚さ 0.2cm 薄切り	-	-	焼き（電気ロースター）
11049	もも，皮下脂肪なし，焼き	焼き	-	厚さ 0.2cm 薄切り	-	-	焼き（電気ロースター）
11050	もも，皮下脂肪なし，ゆで	ゆで	-	厚さ 0.2cm 薄切り	10倍	-	ゆで→湯切り
11253	ヒレ，赤肉，焼き	焼き	-	厚さ 0.2cm 薄切り	-	-	焼き（電気ロースター）
	[交雑牛肉]						
11255	リブロース，脂身つき，焼き	焼き	-	厚さ 0.2cm 薄切り	-	-	焼き（電気ロースター）
11256	リブロース，脂身つき，ゆで	ゆで	-	厚さ 0.2cm 薄切り	10倍	-	ゆで→湯切り
11263	もも，皮下脂肪なし，焼き	焼き	-	厚さ 0.2cm 薄切り	-	-	焼き（電気ロースター）
11264	もも，皮下脂肪なし，ゆで	ゆで	-	厚さ 0.2cm 薄切り	10倍	-	ゆで→湯切り
	[輸入牛肉]						
11268	リブロース，脂身つき，焼き	焼き	-	厚さ 0.2cm 薄切り	-	-	焼き（電気ロースター）
11269	リブロース，脂身つき，ゆで	ゆで	-	厚さ 0.2cm 薄切り	10倍	-	ゆで→湯切り
11270	もも，皮下脂肪なし，焼き	焼き	-	厚さ 0.2cm 薄切り	-	-	焼き（電気ロースター）
11271	もも，皮下脂肪なし，ゆで	ゆで	-	厚さ 0.2cm 薄切り	10倍	-	ゆで→湯切り
	[ひき肉]						
11272	焼き	焼き	-	そのまま	-	-	焼き（テフロン＜フッ素樹脂＞加工したフライパン）
	[副生物]						
11273	舌，焼き	焼き	-	厚さ 1cm	-	-	焼き（電気ロースター）
	ぶた						
	[大型種肉]						
11124	ロース，脂身つき，焼き	焼き	-	厚さ 0.2cm 薄切り	-	-	焼き（電気ロースター）
11125	ロース，脂身つき，ゆで	ゆで	-	厚さ 0.2cm 薄切り	10倍	-	ゆで→湯切り
11276	ロース，脂身つき，とんかつ	とんかつ	-	厚さ 1cm（100g 程度）	植物油5倍 衣（天ぷら粉,パン粉）	-	下ごしらえ→油揚げ→油切り
11277	ばら，脂身つき，焼き	焼き	-	厚さ 0.2cm 薄切り	-	-	焼き（電気ロースター）
11132	もも，皮下脂肪なし，焼き	焼き	-	厚さ 0.2cm 薄切り	-	-	焼き（電気ロースター）
	[大型種肉]						
11133	もも，皮下脂肪なし，ゆで	ゆで	-	厚さ 0.2cm 薄切り	10倍	-	ゆで→湯切り

食品番号	食品名	調理法	下ごしらえ廃棄部位	調理形態	調理に用いた水,植物油,食塩等の量	調理後廃棄部位	調理課程
11278	ヒレ, 赤肉, 焼き	焼き	–	厚さ0.2cm薄切り	–	–	焼き（電気ロースター）
11279	ヒレ, 赤肉, とんかつ	とんかつ	–	厚さ1cm（100g程度）	植物油5倍衣（天ぷら粉,パン粉）	–	下ごしらえ→油揚げ→油切り
	[ひき肉]						
11280	焼き	焼き	–	そのまま	–	–	焼き（テフロン＜フッ素樹脂＞加工したフライパン）
	めんよう						
	[マトン]						
11281	ロース, 脂身つき, 焼き	焼き	–	厚さ0.2cm薄切り	–	–	焼き（電気ロースター）
	[ラム]						
11282	ロース, 脂身つき, 焼き	焼き	–	厚さ0.2cm薄切り	–	–	焼き（電気ロースター）
11283	もも, 脂身つき, 焼き	焼き	–	厚さ0.2cm薄切り	–	–	焼き（電気ロースター）
	＜鳥肉類＞						
	にわとり						
	[若鶏肉]						
11287	むね, 皮つき, 焼き	焼き	–	厚さ3cm幅3cm厚さ1cm	–	–	焼き（電気ロースター）
11288	むね, 皮なし, 焼き	焼き	–	厚さ3cm幅3cm厚さ1cm	–	–	焼き（電気ロースター）
11222	もも, 皮つき, 焼き	焼き	–	4分割（70g程度）	–	–	焼き（電気ロースター）
11223	もも, 皮つき, ゆで	ゆで	–	4分割（70g程度）	10倍	–	ゆで→湯切り
11289	もも, 皮つき, から揚げ	から揚げ	–	厚さ3cm幅3cm厚さ1cm	植物油5倍衣（から揚げ粉）	–	下ごしらえ→油揚げ→油切り
11225	もも, 皮なし, 焼き	焼き	–	4分割（70g程度）	–	–	焼き（電気ロースター）
11226	もも, 皮なし, ゆで	ゆで	–	4分割（70g程度）	10倍	–	ゆで→湯切り
11290	もも, 皮なし, から揚げ	から揚げ	–	厚さ3cm幅3cm厚さ1cm	植物油5倍衣（から揚げ粉）	–	下ごしらえ→油揚げ→油切り
11228	ささ身, 焼き	焼き	すじ	2分割（25g程度）	–	–	下ごしらえ→焼き（電気ロースター）
11229	ささ身, ゆで	ゆで	すじ	2分割（25g程度）	10倍	–	下ごしらえ→ゆで→湯切り
	[ひき肉]						
11291	焼き	焼き	–	そのまま	–	–	焼き（テフロン＜フッ素樹脂＞加工したフライパン）
12 卵 類							
	鶏卵						
12005	全卵, ゆで	ゆで	–	全体	2.5倍[*1]	殻	ゆで→湯切り→水冷→水切り
12006	全卵, ポーチドエッグ	ゆで	殻	全体	18倍（食酢5%）	–	ゆで→湯切り
12017	たまご豆腐	蒸し	–	卵豆腐型（14cm×11cm×4.7cm）	–	–	下ごしらえ→蒸し
12018	たまご焼, 厚焼きたまご	焼き	–	–	–	–	下ごしらえ→焼き
12019	たまご焼, だし巻きたまご	焼き	–	–	–	–	下ごしらえ→焼き

（注）調理形態や調理に用いた水の量等については，分析に用いた試料の形態等によって異同がある場合があり，これらを必ずしも記載したものではない
（注）炊飯器を使用して米を炊く場合，炊飯器により加水量が異なる
[*1] 使用する鍋により加水量は異なる．加熱終了まで試料が被る程度の水量を保つ
[*2] 製品に記載の加水量を用いる
[*3] 日本食品標準成分表2010で新たに収載したヨウ素，セレン，クロム，モリブデン及びビオチンの成分値の分析の場合

（文部科学省科学技術・学術審議会資源調査分科会編：日本食品標準成分表2015年版（七訂），表16より）

索 引

計算式の索引——第2章 献立作成の理論と実際

　　注：**式6′，式6″** の太字で示した重量単位はgで示してあるが，kgである場合には× 1,000 としてgに置き換え
　　　るか，または最後に× 1,000 とすること．

計算式の索引

【著　者】（五十音順）

赤羽　正之
東京農業大学名誉教授

朝見　祐也
龍谷大学農学部食品栄養学科教授

飯樋　洋二
元東京聖栄大学准教授

今本　美幸
元ノートルダム清心女子大学准教授

大島　恵子
新渡戸文化短期大学食物栄養学科非常勤講師

桂　きみよ
元聖徳大学人間栄養学部教授

富岡　和夫
元聖徳大学短期大学部教授

冨田　教代
常磐大学名誉教授

中川　悦
新渡戸文化短期大学名誉教授

西川　貴子
神戸女子短期大学名誉教授

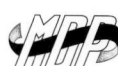

給食施設のための
献立作成マニュアル　第10版　　　　ISBN978-4-263-72668-6

1983 年 3 月 10 日	第 1 版第 1 刷発行（集団給食 献立作成マニュアル）
1985 年 3 月 20 日	第 2 版第 1 刷発行
1991 年 3 月 10 日	第 3 版第 1 刷発行
1995 年 2 月 10 日	第 4 版第 1 刷発行
2002 年 3 月 15 日	第 5 版第 1 刷発行（改題 新編 集団給食 献立作成マニュアル）
2003 年 10 月 20 日	第 6 版第 1 刷発行（改題）
2006 年 3 月 10 日	第 7 版第 1 刷発行
2015 年 1 月 10 日	第 8 版第 1 刷発行
2016 年 3 月 25 日	第 9 版第 1 刷発行
2022 年 2 月 10 日	第 9 版第 7 刷発行
2023 年 2 月 25 日	第 10 版第 1 刷発行

著者代表　冨　田　教　代

発行者　白　石　泰　夫

発行所　医歯薬出版株式会社

〒113-8612　東京都文京区本駒込 1-7-10
TEL. (03)5395-7626(編集)・7616(販売)
FAX. (03)5395-7624(編集)・8563(販売)
https://www.ishiyaku.co.jp/
郵便振替番号　00190-5-13816

乱丁，落丁の際はお取り替えいたします　　　印刷・教文堂／製本・愛千製本所
© Ishiyaku Publishers, Inc., 1983, 2023. Printed in Japan